夢に迷う脳

夜ごと心はどこへ行く？

J・アラン・ホブソン著

池谷裕二監訳／池谷香訳

朝日出版社

目次

心脳研究の協力者として、
私の研究生活を大いに実りあるものにしてくれた、
すべての患者さん、学生、同僚たちに捧げる頭脳は——空よりも広い——
なぜなら——並べてみたなら——
前者にたやすく後者が含まれるでしょうから——
その上——あなたまでも——

頭脳は海よりも深い——
なぜなら——その青と青を——比べてみたなら——
前者は後者を吸い込むでしょうから——
海綿が——バケツを——吸い込むように——

頭脳は神様とちょうど重さが同じです——
なぜなら——等分に——計ってみると——
もし異るものなら——音が音節と異るように——
異るでしょうから——

エミリー・ディキンソン（一八三〇〜一八八六年）
〔『エミリ・ディキンスン詩集』中林孝雄訳、松柏社〕

MIT版への序文

夢を見ることはある種の正常な狂気だとする考え方は、特に目新しいものではない。古来より、多くの哲学者や詩人たちは、夜に見る幻視（つまり夢）と幻覚や妄想の間に見られる類似性を讃えてきた。幻覚や妄想は、覚醒時の意識を歪めるものだ。とはいえ、幸いなことに白昼にこうした症状に陥る人はきわめて少ない。

ごく最近、夢は形式上、ほかのどの精神疾患にも増して錯乱と近似したものであるという仮説が唱えられるようになった。この仮説は、夢にまつわる症例研究によって近年になってもたらされたものである。神経学者や精神科医は、精神状態を定量化する精神機能検査（以下ＭＳＥ）を用いて、患者の精神状態を精神錯乱だと分類し診断を行っている。

ヘルマン・フォン・ヘルムホルツ（一八二一～九四年）、ヴィルヘルム・ヴント（一八三二～一九二〇年）やその他一九世紀に活躍した多くの科学者が、夢は脳の生理機能の変化を反映したものである、とすでに確信していた。そう考えると、「錯乱としての夢」仮説を、これまで誰も提唱してこなかったことは驚きである。幻覚、失見当識《しつけんとうしき》、近時記憶障害《きんじきおくしょうがい》、作話症《さくわしょう》といった精神錯乱の諸症状の引き金となるのは、詰まるところ脳の生理的なバランスが崩れるという器質的な変化である。と同時に、これら四つの精神状態は、夢の特徴でもあるのだ。

ではなぜ夢にみられるこうした特徴が、脳の器質的変化によって生じたものだとわかるまでに、それほど時間を要したのだろうか？

これには二つの答えがある。どちらもジークムント・フロイト（一八五六〜一九三九年）が行った主要な業績にあるのだ。もっともデータは少なく、推測が多すぎるという代物なのだが。

フロイトは思想的にはヴントやヘルムホルツの直接の後継者に位置する。彼は、『科学的心理学草稿』（一八九五年）のなかで、夢、ノイローゼ、精神疾患の神経学基盤を解明することに尽力した。しかし当時はまだ理論的な神経生物学的な基礎基盤を欠いていたこともあり、フロイトは自分の失敗を認め、自分がそれまで考えていたボトムアップのアプローチを逆転したのである。そして、かの有名な精神分析による夢理論を構築したのだ。

当時『夢解釈』（一九〇〇年）があまりにも魅力的で（現在でも依然、魅力的であるが）、なおかつフロイトが彼の理論における神経学の妥当性を強く否定したために、二〇世紀の思想家たち（私も含めて）は心身二元論というもっともバカげた解釈に長い間とらわれてしまった。そしてこの心身二元論はその後も広く受け入れられることとなった。

ユージン・アゼリンスキー（一九二一〜九八年）とナサニエル・クライトマン（一八九五〜一九九九年）が一九五三年に、レム睡眠ならびにレム睡眠と夢の関係を発見し、現代の睡眠研究は本格的に幕を開けた。しかしその当時でも、その支配的かつ統合的な方法論《パラダイム》は精神分析の考え方を未熟な生理学にあてはめようとするだけのものだった。こうした努力は、後に誤解を招き、不運な結末を運命づけられていた。これまでの睡眠と夢の研究において、初期の精神生理学の時代（一九五三〜七五年）と、わりと最近の認知心理学の時代（一九七五〜九九年）は共に、この時の不運な努力に影響されている。

フロイトが必要としていた、統合的方法論による研究ツールが、脳幹（覚醒と睡眠をコントロールする部位）における細胞・分子神経科学上の進歩によって、ゆっくりと、しかし着実に整えられつつあるということに気づいた者はほとんどいなかった。一九七五年までにレム睡眠の神経生物学モデルが提唱され、一九七七年には、その礎の上にボトムアップ的な夢理論が打ちたてられた。私が『夢見る脳』（一九八八年〔邦訳どうぶつ社〕）の中で詳しく論じたように、このパラダイム・シフトは私たち——著者である私も含め——の心を、驚くような視点からとらえたのである。

その時初めて、私たちは精神状態の形式という観点から夢を分析してゆく知恵を得たことになる。こうした決然としたアプローチでは、特定の夢を包括的に解釈するようなことをしない。なぜなら、幻覚や失見当識や近時記憶障害のように、夢に属する共通の特徴を、神経生物学的に詳述することに関心があるからだ。ここでいう神経生物学的基盤とは、脳全体に行きわたった神経調整システムが持つ多様な機能を指している。このシステムによって、レム睡眠と覚醒の違いが生み出されるのだ。

本書では、夢の心理学への新しいアプローチがどのように構築され、その結果、夢の神経心理学が、夢以外の意識状態を研究する出発点としてどのように利用されるようになったかをお話ししたいと思う。この形式主体のアプローチは、夢を見るという正常なプロセスについて私たちが理解していることを、錯乱、つまり精神疾患と結びつけようとする試みでもある。

当初、本書は一九九四年にリトル・ブラウン社から『意識の化学』として刊行された。その後、この本に書いた試みは、夢の研究に脳画像装置が適用されるようになったことで、大いに盛りあがりをみせている。この新しい手法によって初めて、レム睡眠での活動の様子を、直接計測することが可能になったのである。

このわくわくするような画像研究が進んでいく過程で、脳卒中やてんかんで起こる夢の喪失、性格変化、夢の強化といった症例とも密接にかかわる、夢の神経心理学がついに登場したのである。陽電子放射断層撮影装置（以下PET）によって、損傷を受けると夢の喪失が起こる脳部位は、レム睡眠時に活性化する脳部位と同じであることが判明した。もちろん、フロイトも今生きていれば、この最新のアプローチを用いたはずだ（彼は神経学者であり、失語症の専門家だったから）。このアプローチは、生きたままの人間で、脳の損傷のひどさや位置を正確に測定することができるのだ。

こうした進歩の結果、脳状態の研究と意識状態の研究は同時に行われるべきだとする見解が立証されることとなった。そして、主観的な体験は科学的な観点から見ても本質的なものであり、なおかつ科学的に取り扱うことのできる対象であるということが示されるだろう。

ここに記した個々の理論の行く末がいかなるものであれ、ＭＩＴ出版から復刊の機会をいただいた本書が、心と脳の統合性を学ぶ学生諸君にとって、科学、哲学、人文諸科学一般を追究する後押しとなることを願っている。ＭＩＴ出版のマイケル・ラター氏とジェレミー・グレインジャー氏の熱意と的確な仕事に感謝を表したい。

そして、自己観察への関心を共有し、いまだ解明されていないからこそ魅惑的な、数多くの視点変転に労を惜しまない一般の読者、あるいは専門家のみなさんから、さらに多くのことを学びたいと思っている。私が行った、広い裾野をもった研究に参画してくださったみなさんに感謝している。それによって、人間の意識の形式《フォルム》と起源を分析するという、もっとも刺激にあふれた、深遠な科学的冒険ができたのである。さらに教えを請いたいと願うばかりである。

謝辞

『意識の化学』〔原書初版タイトル〕（一九九四年）は、『夢見る脳』（一九九二年）や『睡眠』（一九九五年）で議論した研究に基づいているが、これらは他の本と三つの点で異なっている。第一に、夢にかんする最新の組織的研究に重点を置いている点。第二に、筆者自身と患者の生活から得た経験の細部《ディテール》を活用している点。第三に、意識そのものにかんする推測も含めて、思いきった考察を進めた点である。

著者の共同研究者や同僚たち以外は、個人のプライバシー保護のために偽名を用いている。また、簡潔さや明瞭さを心がけ、複数の事例を組み合わせて記述している場合もあることを断っておきたい。

夢にかんする新しい研究は、同僚たちとチームを組んで行ったものだ。彼らの大部分は、一九八九年以来、私がハーバード大学の公開講座で教えている、覚醒、睡眠、夢の講義の生徒たちと行ったものである。このチームとは、過去五年間にわたって水曜日の「水曜夢講座」で顔を合わせてきており、メンバーにはデイヴィッド・カーン、ジェーン・メリット、エドワード・ペース＝スコット、ジェフ・サットン、リッチー・ダヴィッドソン、ジョディ・レズニック、シンディ・リットンハウス、ボブ・スティックゴールドらがいる。私たちのもっとも輝かしい業績は、一九九四年のはじめに、専門誌『意識と認知』(一九九四年三月号)の全ページを使って八本の夢の論文を掲載したことである。

三〇年以上に渡りマサチューセッツ精神衛生センターに従事してきたが、そこで患者を診てきた個人的な経験はもっとも貴重なデータとなった。精神医学の研修医のころから、臨床医、科学者として四半世紀を経た。その経験を通して多くの人たちから、実に多種多様で詳細な意識状態の話を引き出し、傾聴することができた。私の神経病理学的な洞察力は、日々接する患者の方々によって培われたものである。ここでは一人ひとりの名前を挙げることは差し控えるが、彼らから得たことは、本書を通してお伝えしていきたいと思う。本書を読まれた関係者のみなさんには、ご自身の貢献部分に気づいていただけるだろう。すべての方に心より感謝を申し上げたい。

意識という、気の遠くなるほど広大で深遠なテーマに取り組む勇気を与えてくれたのは、ジョン・D・アンド・キャサリン・T・マッカーサー財団の「心と身体のネットワーク」に参加したことがきっかけだ。このネットワーク(発案者はジョナス・ソーク、マーレイ・ギルマン、ピーター・ネーサン、デニス・プレガーら)は、私がこれまで経験してきた中で、もっとも知的興奮に満ちたもののひとつとなった。ケン・ハグダール、デイヴィッド・スピーゲル、アン・ハリントン、エヴァ・ヴァンコウター、フィル・ゴールド、マルディ・ホロヴィッツ、スティーヴン・コスリン、ボブ・ローズといった、頭脳明晰で創造性豊かな研究者たちから数多くの事実と概念を学んできた。それらはこの本の素地となっている。私はこの財団の資金によって物質面の援助を受け、米国立衛生健康研究所からいただいている支援と合わせて研究を大いに推めることができた。

『意識の化学』の執筆を開始したのは一九九一年のことだ。パルマー・アンド・ドッジ・エージェンシーのジル・ニーリムとアイク・ウィリアムズの二人がこのプロジェクトの推進を助けてくれ、障害にぶつかった際には賢明な助言を与えてくれた。私は本書の初稿を、シチリアのメッシーナ大学の神経心理学部で客員教授として従事していたころに書いた。私を迎え入れてくれたラウル・ディ・ペリとリア・シルヴェストリには次の三つの点でお世話になった。私の学務上の負担を軽減する便宜をはかってくださったこと、タオルミナに近い浜辺に面した部屋を提供してくださったこと、記憶に残る数々の社交の場で素晴らしい仲間を紹介してくださったことである。また、リゾットの作り方を覚えたことは、シチリア滞在での思いがけない収穫だった。

専門語ばかりのわかりにくい私の文章を書き換えるにあたっては、リトル・ブラウン社の担当編集者であるジョーダン・パヴリン、ビル・フィリップスの両氏と、難解きわまりない科学的な文章を明快な物語に変えてしまうすべを熟知したジャーナリストのマーク・フェシェッティの共同作業に負っている。それでもなお、不明瞭な箇所が残っているとすれば、それは他ならない私の責任である。

草稿の準備に際しては、ジェーン・メリットが四五〇ページにわたる私の手書き原稿をタイプし直し、ドリー・アボットが私の度重なる訂正に対応してくれた。
今や筆者としては、みなさんが積極的かつ批判的にこの本を読んでくださることを願うばかりである。本書から触発された疑問、提案、あなた自身の意識状態にかんする考えがあれば、ぜひともお便りいただきたいと願っている。

マサチューセッツ州ボストン
J・アラン・ホブソン

第一部　心脳を定義する

第一章　脳の狂気

どちらかといえば、モダンなホテルよりアンティークな感じのホテルが好きだ。雰囲気のあるロビーに案内された私は、一目でそこが気に入ってしまった。ニューオリンズでの学会期間中、主催者が簡素な宿に泊まりたいという私のリクエストに気を配ってくれたのだ。しかし、客室に入った途端、私は今まさに行われつつある犯罪の現場に足を踏み入れてしまったことに気がついた。ふらりと散策する楽しみが、強い恐怖心に変わった。鼓動が高鳴り、恐怖で胃が締めつけられた。

衝動的に、とにかくそこから逃げ出そうと思った。だが部屋の奥には警備員がいて、ショットガンの銃口が私に向けられているではないか。私はその場に凍りついた。警備員はゆっくりと銃口を天井に向けると、姿の見えぬ侵入者に狙いを定めた。少なくとも警備員がこの私を侵入者の一味と見てはいないとわかり、私はほっとした。警備員は身振りで私に黙ってじっとしているようにと合図しながら、部屋の中央に進み出た。そして私が今し方入ってきたドアの上方の天井に目をやった。彼はいったい何に注意を向けているのか？　目をこらし耳をそばだてたが、そこには何ら標的らしいものはない。

その時すべてが明らかになった。私がショットガンだと思っていたものは実際には精密な電子探知機で、上階の部屋から漏れてくる音声を拾っているのだった。警備員は天井に沿って前後に電子光線を走らせ、二メートルほどの距離からはっきりと聞こえてくる二人の会話を拾った。声の主はどちらも男性で、よもや誰かに聴かれているとは思いもしない様子で、彼らが設計したホテルに侵入しようと議論しているのだった。話し声はよく通り、その内容は明らかに犯罪計画について説明しているのだが、にもかかわらず、実際にどのような言葉が交わされているのか私にはつかめなかった。まるで文章の意味が、言葉が発される端からたちまち掻き消えていくかのようである。

たとえ会話が理解できないにしても、彼らを捕まえるためには居場所を特定することが重要だろうと私は考えた。警備員はこの目的を成し遂げようと、脚立にまたがり太いフェルトペンで天井に大きな丸を二つ描いた。まさにその箇所に犯人がいるのだ。その丸は、警察が犯人を包囲する一助を担うように思えた。丸を描くことで、上階の犯人に接近するのだ。

その瞬間、この手に汗握るミステリー・スリラーはまったく異なるシナリオに転じた。ねずみ色の靄《もや》たちこめる雨のメイン州ガンクイック。月曜の朝、長く静かな七月第四週目の週末の最後の日だった。私は寝返りを打ちながら笑ってしまった。私が見た夢の筋書きがあまりにも愉快だったからだ。またしても夢のやつに一杯食わされてしまった。

夢の迫真性と向き合うには、ある種のユーモアの感覚が必要だと考える。なぜなら夢にとらわれている時、私たちは気が触れているも同然だからである。狂気も夢もどちらも錯乱なのだと、これまでも幾度となく考えてきたが、改めてそう実感した。

窓をパラパラと打つ雨音で目を覚ますほんの少し前、私は確信していた。普通ならあり得ない流動的な像（銃が探知機に変化したように）、あり得ないくらい鋭敏な音声分析（声は聞こえるのに何を話しているかわからないといった）、つじつまのあわない不可解な論理（姿の見えない侵入者を階下から特定して丸を描くといった）、麻痺してしまうほどの恐怖（どんなに怖くても逃げ出すことができないという）——といった、いささか乱暴な世界に伴う迫真性を、私はすっかり現実のものと信じ込んでいたのだ。私はこれまで、もっと非現実的な夢の数々を見てきた。しかしその都度、自分が夢を見ているという考えにとらわれることはなかった。

夢と狂気の間にどのような違いがあるのだろうか？　夢を見ている時の私の体験と、精神疾患や認知症、気が触れている人の覚醒時の経験とは、いったい何が異なるのか？　経験の質という観点からすれば、両者に違いはない。ニューオリンズの夢で、私は幻覚を見ていた——つまり、現に私の寝室には存在しないものを見て、音を聞いた。また、私は夢に惑わされていた——つまり、夢の中の出来事は実質的に不整合もはなはだしいものだったにもかかわらず、私はそれを現実だと思い込んでいた。私は見当識を失っていた——つまり、自分は実際にはガンクイックの家にいたのに、ニューオリンズのホテルにいるものと信じ込んでいた。そしてまた、論理性を欠いていた——つまり、天井に円を描くことが、上の階にいる犯人を特定する一助となると信じきっていたのだ。さらには、私は感情を完全に奪われていた——つまり、突然の恐怖に襲われて胃が痙攣し、狂気じみた考えへと駆られていた。私は作話をしていた——つまり、幻覚、妄想、感情、錯乱した分析能力をまとめようとして、自分自身に物語を語り聞かせていた。

目が覚めてしまえば、一時的な気の狂いをもはや気に病むことはない。これまでも同じくらいおかしな夢を見てきているのだ。この本を読んでいるあなたも、おそらくもっと奇妙奇天烈《きてれつ》な夢を見た経験があるに違いない。夜に体験する狂気（夢）は、両目の後ろ、両耳の間にある一つかみのゼリーの重要な機能であるという確信があるから、私たちは安心していられるのである。一つかみのゼリーとは、もちろん、脳のことである。

長い間、自分の脳について考えてきたが、ようやく今、驚くべき重要な何かがわかり始めている。そのことから、私は脳の状態と心の状態の間に、意味ありげな区別をしなくなった。特に、夢について考える時は。

錯乱としての夢

ガンクイックのベッドの中で、ニューオリンズのホテルで犯罪捜査の進展を追う夢を見ていた時、その主観的体験が迫真的だったので、私は自分が目覚めているものだと思い込んでいた。このように、その時の私は、自分の意識状態がまともかどうか推測できる状況にはなかった。

しかしすぐに、私の脳は夢から覚醒へと切り替わった。するとたちまちその日（夢の中での設定である一九九一年一〇月一〇日ではなく）が一九九二年の七月五日の月曜日であり、ルイジアナ州ニューオリンズではなくメイン州のガンクイックにいることに気がついた。私は覚醒し、自分が今どこにいるかがわかった。つまり、失見当識の状態にはなかった。また、その日の計画は論理的かつ明快であり、そこに混乱や曖昧さはなかった。しかし夢は、覚醒状態に影響を及ぼしていた。断片的ではあるものの、夢の記憶は目が覚めた後も、今ある状態のように鮮明で細部まで思い出すことができた。目覚めて二四時間を経た後でも、ガンクイックから北部バーモントの丘にあるこの農場に、息子と車で向かった昨日の一連の行動を思い出すのと同じくらい、はっきりと夢の内容を思い出すことができるのだった。これは奇妙なことである。日曜日の夜に見たほかのいかなる夢も、過去に見てきた膨大な夢の数々も、完全に忘却の彼方へと消え去っているのだから。

精神状態の明確で劇的な変化は、睡眠から覚醒への移行という同じく明確で劇的な脳状態の変化によって引き起こされたものであることは明らかだ。一方で脳、他方で心について考えるといったように、二つの異なる言葉、概念、感情を使い分けるのは間違っている、と提唱する勇気を得たのは、脳状態と精神状態がこのように完全に一致しているからである。脳と心を切り離して考えることはできない、私はそう確信している。頭蓋骨の中にある物体としての脳と、誰にも観察できない第五次元に自分を漂わせている霊妙な心に、違いなどない。脳と心は分かつことのできないユニットなのだ。

脳と心はひとつであるという私の考えは、自分が主観的に経験する、あらゆる意識状態の性質が、脳の状態によって決定されている、という認識から生まれるものだ。脳内の神経細胞の間で何か特定の活動が起きているために、私は夢を見るのだ。そして、脳の活動がこれまた特殊な方法で突如として変化するため、私は目覚めるのである。そこで私はこのユニットを「心脳」と呼び、その主要な活動様態——夢を見たり目覚めたりすること——を「心脳状態」と呼ぼうと思う。

この考えは論理的で問題がないように思えるにもかかわらず、科学と人文科学の双方で異端とされている。多くの科学者は、脳を生物学的な中枢処理装置と見なし、心の存在を否定している。そして多くの人文科学者は、心をある輝かしい実体——それ自体で存在するもの、つまり、いかなる物理的存在をも超越した、自覚を持った精神——であると記述する。このように、人間は心なき脳、または脳なき心として描かれ、その二つは相容れることはないと考えられている。脳は身体を操作する——つまり、脳は見ること、歩くこと、食べ物を消化することを可能にする。一方、心は思考や人格を操作する——つまり、周囲の状況や人を考え、感じ、判断を下すことを可能にしている、といったように。

しかし、脳と心は偶然のいたずらによって結びつけられてしまった別個のものではない、と私は思うようになった。これらはひとつの実体なのだ。生活を作り出す覚醒や夢のような正常な経験様態と、統合失調症やDT（振戦譫妄《しんせんせんもう》）〔訳註——アルコール中毒にともなう精神障害の一種。手の震えや幻覚といった症状が生じる〕のような異常な経験様態は、精神状態とは関係なく、単に心脳状態が異なっているだけなのだ。

この仮説は何も根も葉もない所から引っ張ってきたものではない。私は神経学（「ブレイン・

キャンプ」）と精神医学（「マインド・キャンプ」）の双方で訓練を受け、これら二つの分野で三〇年以上にわたって研究を行ってきた。近年、核磁気共鳴映像装置（以下ＭＲＩ）〔訳註――磁気を使って人体内部を撮影する技法〕などの新技術によって、この二つの領域は飛躍的な進歩を遂げてきた。ＭＲＩは、人が寝ている時や夢を見ている時に頭の中で起きていることや、アルツハイマー病のような疾患にかんする医学的発見といった、経験に基づいたデータを集積することができるのだ。こうした進歩によって生じる新しい考え方が、ひとつの共通の理解へと集約されつつある。つまり、脳と心はひとつである。

この新しい見解を、私は心脳パラダイムと呼ぶ。脳と心がユニットであることを示すために二つの単語をつなげた「心脳」という言葉を用いる。またこれが新しく明示的なモデルであるために「パラダイム」という言葉を用いるのである。トーマス・クーン（一九二二〜九六年）が指摘したように、パラダイム・シフトには科学理論における漸次《ぜんじ》的変化以上の意味が含まれている。パラダイム・シフトとは、私たちの世界の見方やとらえ方が、革命的な変化を起こすことである。つまり、心脳のパラダイム・シフトとは、私たち自身を理解する革命的な方法を指しているのである。

第一部ではこの理論を詳しく説明していく。この理論はどこからきたのか？　なぜそれほど説得力があるのか？　なぜ興奮に満ちているのか？　そしてなぜ衝撃的なのか？　私がなぜ夢と精神疾患が単に似ているだけでなく、同じ種類のもの――近接した心脳状態――だと主張するのか？　正常な人にとって、夢は毎日生じる人間的な行動である。精神病患者にとって、妄想はやはりきわめてあたり前の振る舞いだ。この新たな心脳理論は未だ完成されたものではないが、研究所や病院などで日々着実に組み立てられつつある。そこでは、正常な人も異常のある人も、等しく研究や治療の対象となっているのである。

本書は、特殊な人たちの奇妙な経験譚ではない。ここに書かれているのは、すべての人に起こる不思議な体験である。だから、読者であるあなたについての本でもあるわけだ。私は、夢や精神、魂に対してあなたが抱いているかもしれない厳かな印象を奪うつもりはない。心脳状態の観点から、あなたが自分の経験のすべてを理解するための一助になればと願うものである。

第二部では心の主要な機能——見当識、記憶、知覚、情動、注意、気分など——を紹介し、それらが心脳状態のどの機能によるものなのか、また心脳状態によってどれほど左右されているのかを論じていく。ここでは心脳状態がどう機能し、どう変化し、また何によって影響を受けるものかを議論する。睡眠から覚醒した時、混乱するのはなぜなのか、アルツハイマー病を患う老人や注意欠陥障害（以下ＡＤＤ）の子供は、なぜ会話の途中で突然心ここにあらずの状態になってしまうのか。

そこには強力なオチがつく。つまり、あなたや私、また施設にいる誤解された患者たちに、ある種の報酬が与えられるのである。心脳が諸機能をどのようにコントロールしているのかを説明できるならば、私たちや患者たちの生活はさらに改善されるだろう。第三部では、自発的に心脳をコントロールし、健康、睡眠、記憶、学習能力を高めることが可能だということを見ていく。そこから「精神的な問題」を抱える人の恐ろしい振る舞いに対する理解も徐々に深まり、彼らの混乱した心脳状態の治療を助ける効果的な方法があるということもわかるだろう。神経学者と精神科医――すなわち科学者と人文科学者――が知見を共有し、すべての人の心身の健康を共に探求していくことがきわめて重要なのだと読者のみなさんに賛同いただければ幸いである。

それでは私と共に心脳の旅に出よう。

そもそも、私が心脳ユニットを科学的に築いていく方法があるかもしれないと考えはじめたのは一九六〇年、ニューヨークのベルヴュー病院で研修医をしていた頃である。その年、私は脳の病によって生じる、いわゆる精神疾患といわれる症例を何百件と見ていた。

ニューヨーク育ちの人なら誰でも知っている話だが、ベルヴュー病院は当時「狂気の館」「狂人収容所」「いかれ病院」などと同義語として使われていた。単に「サイコ」と呼ぶ者もいた。子供たちは「バカなことはやめなよ。さもないとベルヴューに送られちゃうよ」とからかい合った。私が勤務していた当時は、マンハッタンの42番ストリートの南と五番街の東にいる言動のおかしな老若男女を連れてきては、患者を選り分けたり、治療の優先順位を決めたりする場所だった。この地区がもっとも栄えていた時期だ。

ベルヴュー病院の入院課では、明らかに精神疾患的で自分をコントロールできない患者は「統合失調症」と診断され、監視や監禁のために精神科病棟の九階に送られた。私はその階に割りあてられた研修医の一人として、発熱などの身体症状が現れた患者たちを診断することとなった。

記憶に残っているのはオランダ人の船乗りである。彼はあまりに「統合失調症」の程度がひどかったので、たとえ私がオランダ語を流暢に話せたとしても、本人から病歴を聞き出すことは不可能だったろう。しかし彼の徘徊癖と四〇度以上もある高熱から、私はその症状を「精神錯乱」だと見てとった。もしそうだとすれば「脳に問題あり、感染性の疑いあり」ということになる。脊椎穿刺《せきついせんし》を施すために、体格の良い付添人が二人がかりで彼を「説得し」、とり押さえ、身体の片側が下になるようにして背を丸めた状態で横たわらせた。その強ばった首や背中の様子から、その患者がすでに髄膜炎《ずいまくえん》を起こしているとはわかっていたものの、脊椎を針で突いた時膿が吹き出し私の左耳をかすめていったのには、さすがに後ずさりをしてしまった。

顕微鏡で髄液を検査してみると、彼の精神疾患の原因は微生物、バクテリア——つまりは「ばい菌」によるものだった。バクテリアはペニシリンで除去できるため、彼は髄膜炎と錯乱から驚くべき早さで回復したのだった。その年、結核性の脳膿瘍《のうのうよう》で「妄想症《もうそうしょう》」を起こした患者や、心臓感染症によるバクテリア性の血管閉塞が原因で躁病《そうびょう》になった患者など、数多くの脳感染症の患者を診た。

ほかの患者の記録でも、精神疾患とされたものは、結局はすべて脳の病気だった。人間にかんする多くの問題は、精神疾患という仮面をかぶった脳の異常によって引き起こされる。異常な精神状態は異常な脳状態の反映なのだ。本書ではまさにこの考えを真剣にとり上げていく。

しかし、しばらくこの考えは保留としよう。今になってみれば、オランダ人患者の荒れ狂ったような症状が脳の病気によるものだということは明らかである（一九六〇年代、医者は彼を単純に「気違い」と診断していた）。現在でも病名のわからない精神異常を来した患者がごまんといる。それよりはいくらか軽い症状だが、不安、うつ病、神経症のような厄介な病気を抱えた患者も多数存在する。こうした患者はみな、原因となる心理的なストレスやトラウマの経験を持っているに違いない、と世間は直ちに考えるだろう。私はそれに異議を唱える。怒って喚き散らす人、神経質に振る舞う人、会社をさぼりがちな人、精神安定剤に頼る人――彼らは心脳状態に機能的な障害があるのでそのように振る舞ってしまうのだ。中には子供の時に虐待され自尊心を失った人もいるかもしれない。それが実際に感情的なストレスの原因になると考えることもできるだろう。しかしそういった過去の経験が、不安や憂うつやノイローゼなどの症状を実際に引き起こすのではない。それらはむしろ、心脳状態のわずかな生理学的変化によるものなのだ。

逆もまた真である。自己暗示をかけることができる人、トランス状態になることができる人、瞑想《めいそう》ができる人がいることには何の不思議もない。本人たちはその能力を、仏教やマインド・コントロールや霊魂の力によるものと言い張るかもしれない。しかし心脳状態の変化なしに彼らの状態のギアを変えることはできない。東洋哲学書を読んだり手品や魔術を信じなくても、そうした状態はすべて体験可能なのだ。

心とは何か？

一九世紀まで、心の定義のほとんどは自己認識に体よく限定されていた。多くの理論家にとって「意識」とは、古代の精霊の概念——ある種のエネルギーが身体に生気を吹き込み、動かすもの——と同種のものであった。精霊とは、魂という観念に関連があるため、心は脳とはまったく異なるもの、脳とは独立して考え得るものだとされていた。

心と脳の可分性は宗教哲学の重要な側面でもあった。そこでは精霊は〔脳を含む〕身体に先んじるもので、死後も生き続けるものとされた。可分性の教義は、初期のキリスト教哲学者にとって神の意志の卓越性——万物の最初にして最後の究極的な起源——と密接に結び付けられていた。

ルネッサンス期に生じた機械論的な考え方でさえ、脳と心の可分性を保持してきた。フランス人哲学者の一人、ルネ・デカルト（一五九六〜一六五〇年）の二元論においては、脳と心は完全に同調したメカニズムであると仮定して可分性が説明された。デカルトによれば、ガンクイックで私が目を覚ましたのは、脳の状態と心の状態が同時に変化したことに伴って生じたことになる。つまりこのことは、私がこの世に生まれるよりも前に、同時作動する二つの時計仕掛けのような装置が、神によって設計され、ネジを巻かれ、セットされていた、というわけだ！

この精密で知的な仕掛けは、現代ではほとんどの思想家にとって非常に不自然でとても支持できるものではない。しかし今なお私たちの多くは、気づかないうちに二元論的になってしまっているのである。どのようにこの矛盾を説明していくか？　この心脳ユニットという考えは非常に強力であるにもかかわらず、生理的に抵抗を感じてしまうのはいったいなぜなのだろうか？

私が夢で見た錯乱がひとつの手がかりとなる。意識は、この上なく貴重な道具であるにもかかわらず、実はそれ自体は判断力に乏しい道具にすぎないことを、夢は紛れもなく示している。意識は時に自分の状態を正しく識別するのにまったく役に立たないことがある。私は夢を見ていたにもかかわらず、夢の中では自分が目覚めているものと確信していた。目を覚ましている時でさえ、自分の意識が脳の物理的状態にすぎないと想像するのは困難だ。

実のところ頭の中にある巨大な神経の塊〔脳〕は、自己をモニタリングするための神経を含んでいないのである。したがって、私たちには、脳を実際に作動させているという直接的な感覚はない。この事実と真摯に向き合わなければならない。私たちはみな、脳を解剖学的な真実として受け入れてはいるものの、実際にものを考える時には脳が意識にのぼることはない。私たちの意識は、ほとんど脳を無視してしまっているのである。

頭痛の存在を挙げてこの考えが誤りだと感じる人もいるかもしれない。しかし、頭痛の刺激をもたらす神経線維は、脳に酸素を供給する血管壁中にあるのであって、脳そのものの状態を感知しているのではない。

意識のうち、限られた部分――つまり、私たちが自己意識と呼ぶ機能だけが脳状態を観察する能力があるのだ。たとえば、私たちは「年をとると忘れやすくて……」と、自己の老いを表現したり、「注意力が散漫なので、十分な睡眠をとらなくては……」と、脳の疲労を表現したりする。

無能力や精神疾患を表す言葉もまた、心脳と関連性がある。たとえば、頭があまり賢くない人を表す「脳足りん」、挙動がおかしい人を表す「いかれ頭」、カルト教の犠牲者などを呼ぶ際に用いられる「洗脳された」など。しかしたいていの場合、私たちは自己や思考や感情を脳機能としてとらえることはない。なぜなら、それは過度の飛躍を必要とするからである。しかし、その飛躍にこそ真実が隠れているのである。何も永遠の魂の存在を貶《おとし》めるわけではない。しかし、もし心脳ユニット理論が正しければ、私の心や私という存在は脳の死と共に終わることになる。精神だけが異次元空間を飛ぶという考えはあり得ないだろう。

しかしながら、私が主張したいのは、神や霊魂の信仰に挑むことではない。あなたが神を信じていようと、死後の魂の存在を信じようと、私はただ、いったい人が生を営む時に心脳がどのように働くのかを、科学的な厳密さをもって記述したいだけなのだ。

心脳ユニット

一九世紀後半に始まった生理学的な知識の探求により、多くの科学者たちの間で脳と心はひとつだという確信が急速に広まった。このため、ジークムント・フロイトやウィリアム・ジェームズ（一八四二〜一九一〇年）を含む世紀転換期の心理学者たちは、こぞって心脳理論を体系化しようとした。これらの初期の試みが失敗に終わったのは、科学者たちが、脳にかんする新しい客観的知見を、心にかんする主観的な経験にうまく当てはめることができなかったからである。脳電気活動、脳細胞、脳分子というものは発見されたが、壮大な意識全体が、こうしたちっぽけなパーツからどのように生まれてくるかが理解されなかったのである。

こうした困難から、フロイトや他の心理学者たちは心脳のつながりを探る研究をやめてしまったが、その後も時と共に、研究を支える証拠は着実に蓄積されてきている。最初の重要な発見は、脳の電気活動の変化が、睡眠や覚醒状態と関係しているという発見である。これは、意識が明らかにそして本質的に、物理的基盤を有していることを意味している。今日では高度な画像技術を用いて、リアルタイムでこのような電気変化を観察することができるようになった。今や科学者たちは睡眠時の脳の画像をコンピュータ・スクリーンに投影し、夢を見ている時や覚醒時に起こる電気活動の変化を見ることができる。

第二の重要な発見は、脳内の神経細胞一つひとつ、すなわちニューロン一つひとつが独立した電気信号の発火装置であったことだ。ニューロンは糖と酸素から生じた代謝エネルギーを電気エネルギーへと転換する。そしてその電荷を通して、自分の興奮状態を周囲の細胞に伝えるのである。したがって脳は電気エネルギーを作り出すだけでなく、エネルギーのすばやい変化を利用して情報を符号化することもできる、という考え方が生まれた。ニューロンで起こる電気信号のパターンはモールス信号のようなものだと考えることができる。それは脳内で外界を表現（知覚）し、続いてこの表現の演算を行う（思考、認知）。脳内表現が電気的に符号化されたシグナルによるものだという考えを受け入れれば、感情や記憶、心地よさや苦しみといったすべての意識状態も、物理学の視点でモデル化することが可能になる。第三の重要な進歩は、神経細胞の信号が電気的であるだけでなく、化学的でもあると認識されたことである。二つのニューロンの接合点（シナプス）において、一方の電気状態が神経伝達物質と呼ばれる化学分子の放出によって他方へと伝えられる。これらの化学作用は神経細胞によって生じる。

ガンクイックで私が見た夢は、神経細胞の信号パターンの観点から、完全に説明がつくということに、もはや異論の余地はない。私の夢は、無数に自己生成する脳信号の一部に他ならない。脳はイメージを生み、そしてそれらのイメージをつなぎ合わせて物語を紡ぎ出す。もちろん灰白質物体〔脳〕に蓄えられた物理的世界の表象、私の経歴、感情の性質のすべてが、ガンクイックの夢の筋書きを創り出す上で重要な役割を果たしていた。夢の内容を神経信号に帰着させることは、何も夢からドラマや意味を奪うものではない。むしろドラマやその意味でさえも、物理的に実行されたプロセスなのである。

今や脳研究の基礎基盤を利用することで、私たちはいかにして意識状態が作られているのかを理解することができるようになった。思考、記憶、感情は脳細胞の活動パターンによって実現される。そして脳細胞はひとつのパターンがもうひとつのパターンへと絶え間なく変化することによって組織化される。もっとも劇的な変化は、人が眠りについたり、夢を見たり、覚醒する時に起こる。こうした主だった状態、あるいは状態から状態へ変わる際に、心脳ユニット（性）は驚くほどはっきりとその姿を現す。これこそまさに、それぞれの状態が心脳ユニット理論の基礎になっているという理由なのだ。

覚醒から夢へ……そして再び覚醒へ

心脳ユニットのもっとも有力な根拠は、覚醒や夢、あるいは夢の延長状態にかんする科学的な研究から、日々得られている。夢の延長状態というのは、考えたり想像したりはしているものの、はっきりとは夢を見ていない時に表れるものを指している。過去四〇年以上にわたる研究から、心脳は、意識がある頂点に達する時――つまり覚醒状態と睡眠状態――、この両極を規則正しく行き来しているということが明らかになってきた。覚醒している時、心脳はある化学系に拘束された状態にあり、夢を見ている時、心脳は異なる化学系に拘束された状態にある。この両方の化学系が半々に抑えられた状態では、人は夢を見ることのない深い眠りにつき、意識活動はほとんど見られないか、もしくは皆無である。

覚醒状態を媒介する脳の化学系はアミン作動系と呼ばれている。そこで作用している分子はアミンである。夢を生み出す化学系はコリン作動系と呼ばれ、その分子はアセチルコリンである。この二つの化学系は動的な平衡状態にある。つまり、すでに見てきたように、意識状態は絶えずゆっくりと覚醒と夢の両端を行き来するものである。その両端にある時でさえ、アミン作動系（覚醒）とコリン作動系（夢）は共に活動を行っている。この二つの系の優位性は相対的なものであり絶対的ではない。このように二つの状態は、細胞分子レベルと実験レベルの双方で、別々の特性を持つと同時に、共通点もあるのだ。両極の間では、アミン－コリン作動系の相互作用が豊かな統一性を持っており、すなわちこれが緊密な心脳ユニット体なのである。

幻想、催眠、瞑想などの興味ある現象の中には、すでに心脳ユニット理論の観点から解明され始めているものもある。この理論は精神錯乱、認知症、うつ病、昏睡《こんすい》といった状態変化を、新しい、統合的な見解で理解することを可能にする。心脳理論が分子レベルで記述されるようになって以来、こうした好ましくない症状に対して、化学的な治療が合理的に行えるようになった。本書を書き進めながら、私はこうしたさまざまな脳状態やそれらを改善させる方法について探究していこうと思う。

心脳状態という概念を用いることの最大の利点は、覚醒、睡眠、夢という経験を包括的に扱えることだ。脳研究によるミクロ・レベルでの解明が進めば、一連の包括的な物理的－化学的条件に基づいて心脳が活動している限りにおいて、意識状態を統合して扱えるようになるだろう。これから見ていくように、まさにこのことが、神経系全体に張り巡らされた回路の中で、アミン－コリン制御系が保証していることなのである。

ある意識状態が別の意識状態にほぼ瞬時に変化する理由もまた、説明できるようにならないといけない。たとえば、夢で見たニューオリンズのホテルの不完全な世界から、月曜日の雨降るガンクイックの朝へと、継ぎ目もなくスムーズに移行することは、いったいどうなされたのだろうか？ 心脳は自己完結した状態（夢を見ている状態）から別の状態（覚醒している状態）へと瞬時に移行する。その劇的な変遷を説明するために、脳内に高度に集中化され、精緻に階層化された制御システムを見出す必要があるだろう。アミン－コリン作動系がまさにそれである。アミン－コリン系は脳の重要な地位を占め、上位脳《じょういのう》（思考や感情をつかさどる部位）と同時に下位脳《かいのう》（身体から感覚情報を伝達し、筋肉の活動を通じて意志を実行する部位）の状態を制御できるのだ。この切り替えシステムは柔軟性があると同時に正確である。目覚めている時に幻覚を見ることが滅多にないように、夢を見ている時に夢を見ていると気づくことはほとんどない。

覚醒と夢という極端な意識状態の分離は、アミン－コリン作動系が行う急速な切り替えの能力によって決定されている。ガンクイックで目覚めた時、ホテルの夢のシナリオがただちに中断されたのは、アミン作動系覚醒システムがコリン作動系夢システムを抑制したためである。脳細胞が電気化学信号を迅速に伝達するため、こうしたすばやい切り替えが可能となるのだ。

夢と覚醒の心脳状態がどれほど異なったものであるかがわかると、心脳状態というものがより一層驚くべきものに思えるだろう。夢の中で、私は脳の内部で作り出されたシナリオにすっかり捉えられていた。しかし、すぐさま私の状態は外部世界を忠実に表象する世界に引き戻された。一瞬の間に私の気分は激しい動揺から落ち着いた状態へと切り替わった。

ここでまず次のような結論に達する。つまり、これまで心と呼んできた諸機能（知覚、見当識、感情、記憶など）は、それぞれの状態において一貫して統一された方法で作動している。そして脳信号処理においても、これらすべての機能が同様に一貫性と統一性を示している。したがって心脳状態は、それを媒介する神経細胞と神経伝達物質であると同時に、徹頭徹尾、機能的なユニットなのである。また同じように、記憶しやすいように符号化された電話番号、あるいは感情として符号化された恐れや喜びのように、心脳状態は符号化されることによってアクセスできるようになる。

心脳状態は現実のユニットでもある。もしこれがどう機能しているかということを理解できるなら、私たちはおおいなる力を手にするだろう。なぜなら心脳状態は必ずしも順応性に優れ、快調ではないものの、心脳を知れば、これまで「心の病」と呼ばれていた症状に対し、より効果的な解消策を見出すことができるようになるからだ。そのような好ましくない症状が心脳状態の機能不全としてとらえられるようになれば、さらに良いことだろう。

嵐の中の静けさ

心脳状態について新しいことを理解するために、何よりもまず先に応用したいもののひとつに、目下急速な進展を見せつつある睡眠科学がある。睡眠障害、睡眠ラボ、睡眠センターなどといった言葉を、今ではあちこちで目にするようになった。単純で無害で、決まりきった睡眠神話は永遠に過去のものとなった。ついには夜の苦悶を和らげるなどとうたう鎮痛薬まで登場している。

毎日のように新しい現象が報告されている。呼吸が止まり酸素を求めて喘ぐ大人〔無呼吸症候群〕やベビーベッドで呼吸停止に陥り死亡する乳幼児〔乳幼児突然死症候群〕がいる。夢の中でプールに飛び込もうとしてベッドから落ちる者もいれば、夢の中でフットボールの試合をしていて、衣装ダンスにタックルする者もいる。さらには愛する妻を揺り起こし、ぶつぶつ話しかけ揺り動かす（あげくには蹴飛ばす）者もいる。うつ病の人は心地良い目覚めが得られないので、夢を見ないような薬を服用する。すると目覚めた時には活力が回復しているのだ。

この時いったい何が起きているのか？　心脳パラダイムはこうしたさまざまなことにかんして何を教えてくれるのだろうか？　まず私たちの生活には幸いにして、機能障害以外の害因はないということがわかる。もう一歩踏み込んで言うならば、心脳理論が仮説を単純化するために、機能障害の多くが理解できるようになり、なおかつ制御可能となることが示唆されるのである。

第二章 統合失調症の心脳

私は腹を立てていた。行かなければならないとわかっていたものの、気が進まなかったからだ。延々と続く白い廊下をゆっくりと歩いて行き、右側に開け放された入り口に辿り着いた。部屋の中をのぞく。彼はそこにいた。白い上着を羽織った男。イエス・キリストか？　神だろうか？　前にもこの建物には来たことがある。ここは平和と安らぎの家なのだろう。私は彼の部屋にずかずか立ち入るほど馬鹿ではない。私は入り口でひざまずくと、彼にこう告げた。「私は敬虔なカトリック教徒です」すると、部屋の中にいた男がこちらのほうに歩み寄ってきた。彼が近づいた時、私は顔を上げて彼を見た。私の身体に緊張が走った。私は拳を握ると、彼に摑みかかった。しかし、彼はとっさに身をかわした。私は振り返り、男を腹立たしく睨みつけた。彼は言った。「あなたの情動は健常です。いくぶん混乱して、制御ができないようですが」

これは私が見た、また別の風変わりな夢なのだろうか？　いや、そうではない。これはベルタルという男性に起きた出来事である。しかし、彼にとってこれは夢ではなかった。ベルタルが幻覚を起こして症状があらわれた時、彼はしっかり目を開いていた。彼が入った建物とはボストンの精神病院だ。彼はそこの患者で、私は彼の担当医――そう、その白い上着の男――だった。彼の猛烈な攻撃をすんでのところでかわしたことは、私にとって幸いと言うしかない。

しかし、このベルタルの覚醒時の体験は、正常な人が見る夢の体験とそっくりではなかろうか？　それこそが重要なのだ。つまり、平和の家やイエス・キリストのイメージは、私がニューオリンズのホテルで警備員に銃を向けられた時と同じように、ベルタルにとっては現実そのものだったのだ。ガンクイックで夢から覚める三分前、私はベルタルと同じくらい混乱していたというわけだ。夢を見ている間、私の心脳状態には意識があった。ベルタルは、幻覚を見たり妄想する時、心脳状態に意識があった。私の場合、その状態は眠っている時に起こるべくして起きたのに対し、ベルタルの場合は起きている時、つまり本来起こるべきではない時に、その状態が起きていたのだ。そう、精神疾患とは、このように混乱した心脳状態なのである。

ベルタルと出会った日のことを鮮明に覚えている。彼は、私がボストンのマサチューセッツ精神衛生センターで精神医学の研修医だったころの最初の患者だった。ニューヨークのベルヴュー病院と同様にこの病院も「サイコ」と呼ばれていた。誰もが、精神病院をこのようなあだ名で呼ぶ。こうしたことこそ、私たちが、気がふれてしまうことに対して抱く無知――そして恐怖心――を物語っているようだ。

ベルヴューでの研修期間を終えて私はようやく解放された。一一人の同期生のうち三人は結核にかかったが、私は免れた。ときに患者から暴行を受けたり殺されたりすることさえあるのだが、私はどうにか生き延びた。そして医者にとってもっとも致命的な病――シニカルな無関心を身につけてしまうこと――を患うこともなかった。むしろ希望と興奮に溢れ、朝の光を浴びながら私はボストンへと車を走らせていた。一九六〇年七月一日の早朝のことだ。私は白衣姿のままだった。糖尿病性の昏睡状態に陥った若い女性患者の治療に徹夜であたっていたのだ。治療は成功し、私の人生における第一章を終えるに相応しい、満足のいくものとなった。そして、新たな章の始まりに胸をはずませていた。ベルヴュー病院で診てきたような脳の病ではなく、大学で学んだ本物の精神医学、本物の精神疾患について、もっと学びたいと考えていた。

マサチューセッツ精神衛生センターは私にとって希望の宝庫だった。時はまさに一九六〇年代の幕開け。当時、精神疾患や神経症だけでなく、人間が抱える社会問題もすべて心の病だと考えられていた。この考えは、心の病というものが後天的なものであるという見方からきているものだ。とはいえ、少なからず先天的な場合もあれば、精神分析によって覆されることもあるという断り書きがつくのだが。多くの若者たちがそうであるように、私もまた世界を救うために飛び出していった。

ベルタルは二三歳の電気技師で、二年前から毎年この時期になると入退院を繰り返していた。来院の際は必ずといってよいほど母親が付き添ってきた。その夏、母親は病院のスタッフに、ベルタルが最近職場で昇進し、以来そのことが彼のプレッシャーとなっていると説明した。ベルタルはこの二日というもの、まったく口をきこうとしなかった。精神病院の医者たちは、ベルタルの心の病の原因が母親の過保護にあると考えていた。彼女の存在こそ、心理学的に非常に有害だと考えた彼らは、ベルタルの母親に「統合失調症養成所」とレッテルを貼った。「ベルタルの精神錯乱は、母親があれこれ混乱した指示を出すことに反応して起きているのだ」と彼らは話し合った。

正直なところ、この考え方にいくばくか首をかしげたくなることもないではなかったが、経験のある指導教官がそう言うのだからそうなのだろうと私は思うようになった。しかしまた、そう信じたいと思う自分がいたことも事実だった。なぜなら、仮にこの「悪い母親」理論が正しいとすれば、私たちはベルタルを悪い母親から遠ざけ、わかりやすい意思伝達の指示でもって治療にあたりさえすればよいのだ。治療計画の打ち合わせの席では、脳や神経伝達物質、ベルタルの症状に有効な化学薬物や薬物治療については、一言も触れられることはなかった。

初めてベルタルに会った時（それは彼に襲われる数週間前だった）、見たところ特に健康に問題もなく、丈夫で、こざっぱりとした身なりをしていた。しかし、何度も足を組みかえたり拳を握りしめて天井を睨みつけたりと、彼はひどく不安そうにしていたのだった。日頃彼が使う語彙《ごい》はごく限られていて、喉から絞り出すようなかすれた声で、低くつぶやくだけだった。そのため、ある時突然彼が「泳ぎに行くはずだったのに」と言った時、私はとても驚いた。

翌日は看護師の手を借りて、力ずくでベルタルを病棟に収容しなければならなかった。ベルタルは極端に人を寄せつけず、ひどく荒れていた。私たちは母親に電話をして、急遽病院まで来てもらうことにした。「悪い母親」理論が肯けるのももっともで、ベルタルの母親は息子に対して非常に過保護で支配的ですらあった。ベルタルは、母親が現れると涙を浮かべてすがりつき、家に連れ帰って欲しいと懇願した。

その後の診療で、私とベルタルとの会話にこれといった進展はなかった。ベルタルはよそよそしくしたり申し訳なさそうにしていたかと思えば、急に怒り出したり凶暴になったりと、精神状態は一定しなかった。精神病院の先任の精神分析医は私に、「ベルタルがひどい発作を起こしても、薬を与えないように」と命じた。「ベルタルは非常に大きな不安を抱えた重い精神疾患者だが、投薬を行えば薬物中毒になってしまう。そうなると、君が精神療法を施す際に（信頼関係が築けず）、ベルタルは心を閉ざしてしまうだろう」とのことだった。私たちの「信頼関係」はその後ほどなくして手に負えぬものとなってしまった。ベルタルが世界戦争や機銃掃射の幻覚を起こすと、私は彼を部屋に呼んで母親への感情を話すよう仕向けた。ベルタルは、急降下爆撃機に攻撃されて死ぬという恐怖にとらわれ、病院を逃げ出し、駐車中の車の下に潜り込んだことがあった。私は彼を追いかけると道路に寝そべり、路上精神分析のようなことを行う羽目となった。その後、ベルタルが冒頭で触れたような一層激しい白昼の悪夢にうなされた時は、恐怖から身を守れるようにと彼に隔離部屋を与えていたのだが、その部屋に上司が誤って入ってしまったのだ。ベルタルは敵が襲撃にきたと思い込み、その医師を叩きのめした。看護師たちはベルタルを力ずくで床に押さえつけると、高用量のクロルプロマジン――つまり精神安定薬――を投与した。

数日の間にベルタルは落ち着きを取り戻し、私の部屋で母親について話をしてくれた。投薬している限り、彼の精神状態は安定していた。

ベルタルの精神疾患は、心脳の変化が自発的に触媒的な作用をすることに起因していた。脳のどの部分から精神疾患が生じるのかは依然謎のままだが、ベルタルの心脳状態が何らかの化学的作用によって精神疾患から非精神疾患へと切り替わったことは明らかだった。また、今となればわかるのは（不幸にも当時はわからなかったのだが）、クロルプロマジンは脳の神経伝達物質に強力に作用するため、ベルタルの神経細胞をうまく幻惑してより安定した状態にもっていくことができたのである。

ベルタルのような患者との経験から、私は精神分析の妥当性によりいっそう懐疑的になった。そして、精神状態の変化にかんしてもっと妥当性のある論理を構築するには、心理学だけに頼るよりも、医学部でもっとも難しい学科とされる生理学と生化学が役立つのではないかと考えた。このように考えたのは、母親との心理学的な葛藤にかかわりがあろうとなかろうと、ベルタルの精神疾患は明らかに脳内の化学物質によって引き起こされていたからだ。たとえ最終的にはベルタルを理解するのに精神分析が役立ったとしても、彼の異常な精神状態に正常な働きを取り戻すには、化学の方が有効であることははっきりしていた。

しかし、いったい当時の私たちに、化学物質の有効性をどう説明できただろうか？　その当時、私たちの認識ではクロルプロマジンは抗ヒスタミン剤であった。その精神安定作用は風邪の治療薬として試験的に用いられた時に偶然発見されたのである！　だから、なぜクロルプロマジンがベルタルの急降下爆撃機の幻覚を取り除くことができたのか、見当もつかなかった。

今日では、クロルプロマジンが少なくともひとつの神経伝達物質の作用を阻害することが判明している。しかし正確にはどのように効いているか、正確にはわからない。十分な説明がないため、精神疾患は依然未解明のままである。たとえ化学的な手段を用いて、病態を満足がいくように変えることができたとしても、精神状態の正常と異常について、脳の生理機能を基盤とした、納得のいく理論がなければ満足することはできない。その理論――心脳状態理論――が、本書の核となるテーマである。この理論は、意識状態がどのように変遷するかということへの具体的なモデルを明らかにする。それゆえこのモデルを、私は心脳パラダイムと呼んでいる。

もうひとつ、私たちが認識すべき、実体験に基づいた重要なポイントがある。私が見た、ホテルの夢の視覚イメージが、脳によって完全に捏造《ねつぞう》されたものであったように、ベルタルの宗教的な妄想も彼の脳によって捏造されたものだった。この事実を踏まえると、精神疾患に対する理解は大きく変わってくる。ベルタルの急降下爆撃機の幻覚は、私たちの夢の投射〔投影〕と本質的には何ら違わないのである。したがって夢を、正常な脳処理を研究する適切な素材と見ることができるわけだ。精神疾患では、脳処理が極端な状態に陥ってしまっているだけなのだ。投射における知覚は、ひとつの状態――夢を見ている時――に閉じこもろうとするのを避け、もう一方の状態――覚醒――へと侵入する。これこそが、私が心脳パラダイムの基礎を、心脳状態の研究、特に、夢を見る時の意識状態の研究に置く理由である。

フロイト対スキナー——二人のおかした間違い

心脳パラダイムについて論じる前に、神経学（脳の研究）と心理学（心の研究）の間で九〇年間にわたって繰り広げられた激しい対立と、その対立から生じた心脳パラダイムの背景と基礎について説明しておこう。神経科学の急速な発展に刺激され、この二つの分野は近年になって心脳ユニットの考え方に収束していたが、その機運はいっそう高まり、ついには融合したのである。

一八九〇年、哲学者で心理学者のアメリカ人、ウィリアム・ジェイムズ（一八四二〜一九一〇年）はその著書『心理学原理』（一八九〇年）の中で心脳ユニットの概念を明快に著している。ジェイムズは頭の内側で何が起きているのか、慎重に全体像を描き出した。彼は心理学実験によって観察された成果に基づいて、脳にかんする当時の学説を統合しようと試みていたのだ。まったく同じころ、ウィーンではジークムント・フロイトが同様の試みを行っていた。しかしジェイムズもフロイトも、脳の物理的な原理に関して十分な知識を持ち合わせていなかった。その後、ジェイムズはその難題に挑み続けたが、フロイトは脳研究を土台に臨床心理学を築くという当初の目標を放棄してしまった。

一九二〇年ごろには神経学は後退し、一方で心理学は盛んになっていった。しかし内実は、心理学を巡って、二〇世紀を代表する二人の知的冒険家が激しく火花を散らしていたのだ。その二人とは、精神分析学の祖ジークムント・フロイトと行動主義の祖バラス・フレデリック・スキナー（一九〇四〜九〇年）である。フロイトは、人の行動とは深く暗い衝動に根差したものであり、特に無意識に潜む性衝動と関連性があるはずだという説を掲げた。衝動こそ、覚醒している時の行動の動機となっているのだ、と。フロイトは、睡眠中の無意識状態から「立ち顕れる」衝動が夢を引き起こしていると主張した。こうして夢の研究は精神分析の分野に組み込まれていった。フロイトにとって神経学は身体の処理、たとえば食べること、歩くことなどを説明するためだけに役立つものであった（フロイトは、神経学に少しでも頼ろうものなら、彼の新しい理論と精神分析学の発展の妨げになってしまうと恐れていたのである）。

スキナーや行動主義者たちはもっと先を行っていた。彼らもまた、フロイトと同様、脳を「ブラックボックス」と呼び無視していたのだった。スキナーたちの研究では、フロイトや精神分析学者たちが関心を寄せていた内省的な経験を軽視していた。行動主義者らは外面的に観察し得る行動しか科学的心理学のデータとして認めなかった。あらゆる振る舞いは学習によるもの、なおかつあらゆる行動は刺激に対する反応だと彼らは考えていた。

この結果、神経学と心理学は同じ方向を向きながら決して交わることのない道を、半世紀以上にわたって歩んできたのだった。この不一致で犠牲となったものは医学、とりわけ精神医学であった。精神医学はもとはと言えば神経学と心理学が融合して生まれたのだが、その後も精神医学は二つの分野の間で揺れ動き（ベルタルとの私の体験が証明するように）、ある時は、私がそうだったように、若い医者に車の下の患者と話をさせ、またある時はその患者にクロルプロマジンを注射させる、というものだった。皮肉なことに、そして悲しむべきことに、精神医学は脳研究から得るものが増えれば増えるほど、脳研究からますます遠ざかってしまったのである。そうして精神医学の混乱は極限に達した。患者の心理的な葛藤に気を遣い、薬の処方に二の足を踏む心理療法医がいる一方で、薬を気前よく処方するものの患者の個人的な不安にかんしてまったく無感覚な医師もいた。

新しい神経科学

臨床現場におけるこうした混乱は今日でも続いているが、これは明らかに受け入れがたく望ましくない状況である。精神分析学者と行動主義者は、こうした状況を打開する決定的で永続的な解決策を打ち出せないでいた。そしてまた、精神科医が扱うバリウム〔精神安定剤〕、テグレトール〔抗てんかん薬〕、クロザリル〔抗精神病薬〕などの医薬品の多くは非常に強力ではあるものの、依然、問題を抱えている。なぜなら、このような薬は脳の特定部位に照準を合わせることができないためである。実際にほとんどの場合、どの脳部位に狙いを定めればよいかさえわからないのだ！　こうした問題は良心的な医者の悩みの種となっている。より適切な治療を行うための道具、すなわち確かな理論と実際に基づいた道具が必要なのだ。ありがたいことに、世界中の心脳の研究現場では、こうした探究が日々進められている。

心脳の混乱と常態の間の、自然な関係について説明してくれる基礎概念が求められている。

このために、カオスにかんする新興理論を、私は調べてみることにした。私の同僚デイヴィッド・カーンがそうであるように、数学者や物理学者は次のようなことを教えてくれる。すべての複雑系は――心脳はまさに複雑系そのものである――本質的にカオス的な性質を持っているのだ、と。このように考えると、心脳は天候と似ている。今日の天気を知ったからといって明日の天気を言い当てられるわけではない。つまり、私たちは、自分自身が予測不可能な存在であることを、ある程度認めなければならないのだ。

しかしながらカオス理論は次のように主張する。予測不可能性とは、同じく生来備わっている自己組織化の能力によってバランスがとられているものである、と。自己組織化が創発的秩序を生み出す。創発的秩序とは、カオスと同じくらい予測ができないものなのだ。人間の創造性は、心脳状態におけるこのカオスと自己組織化という、生来備わった均衡の上に成り立っている。夢は実際のところ、カオス的な心脳状態なのである。その一方で、夢はひらめきの源だとして、多くの芸術家たちによって長い間、礼讃されてきた。たとえば『クブラ・カーン』（一八一六年）を書いたイギリスの詩人サミュエル・テイラー・コールリッジ（一七七二～一八三四年）、『記憶の固執』（一九三一年）を描いたスペインの超現実主義者サルバドール・ダリ（一九〇四～八九年）、『ジキル博士（秩序）とハイド氏（カオス）』（一八八六年）の著者ロバート・ルイス・スティーヴンソン（一八五〇～九四年）などによってである。

しかし数理的なモデルはまだ十分に確立されてはいない。人々は、脳というカオスにも秩序があるという物理的な証拠が欲しいのだ。そういった証拠は、うたた寝をしている大学生からアルツハイマー病患者まで、さまざまな人の脳活動を記録することによって、世界中の神経科学の現場で集められている。たとえば、ハーバード大医学部付属のマサチューセッツ精神衛生センターで私が主催する睡眠ラボでも、夜ごとの脳活動を記録することができる。脳の電気活動をコンピュータ画面に投影する新しい画像技術を使えば、本物の銃が自分に向けられているのを見た時も、警備員が私の頭上で丸を描いているのを夢に見る時も、いずれも同じ脳の視覚《しかく》野《や》が発火していることがわかるだろう。急降下爆撃機の幻覚が、ベルタルにとって脳の視覚野を発火させるような経験であったのかどうかを、今なら知ることができるだろう。一〇年後にはこうした技術は地方ニュースや雑誌の記事で見かけるくらい一般的なものとなっていることだろう。そのころには、生きている脳、考えたり感じたりしている脳、あるいは夢を見ている脳を、PETスキャナー、MRI、MEG〔脳磁気図〕などで画像化することが可能となっているだろう。

新しい心脳研究の分野は認知神経科学と呼ばれ、およそ一世紀にわたる冷戦を経て神経学と心理学が再び蜜月を迎えたものと言える。活気を取り戻した心理学者たちは知覚、記憶、情動といった精神の機能について研究するために、行動主義の方法を応用することによって、意識研究に立ち返る道を模索していた（フロイトの悪名高い無意識説に縛られることなく）。今日の神経学者たちはまるでクリスマス当日の子供のようである。脳ゲームで遊ぶためのたくさんの新しいおもちゃを抱えたまま、自分たちの番が来るのを並んで待っているのだ。最初に遊び始める子供たちが認知神経学者、つまり心脳の研究者たちだ。彼らの努力のおかげで私たちはようやく新しい心脳パラダイムを構築できるのである。

心脳パラダイムの原理

心脳パラダイムは三つの基本原理によって構成されている。ひとつ目は、統合された心脳システムであること。脳と心は複雑に絡み合って結びついている。つまり、脳なくして心はないのである。さらに言えば、私がホテルの犯罪の夢を見た時もベルタルが急降下爆撃機の幻覚を起こした時も、それぞれの心脳は共通した生理的、心理的な特徴を示す状態にあった。心理学を予測するために生理学を用い、生理学を予測するために心理学を用いることができるというわけだ。すなわち、もしも「ものを見ている」ならば視覚野が活性化、逆に、もしも視覚野が活性化しているならば「ものを見ている」ということがおおよそ言える。この第一原理から三つの骨太の推論が導き出される。まずひとつに、意識とは脳の物理的な状態を脳自体が自覚していることである。そして次に、意識は脳を研究するツールとなる。そして最後に、意識は戦略的にして健全な方法で脳活動を変化させるツールともなる。

心脳パラダイムの第二の基本原理は、心脳状態を覚醒、睡眠、夢の三つの基本的な状態にわけることができることだ。これらは心脳の基本的な組織単位である。私たちの体験を質的にも量的にも強力に、そして確固として決定づけるため、心脳の最高位の組織レベルであるとさえ言えるかもしれない。他にも酩酊《めいてい》、夢遊病、昏睡などの心脳状態もあるが、これらは比較的わずかな時間だけ現れるものである。この三つの心脳状態がどのように組織されているかが明らかになればそれだけいっそう、意識経験と、意識が心脳状態を悪い方や良い方に変化させる仕組みについて、私たちの理解は深まるのだ。私のホテルの夢とベルタルの精神疾患は、同じひとつの組織単位のバリアント〔変異〕なのである。私は夢を見ていることに気づいていなかった。彼も自分が精神疾患だと気づいていなかった。二人ともリアルな仮想世界を見て恐怖を感じながら、自分が覚醒状態にあるものと信じて疑わなかったのである。

心脳パラダイムにおける第三の原理とは、心脳状態が測定可能で操作可能、すなわち理解が可能だということである。心脳状態は「脳の中の脳」たるアミン‐コリン作動系によってコントロールされるものだということを、すでに確認してきた。この化学システムこそ、神経学と心理学と向精神薬治療とを固く結びつけているのだ。日々研究成果が報告されつつあるおかげで、これまで自分たちが蓄積してきた知識を、精神疾患やうつ病や催眠などといった、まだよく解明されてはいないものの重要な心脳状態に、当てはめて考えてみることもできる。

覚醒中に幻覚を見るベルタルも、睡眠中に幻覚を見る私も、ある共通した変化が脳の化学制御システムに生じていたに違いない。私の心脳で何が起きているかを知ることで、ベルタルの脳で起きていることへの洞察が得られるのである。制御システム上で起こる特定の化学変化を解明すれば、ベルタルの幻覚を治療するのに相応しい薬物の効果を完全に理解できるようになる。それによって、ベルタルの幻覚を、恐怖をただ緩和するだけではなく、彼の抱えている問題と対処方法を本人に理解させることができる。

これらの仮説が部分的にでも正しければ、この新パラダイムは尊重に足るものであり、なおかつ人々の注目の的となるだろう。今見えている印象よりも、はるかに核心に迫るパラダイムだ、と私は踏んでいる。

コンピュータ、銀河、ブッダ

心脳を探索する旅に出て、探究しているのは自分一人だけではないとわかれば慰めになる。他の化学や人文学の分野で心脳パラダイムの成果を結実させれば、今あるモデルを洗練するのに役立つだろう。たとえば情報工学の研究者は、いわゆる人工知能を備えたコンピュータ制作に成功している。このシステムはデータを繰り返し処理し、それによってデータ内のパターン認識を行う。パターンはコンピュータを作動させているソフトに自動的に読み込まれ、新しいデータに対するコンピュータの応答を変化させる。コンピュータがそれ自体に組み込まれた小さなテストプログラムを実行させると、この応答はいっそう効率的に処理できるようになる。これは人間がどのように学習するかを想像してみる際に役に立つ。脳の神経細胞はデータを蓄えパターンを読み取っている。夢をテストプログラムだと見る考え方もある。つまり、寝ている間に自分の反応をテストするために夢を見る、という考えである。この情報工学モデルによれば、夢とは自分の処理能力が鈍っていないかを確かめるために、寝ている間に診断を行っているのだという。

睡眠研究により、もっとも深い眠りについているような時でさえ、脳は休むことなく情報処理を行っていることがわかっている。最近になるまで、心脳が情報処理を持続するためには外部からの刺激が必要だと考えられていた。ベルが鳴ると涎《よだれ》を垂らすよう犬に教え込んだイワン・パヴロフ（一八四九～一九三六年）を含め心理学の重鎮たちは、脳は寝室の灯りのように、夜寝るときには活動を停止するものだという誤った認識をしていたのである。今日でさえ、睡眠中に夢を引き起こす刺激は外部的なもの、たとえば窓を通り過ぎていくトラックの音だったり、日中に起こった経験だったり、もしくは消化作用のようなことだという考え方が一般的だ。しかし今、睡眠ラボでは夢を誘発するのに外部刺激は必要条件でもなければ、十分条件でさえないことがわかっている。脳の大方の神経細胞は昼でも夜でも、四六時中発火しているのである。心脳はただ反応しているのではない。心脳は予測しているのである。心脳は独自のイメージを生み出す。それらは自発的に、途切れることなく、そして自動的に行われるのである。

何と好都合な仕組みなのだろう！　常に意識して呼吸をしなくてはならないとしたら、いったいどうなることだろう？　うっかりしていたらみな死んでしまう。しかし実際にはそんなことにはならないのである。だからといって、人間とはCPU（中央演算処理装置）が絶えず作動し続ける単なる自動装置などではない。ロボットのように確実な側面を有しつつも、心や身体が次にどんな状態になるかを自由に選ぶこともできるのだ。処理しようと選択した情報、摂取しよう（あるいはしまい）と選択した食べ物や薬などは、心脳状態に影響を与える。そのように心脳パラダイムは選択の自由を与えるだけではなく、それに伴う責任をも課すものなのだ。

まだまだ理解しなければならないことが山ほどある。脳内にはおおよそ一千億個もの神経細胞があり、神経細胞一つひとつは一万個の相手と接触し、それぞれ一秒間に一〇〇個の情報を送り出している。情報の総量を控えめに見積もっても一秒間に10の27乗ビット分のデータ量に達する。これはずばり、1,000,000,000,000,000,000,000,000,000ビットである。心脳を、魔女がかき混ぜている釜と見立ててもよいだろう。気がおかしくなりそうな値である。ベルタルのように本当に錯乱を起こしてしまうかもしれない。

全員が躁病やてんかんになるわけではないのはなぜだろう？　理由は明らかではない。しかし、アミン系とコリン系がせめぎ合う結果、複雑な心脳系が化学的に抑制されるものだということがわかっている。銀河には秩序を持った太陽系があり、海流には一定の流れがあり、大気には規則的な気流がある。心脳状態もまた、アミン－コリン作動系を通じて自己組織化する。心脳において、この均衡状態が崩れてしまうことがある。それが原因となって気がふれてしまう人もいる。しかし多くの人にとって、それは単に夢を見たり気分が変わったりする程度のことである。こうした現象は、私たちの生活に置き換えると、超新星、津波、あるいは雷雨などのようなものだ。

東洋哲学もヒントになる。仏教では意識を因果関係に従ったものと考えており、生理学的な意味においてもその考え方は一貫している。彼らは心の平穏のためだけでなく、身体を癒すためのものとして瞑想を実践する。心の状態を変えてみるのだ。そうすれば身体の状態を変えることが可能である。前向きな考え方や生きようとする強い意志によって、癌やそのほかの病気を克服したという人の話が取り沙汰されるにつけ、欧米でもこの前向きの思想が取り入れられ始めている。

なぜ、新しいパラダイムなのか?

本書で新しい心脳理論を展開していくにあたって、私たち人間の存在という、もっとも入り組んだ謎を明らかにしていこうと思う。なぜ睡眠が必要なのか? 人はどのように学習するのか? 年齢を重ねるにつれて、いったい心脳には何が起こるのか? 眠りが不十分だと人はみな、注意力散漫になりやすい傾向がある。このことから私が思いついたのは、睡眠の機能のひとつは、心脳が故障する可能性を減じていることにあるのではないか、ということだ。心脳も、バネ式機械と同じように故障がつきものだからだ。

もうひとつやっかいな問題といえば、悪しき「決定論」である。決定論は、心脳とは葛藤のシナリオを必然的に再現するように運命づけられたものだとする、フロイトの誤った予測を招いてしまった。心脳パラダイムは決定論の本質は認めるものの、心脳は非常にやっかいなシステムのため、単純に繰り返すことなどできないと主張するものだ。心脳は絶えず新しい状態へと変化している。ベトナム帰還兵が何度も同じ夢に悩まされることがあるように、確かに同じ心脳状態が再び生じることがある。しかし完全に一致した心脳状態が起こることは二度とない、と私は断言することができる。

心脳状態の相違を保証するもうひとつの要素に、時間の経過がある。私たちの脳と履歴は刻一刻と変化するため、まったく同じ情報をもった状態になることは二度とない。良かれ悪かれ、私たちは表象の内部貯蔵（これを記憶と呼んでもよい）を絶えず更新していく必要があるのだ。それによって外界がどのように変化していくか、計算し続けることになる。

それをどのように処理しているのだろうか？　もしも私の言わんとすることを理解しているならば、答えの見当もつくだろう。つまり覚醒から睡眠、そして夢へと心脳が絶え間なく繰り返すことで処理しているのである。そこには情報を収集する面と、情報を処理する面がある。この情報サイクルは呼吸と同じように無意識に行われる。私たちはこのことをいちいち意識に留めておく必要はない。ただ起こっているのである。たとえ眠っている間でも、脳が新しい情報を蓄え学習する時、どのようなことが電気的、化学的に生じているかを測定する実験がすでに進められている。

精神医学は深刻な危機に陥っている。精神分析とは明らかに不首尾に終わった万能薬であり、また、薬物頼みの精神医学も明らかに万能薬のなり損ねである。そう、私たちは失敗に向かって突き進んでしまっている。今こそ、精神分析の本来の目標を取り戻し、有意義な方法によって薬理学の長所と組み合わせ、急速に発展している脳と認識の科学を統合できるような、そんな新たな心脳パラダイムが、切実に必要とされているのである。

本書が試みるのはそうした統合に他ならない。覚醒、睡眠、夢にかんする最新の知見を持ち寄り、統合を試みるものである。心脳パラダイムは慎重であると共に大胆である。包括的に理解しようとする点で大胆であり、まだ不完全であることを認める点で慎重である。もしも読者のみなさんが、そんな大胆さも慎重さもものともしないというのであれば、ぜひともこの冒険にご同行いただければと思う。

第三章
デリアの夢の錯乱

心脳状態とはいったいどういうものかをより深く理解するために、誰もがよく知る特異な事例――夢を見ること――について検討していこう。夢は、今日の科学者が分析したり診断するのにもっとも適した心脳状態である。おかしなことに、覚醒時の脳活動について、科学者が実際に分析することがこれまでほとんどなかったにもかかわらず、夢にかんするデータだけは山のようにある。その分析を終えるあかつきには、夢を見るということが、本書の中で私が論じる他の心脳状態についての試金石となるだろう。

従来、神経学者や精神科医たちは、ＭＳＥ（精神機能検査）と呼ばれる質問－回答の様式を用いて、伝統的に診断を行ってきた。ＭＳＥは一九世紀後半に考案され、新患には必須とされる臨床試験であった。この検査は、身体検査で神経への損傷が特に見られなくても、記憶や見当識、知覚、言語にあらわれる障害を通じて、脳の器質的な疾患を明らかにしようという考え方を中心に据えている。とりわけ、精神疾患のうちいくつかの様態は、ＭＳＥを実施するだけで器質的に確認することができる。

この便利なツールは、しかしながら、二〇世紀初めに心理学と神経学が分岐するころ、臨床学という裂け目に落ちて葬り去られてしまった。心理学者は患者の精神状態に影響を与えた過去の経験に執着し、一方、神経学者は脳を調整しているハードウェアの部分ばかりに専心し始めていた。そして両者ともMSEを顧みることはなかったのである。私たちは今、最新の認知科学を援用しながらMSEを復活させ、その有効性をいっそう高めるべき時にきている。

脳の正常状態と異常状態に関心を抱く科学者たちは、長く夢に着目してきた。というのも、夢を見ることには、いわゆる精神疾患と形式的に共通する点が多いからである。夢の強烈な視覚的イメージは、DT（振戦譫妄《しんせんせんもう》）のような中毒症状でしばしば生じる幻覚と似ている。夢を見ながら、物理的には起こり得ない出来事をリアルなものだと確信するところなど、精神疾患の顕著な特徴である妄想による思い込みとそっくりだ。突飛で実世界では起こり得ない夢の出来事を説明しようとして作り上げた物語は、錯乱の際の作話症状と似通っている。悪夢で受ける激しい不安感は、パニック障害の患者が発作中に経験するものと似ている。夢から覚めると記憶がぼんやりとしているのは、アルツハイマー病や、その他認知症のいたましい症状を抱えた患者が経験する、記憶の欠落と通じるところが大きい。

ほぼ一世紀前、スイスの精神科医カール・ユング（一八七五〜一九六一年）は「夢を見ている人を起こしてみれば精神疾患がわかるだろう」と述べている。しかし、夢を調べる時にユングが思い浮かべていたのは、いったいどのような精神疾患だったのだろうか？　彼がこの問いに答えることはなかった。夜ごとに経験する狂気を、統合失調症の奇っ怪な思考や感情の鈍化に見たてることなどできるのだろうか？　あるいは、躁病の手に負えない高揚やうつ病の悲しみに満ちた妄想に見たてることはできるだろうか？　夢は、器質的な脳の腐敗——たとえば、脳をビールやワインやマリファナ漬けにすることで生じる損傷——が引き起こす幻覚にきわめて近いものなのだろうか？　もしくは、加齢と共に神経細胞が死滅するにつれて起こる認知症と似ているのか？

ユングがこれらの問いを突き詰めることがなかったのは、ひとつにはフロイトの影響による。フロイトは、夢を「無意識に通じる近道」であると確信していた。夢においてもっとも本質的で特徴的なのは、物事の関連性がゆるんでバラバラになることだけではなく、統合失調症の主要な徴候と近似していることにある。ユングがこのことを検証しようと膨大な研究を重ねていたちょうどその時、フロイトが彼を精神分析隊の一員として引き入れる格好となったのだ。ユングもフロイトも、彼ら独自の精神疾患モデルであった夢に対して、MSEを試そうとした形跡はない。思うにこの理由は明らかだ——彼らは、あまりにも個々の夢の内容を分析することにとらわれ過ぎていたために、夢の形式を見失ったのだ。

数年前、このような結論に達した私は、自分の手で解明しようと決意した。すなわち、どのような狂気が夢と同じなのだろうか？　夢として現れているのは、無意識の脳のどのような情報処理によるものなのだろうか？　毎晩、四回も五回も頭がおかしくなることに、どんな意味があるのだろうか？

ではいくつかの夢を分析してみよう。

睡眠と夢を研究することの妙味とは、被験者として出会う誰もが、自分の経験について何かしら聞き応えのある話を持っている点だ。時に粗く、ぼんやりした夢の報告によって、不快な気持ちにさせられるのを恐れるどころか、むしろ私は楽しんでいる。夢の報告は、友人や学生や身内に限らず、世界中の人から収集される。そのうち大多数の人が見る、注目に値する夢は、私や同僚にも共通して見られるのである。

このような夢の情報提供者に、デリアという女性がいる。彼女は特に頻繁に夢を見る傾向がある上、見た夢を非常にまめに記録していた。デリアは親切にも、一九八八年一一月二九日から一九九二年六月三〇日にかけての膨大な夢日記の写しを貸してくれた。まさに千一夜分の貴重な夢コレクションだ。本書のために彼女の原稿からいくつか典型的な事例を抜粋した。デリアの許可を得て、個人名を秘すという条件で一語一句を引用させてもらった。デリアの夢における主観的な側面について検討し、夢の報告そのものや、デリアのような経験を持つ人たちとのやり取りによって、私はいくつかの推論を導き出したのだった。

一九八九年四月一九日、デリアは気球でパリに行きアルアクサ寺院の近くに滞在するという夢を綴っている。

姉や妹や父と一緒に気球に乗った私は、パリ上空にいた。私たち以外にも気球に乗って空を漂っている人たちが見えた。街の眺めは壮観で、私たちは眼下で行われているゴルフ・トーナメントを見ていた。風が強かったので、気球を安定させるのは至難のわざだった。

気球は上へ下へと揺れ、送電線にぶつかりそうにもなった。そのため父と姉たちは、その日のうちにアメリカに戻るつもりだった計画を変更し、パリに上陸して一泊することにした。

そうして私たちはパリに着陸した。バスケットから降りて、「あぁ、自分は生まれて初めてパリに来たんだ！」と思った。私は家族の後に続き、美しい公園を通り抜けて海岸へと向かった（夢の中でパリは北海に浮かんでいた）。靴を脱いで浅瀬に足を浸してみた。けれども、沖合にタンカーが見え、幼い男の子が海でおしっこをするのが見えたため、海は汚れているのだと思って私は思わず岸辺から離れた。

私たちは公園の隣の大きな古いホテルに宿を求めた。素晴らしい場所なのできっと高級なところだろうなと思った。ホテルの向かいにあるアルアクサ寺院が目にとまった。そこで私は受付の女性にモスクについて尋ねてみた。女性は地図でその位置を指さした。モスクとモスクに連結した建物（二八棟ほど）が街の一区画全体を占めていた。連結している他の部分はイスラム大学なのかと尋ねてみたが、彼女は寺院についてこれまで質問を受けたことがないため答えられなかった。

地図を見ると実際の風景が鳥瞰図《ちょうかんず》的に見わたせるようだった。難民を収容する建物の間の空き地には、まんべんなくマットレスが敷き詰められていた。受付の女性は、寺院の入り口を地図で指さした。私は早起きして朝の祈りをあげにそこへ行こうと思いついた。

この一連の夢には、四つの異なる場面が登場する。⑴気球で飛んでいる、⑵パリに着陸する、⑶ホテルへと歩いている、⑷地図を見ている、である。

デリアが、家族のうち主要メンバーと一緒に冒険旅行をめいっぱい楽しんでいることに注目しよう。デリアは父親と二人の姉妹と気球に乗っている。飛行の爽快感と壮観な眺めにもかかわらず、そこには明らかに乗り物の安全面に対する不安があり、だからこそ彼らは、その夜気球で海をわたることをやめたのだ。

パリに上陸しようと決めると、場面⑴に見られる異国の雰囲気はそのままに、高まる不安は、場面⑵と⑶の大地へと移行する。デリアは過去にパリを訪ねたことはない。そして実際、彼女が夢に見たパリは非常に風変わりだ。パリは海岸に面し北海に浮かんでいて、アルアクサ寺院(実際にはエルサレムにある)を擁しているのである。

フロイト派の人なら次のように言うことだろう。空を飛ぶ夢がみなそうあるように、デリアの夢には随所に性的願望が潜んでいるのだ、と。デリアは父親に近親相姦的な願望を抱いており、父親と一緒に「飛行する」ことはその容認しがたい願望を象徴している。しかし結局は着陸する。だから、彼女はのぞき趣味的な旅行の中に性的願望を昇華させることになる。小便をする少年を見ることは欲望の転移を示し、汚らわしい欲望に汚染されてしまうことへの罪の意識と恐れを表している。デリアは浄化されないまま、寺院に赴くのだ、と。

エディプス・コンプレックスを援用するこうした思弁は、単なるこじつけでありバカげたものだと認めざるをえない。仮にデリアが精神分析を受けて、忘れていた父親とのトラウマを思い出し、その応報に母親に対する抑圧されていた恐れが露わになり、結果としてこのことがデリアの性的志向性の解決につながり、彼女の男性選びに役立つとしよう。しかし、こうした解釈的なアプローチは決定的に重要なものを見落としてしまう。ここで見落とされるもの、本来ならばデリアの夢分析の窓口となるものこそ、夢の形式である。数々の夢の形式上の特徴を検討していけば、すべての夢を本質的に理解し、夢を生み出す心脳状態の共通項を解明することにつながるだろう。

だから私はMSEを行うのである。まずは夢の認知的な側面——意識、記憶、知覚など——を見ていこう。次いで、怒りや悲しみといった夢の情動的側面を考察していこう。デリアの夢にMSEを用いれば、彼女の心脳状態および彼女の夢が再現する狂気が、いったいどのような種類のものか、有力な結論を引き出せるはずだ。では、さっそく取りかかろう。

MSE（精神機能検査）

状態と行動

デリアは人目を惹くような見事なブロンドの髪を持つ三〇代前半の女性だ。センスがよく身だしなみはいつもきちんとしている。少々はにかみ屋で、笑顔には愛嬌があり、そのざっくばらんな話しぶりからは豊かな精神生活が見てとれる。彼女は銀行に勤めているのだが、心理学にも精通し、自分自身の人生観を「絶対にニュー・エイジよ」と胸をはる。知性溢れ好奇心旺盛で、なおかつ非常に頼りになる夢の情報提供者だ。というのも、デリアによる夢の狂気の報告は本質的にきわめて一貫しているからだ。デリアは毎晩夢を見る。いつでも夢の自覚があるわけではないが、特に夢日記をつけ始めてからは、たいてい二つ以上のエピソードを覚えているという。つまり、デリアが覚醒している時の状態や行動に、精神疾患を感じさせるものは微《み》塵《じん》もないことになる。

識覚

夢を見ている時の意識はいつも明瞭だとデリアは語る。「ダリの絵みたいにすみずみまではっきりしている」とは彼女がよく使う表現で、同時に「ダリの絵みたいに奇妙」とも言う。たとえばそのことは、「街の眺めは壮観で、私たちは眼下で行われているゴルフ・トーナメントを見ていた」といった記述にも表れている。彼女が夢の状態から抜け出す時いくぶんか混乱するものの、夢の只中にある時、彼女はきわめて注意深くなる。たいていは自分が夢を見ているという自覚がないにせよ。たとえば彼女の夢の四つの場面は、ひとつの大きな流れの中で途切れることなく続いている。よって彼女の識覚は明瞭だと結論づけられる。

見当識

デリアはよく、夢の中で軽度の失見当識に陥る。きわめて重度のこともある。夢の登場人物はとりわけ流動的だ。ある時は実際とは異なる姿で現れ、またある時は二人の人物を合成したような姿で現れ、男性と女性が融合しているような時さえある。また、人物たちはどこからともなく急に現れる。女性が急に男性に変わったりもする。そしてしばしば人物の正体が曖昧だったり不確かだったりする。

他の登場人物の正体はそのように曖昧模糊《あいまいもこ》としているのに、デリアは彼女自身が何者であるかはっきりと認識している。自分を別の誰か（聖母マリアやジャンヌ・ダルク、あるいはジョゼフィーヌ・ボナパルト）と思い込むことはない。しかし夢という舞台上で、自分が演じているのを見るのはごく稀だ。しかし彼女はほぼいつも心脳の中枢から行動を眺めているのである（私もそうだが、多くの人は夢で第三者として自分自身を見ることはない）。一人称である彼女、「私」はいつも同じで、必ずその場に居合わせている。一方で、三人称である「彼ら」はかなりの場合、調和性を欠き一過性で、そして奇妙な姿で登場する。しかし驚くべきことに、このような見当識で彼女が困ることはほとんどない。

夢の場所にかんして、アリストテレスの「三一致の法則」〔訳註――場の一致、時の一致、筋の一致〕に著しく反するようだ。

夢に登場する事物は場違いなものだったり（アルアクサ寺院や海岸）、本質的に一貫性がないものだったりする（寺院と二八の内部が連結した建物）。パリで少年が公然と小便をする光景などあり得ないだろう！

夢の時間は頻繁に前後し、縮められたり引き延ばされたりする。気球でパリからアメリカへ、いったいどうやってその日のうちに移動できようか？

そこで、失見当識を強調しておきたいと思う。なぜなら、デリアが夢の中で重度の失見当識に陥っていたのは明らかだからだ。

注意

夢の渦中にあると、私たちは外界からの情報に注意を払わなくなり、内的情報を意識的に選別することもなくなる。デリアはどのような夢を見ようかと選択していたのではなかった。場面がただ現れただけだ。彼女が気づいたもうひとつの点は、目覚めている時ならできるのに、夢では思考を方向づけることができないことであった。

つまりデリアが夢を見ている時の心脳は、きわめて散漫な状態であると同時にきわめて没頭した状態にあったと言える。この特徴は、とりたてて言及されることがないくらい夢では普通のことであり、夢に圧倒的な頻度で見られることだ。これは夢の失見当識とおもしろいほど関係している。夢に特有のこの心脳状態は、時間、場所、人物といった見当識と、見当識を働かせているという感覚、この両者における絶え間ない変化が特徴である。

記憶

夢の記憶力はかなりよいほうだとデリアは言う。自分の友達と比べても二、三倍は夢を覚えている。先に紹介した夢の場合、報告文の原文は三五六単語（英文で）だが、これは彼女にとって格別に長いものではない。だがほとんどの人が平均五〇単語しかないのに比べると、彼女のははるかに長い！　長い夢を見るからといって、夢の細部を思い出せないことは多々ある、とデリアは述べている。ひとつ前の夢の内容が思い出せないということがあるのも確かだ。たいていの場合は何も思い出せないまま目覚めるのが普通だ。とはいえ、何も覚えていない状態で目が覚めるということは少ない。

時にびっくりするほど遠い昔の記憶が夢に現れることもある。同様に、実生活では体験したことのない、彼女がニセ記憶と呼ぶものに出くわすこともある。デリアによると、まるで記憶にところどころ空いてしまった穴を埋めていくかのように、夢を見るにつれて途方もない物語を紡いでしまうという。心脳が持つ、この作話能力をデリアはよくわかっている。記憶が思い出せなければ、想像で補ってしまうのだ。

実際、夢を見ている状態の心脳は、確かに作話的な状態にある。心脳が見ているのは、ちぐはぐでありながらもっともらしく見えてしまう特徴で編まれた、謎だらけの作り話めいたものだ。

したがって失見当識と注意欠陥に加えて、記憶にかんしてさらに二つの重要な発見を手にすることになる。近時記憶の断片化と、その補遺的な要素、作話（物語の穴を埋める）である。デリアのこの傾向は、私の叔母アガサを思わせるところがある。叔母は年をとるにつれて頻繁に物忘れをするようになり、記憶の軌跡を均そうとするためだろうが、信じられないような作り話をした。叔母は嘘をついていたのではない。作話をしていただけだったのだ。

知的機能

デリアは熱心な読書家だが、数学や科学といった類の本は読まない。おもしろいことに、夢の中でも彼女がそうした本を読むことはない。デリアは仕事柄、一日中新聞や数字の書かれた表を念入りに読んでいることが多いのだが、どんな類の文書も表もいっさい夢には登場しない。夢の中で、彼女が本を読んで内容を理解できるのか、100引く7の計算ができるのか、あるいはケネディまでさかのぼって歴代大統領の名前を言えるかどうかはわからない。このことは些細なことと思われるかもしれないが、この種の記憶内容の欠如も、心脳状態を定義するための重要な証拠なのだ。これは、私たちが合理的分析と呼んでいる高次な心脳機能が損なわれているからである。私自身もそうだが、大学の講師陣でさえ、夢で本を読んだり文字を書いたりすることはない。

言語や会話の流れ

デリアの夢には、本来必要とされそうな状況にあっても、会話というものが存在しない。彼女の夢の報告のうち、意思疎通が必要な三つの場面のどこにも、「……と私は言った」「……と彼が言った」というような場面はない。事実、引用表現が登場しないのだ。送電線に気球が接触しそうになっても、デリアと父親、姉妹との間に交わされてもよさそうな、危険を喚起しあう会話はなされなかった。彼女らは論じ合うことなく予定を変更した。これは夢の通例である。つまり、しかるべき会話があってもよさそうなのに、暗黙の合意のみで事が果たされてしまっている。

パリに降り立つやいなや、デリアは「あぁ、自分は生まれて初めてパリに来たんだ！」と思うものの、やはり自分自身に言い聞かせているにすぎない。これは会話と呼べるようなものではなく、そもそも思考とさえ言うことはできない。なぜならば、それは情報（海岸やタンカー、小便をしている少年、モスクを目撃したこと）に裏づけられた上での結論ではないからだ。

心的内容

MSEのこの項目〔心的内容〕は、実際には心的内容《メンタル・コンテンツ》をまったく扱っていないため、この項目名は誤解を与えるに違いないとかねてより思っている。そのかわり、この項目は夢の活動が表される形式《フォルム》に重点を置くものである。デリアの夢の内容は、幻覚（誤った知覚）や妄想（誤った信念）という形式で表されている。その意味では、夢のシナリオは全体として虚構なのである。

デリアの夢体験の基調となっている視覚と運動知覚の豊かさこそ、この心的形式の第一の特徴と言うべきものである。彼女の夢の中で人物、場所、行為はみなそこにありありと存在している。それらは舞台裏からのぞいたり聞こえてきたりするような曖昧なイメージや声などではない。彼女はそれらを幻視しているのである。デリアは実際に気球のバスケットの中で父親と姉と妹と会っている。そして、ゴルフ・トーナメント、送電線、美しい公園、海岸、タンカー、少年、アルアクサ寺院、難民用のマットレスを見ているのだ。

こうしたこと全体から、明白であるがゆえに見逃してしまっていることが二つある。ひとつは、夢の中の場面が一貫しており、なおかつ鮮明であること。そしてもうひとつは、彼女がその場面に実際に居合わせ、そこで行動しているという感覚だ。心脳が幻覚を見る主だった特徴、これは純粋に視覚というよりも視覚運動に特徴づけられるようである（視覚運動という表現は夢の映画的な特徴をよくとらえている――シーンは絶えず移り変わり、私たちはその中で動き回るのである）。

ダリの絵画は、奇異で超現実的なデリアの夢体験にふさわしい隠喩《メタファー》だと思う。しかしダリの絵画が静的なものであるのに対し、デリアの夢は静的ではない。ダリの有名な超現実主義的映画作品『アンダルシアの犬』（一九二八年）は夢の隠喩によりいっそう相応しい。視覚と運動、双方が連続的であるためだ。また、このサイレント映画は、夢の中で聴覚が相対的に弱まるという事実を正確に模している。この点は、はっきりとした会話を欠いているとして、先に指摘した通りである。感触、温度、味、匂いなどの感覚も同様に弱まる。実際、こうした感覚がデリアの報告文に出てくることはない。

動きの幻覚はすべての夢に共通して見られることから、デリアの夢にはほとんど絶えることなく運動や移動があることを強調しておきたい。場面(1)で、デリアは上下に揺れる気球を空中で安定させようとする。場面(2)で、彼女は公園を抜けてホテルに向かう途中、靴を脱ぎ浜辺で足を浸してみる。これらはみな、夢空間を通じて、夢の中の身体が目まぐるしく移り変わることを示している。

次に夢の心理的側面を検討しよう。たしかに、これは精神分析的な考察を促すものともともえられるかもしれない。先ほど、父親との気球旅行におけるデリアのエディプス的な願望の可能性を指摘し、父親と宙を上下する彼女の不安が、気球が着陸することによってどのように安心へと変わったのかを述べた。その際に、小便汚染のイメージとそれに対する洞察に、ひょっとしたら重大な意味があるかもしれないと確認した。夢の形式にかんする私の分析も、こうした精神分析的な思弁と相反するわけではない。親が子に及ぼす影響力、つまり子供が性心理学上の態度や行動を形成する際に、親が決定的な役割を果たすということは、よく言われることであり、私もそれに異存ない。その真偽のほどはさておき、ここでの夢の「解釈」は、すでに明白過ぎるくらい明白な「意味」を、際立たせているに過ぎない。

妄想にかんして言えば、デリアの事例はよりいっそう微妙だ。海の近くのパリ、モスクのあるパリなどの認識違いは本当に妄想と言えるだろうか？　しかし実際のところ、これらは妄想なのだ。デリアの父親と姉妹が予定を変更して気球から降りると決めたことは、いわゆる思考の投射及びそれに関連した「自分の考えは他人に丸裸なのではないか」という感情、たとえば多くの精神疾患患者を苦しめる感情に似ている。彼らの間で会話や議論はいっさいないのに、デリアがパリに着陸したがっていたことを父親や姉妹はまるで知っていたかのようだ。だから私たちは、たしかにそこには妄想が存在している、しかもかなり魔法がかった妄想があると言えるのである。しかしその妄想は良性で脅威となるものではない。ほとんどの精神疾患患者は、FBIやKKK（クー・クラックス・クラン）やマフィアに襲われることを本気で恐れている。しかし、デリアは自分がそうした脅威に実際さらされていると思い込んだりはしない。だから、ここにはパラノイア〔妄想症〕は存在しない。というのも、パラノイアこそ精神疾患のネガティブで決定的な指標であり、統合失調症や双極性障害（精神疾患を引き起こす二大心脳状態）の患者を苦しめている病気だからである。

病識と判断

病識〔訳註――精神疾患者の自らの病気に対する認識〕についてまずは検討していこう。デリアの夢に病識というものは存在しない。覚醒中には決して起こるはずのない出来事が起きていているというのに、夢の中でデリアは自分が覚醒しているものと考える。それほど自明のことなのに、なぜ彼女は簡単に間違えてしまうのか？　普通の夢であろうと精神疾患であろうと、当人が信じ込んでいることの記述には驚くべきものがある。しかし、夢を見ている状態では必ず現れる、はっきりとした特有の兆候がありながら、それが何であるかほとんど認識できないというのは、まったく驚くべきことではないだろうか？

フランスの実存主義者で哲学者のジャン＝ポール・サルトル（一九〇五〜八〇年）は、この病識不足こそが夢のもっとも顕著な特徴だと主張した。彼はそれを「内省的な意識の欠如」と呼んだ。言い得て妙である。この自己観察、あるいはサルトルが自己意識と呼んだものが欠如しているからこそ、自分の頭の中で生み出した癲狂院《てんきょういん》に繰り返し閉じ込められても、自分の頭がおかしくなってしまったと思わずに済んでいるのである。

覚醒している時には、次々に展開されていく思考や行動の形跡を追うという、驚くべき能力を私たちは備えているのだ。自己観察によって、私たちは自分の達成したい目標と社会的制約、その場で随時下される判断と前もってなされる予想、認知と感情の間に、うまく折り合いをつけているのである。

デリアは夢の中でも社会的な分別を維持している。気球を首尾よく着陸させる際の危険を家族が気遣ったり、小便で汚れた海水から思わず身をひいたり、ホテルの高額な料金を気にするなど、彼女の順応性に注目してみよう。

しかしそれらを判断する力があっても、デリアは自分の本当の意識状態には気づいていなかった。覚醒していれば、そのような自分に疑問を感じて「誇大妄想ぎみになっているのかしら?」と口にするはずだ。あるいは、空想にうつつを抜かしたための一時的な失念から「空想に耽っていたのだわ」と言うかもしれない。しかし、デリアはほとんどの場合、自分が夢を見ているとの自覚はない。もしも瞬間的に「こんなおかしなこと、きっと夢に違いないわ」と自分に言い聞かせたとしても、病識はすぐさま彼女を離れて、再び彼女は妄想の中に戻ってしまうのである。

情動

夢は、これまで述べてきたような認知的な側面だけにとどまらない。夢とは感情という領域そのものなのである。感情は、世界を知るためのひとつの手段を提供するが、思考とはまったく異なったものである。それは自分の状態、そして他者の状態を教えてくれる。私たちは強力な「第一印象」なるものを備えており、また時に「第六感」を重要な判断基準に用いることもある。しかし西洋では、情動は合理的な思考とは対照をなすものとされ、認識を妨げるものと見る向きがある。それはまるで、私たちをとりまく世界を知覚する手段として、情動は感覚や思考ほど有効ではなかった、と言わんばかりである。

デリアの感情は興奮、爽快感、不安（気球にいる時）から、驚きと喜び（パリにいる時）、そして嫌悪（小便で汚れた海）へと移り変わった。このように夢の前半部では不安で高ぶった感情から冷ややかな感情へと変化があった。

この部分にMSEを施しても、支配的な情動や情動の型を抽出することはできない。一般的に、夢の心脳状態の大部分は高ぶったハイな感情（不安、怒り、喜びなど）が占めており、冷静でロウな感情（悲しみ、恥じらい、後悔）が占める部分は小さい。ハイな情動は頻繁に起こりやすいだけでなく、激化することもしばしばだ。この傾向は、恐怖と不安に、とりわけあてはまる。しかしデリアのように、夢で情動がバランスをとっているというケースも珍しくはない。

さらに、デリアの夢の感情はどんな時でも、それ相応の彼女の認知的経験と結びついている。統合失調症に見られるような、思考と感情の分離が起こることはない。デリアが夢を見ている時の心脳状態は、統合失調症と違って、衰弱し抑圧された感情を特徴とするわけではない。耐えがたいほどひどいうつの感情も、躁状態に見られるような認知と判断を中断する高揚感も、夢の心脳状態を特徴づけるものではない。

つまりデリアの夢の感情的側面はごく自然で健康的である。

デリアの夢を診断する——ある錯乱の事例

デリアが夢を見ている時の心脳のうち、認知をつかさどる領域を調べてみると、いくつかの顕著な特徴（失見当識、散漫性、記憶の断片化や作話、幻視や精神錯乱）と、自己意識の消失に関連する病識の欠如などが明らかとなった。しかし、彼女の情動は正常である。

ここまでは、デリアの夢状態の特徴を示してきた。その性質を述べ、それらの特徴は典型的なもので、同時にきわめて常軌を逸したものであることにも言及した。さてこれから、デリアの心脳状態を診断していこう。

デリアの夢は典型的だ。そのことは、まったくもって確かなようだ。彼女の心脳状態には睡眠中でも意識がある。それは挿話的であり、一貫した特徴を持つ。しかし彼女の夢はどのような精神疾患的特徴を示しているのか？　これこそ私がぜひとも答えてみたいと思う問いであり、ユングやフロイトが辿りつけなかった問いでもある。

デリアの覚醒時の心脳状態と統合失調症や情動障害との間に、明らかな相違点があることを私は指摘した。一方で、彼女が夢を見ている時の心脳状態の主要な特徴と、器質性の精神症候群《メンタル・シンドローム》の特徴には明らかな類似点がある。

症候群とは、いくつかの病理学的プロセスに対する反応として現れる症状の総称だ。器質性の脳症候群とは解剖学的、生理学的な脳変化によって引き起こされたものである。薬物やアルコール中毒者、脳腫瘍患者、アルツハイマー病患者などはこの器質性精神症候群を抱えている。この三つの症状にMSEを用いると次のような特徴を示す。

一　時間、場所、人物に対する失見当識
二　幻視
三　散漫性や注意欠陥障害
四　近時記憶の欠如
五　病識の欠如

これらはまさに、デリアのおかしな夢の状態に見られる特徴ではないか！　このことからも夢は、事実、器質的な精神症候群であるという結論が必然的に導かれるわけだ！

器質的な精神症候群の主な型のうち、夢は認知症というよりも、精神錯乱に近い。精神錯乱とは一般に、衝動的に薬物を過剰摂取したり、その使用を突然やめたりするなど、脳機能が突然崩壊することによって生じる。譫妄《せんもう》がそうであるように、幻視やすぐに切り替わってしまう夢の場面もまた、夢状態の基底をなす原因が、脳の永続的で構造的な欠陥にあるのではなく、生理機能の一時的な不安定化と不均衡化だということを示している。

私はいったい何を論じているのか？　デリアは脳障害を患っているとでも言いたいのだろうか？　デリアは麻薬常習者やアルコール中毒患者も同然なのだろうか？　そうではない。彼女は申し分なく健康だ。しかし彼女の夢の状態は、脳障害のある人が覚醒時に見せる脳状態と酷似している。ベルタルの精神疾患の発作と私自身の夢を比較して話したのとは異なり、ＭＳＥを施すことによって、デリアの夢状態が器質的精神症候群の患者の覚醒状態と一致することが示されたわけだ。

夢は精神錯乱に似ているということではない。精神錯乱そのものなのだ。夢は精神疾患のモデルなどではない。精神疾患そのものなのだ。ただし、健康な精神疾患なのである。

心脳パラダイムがどのような効果を生むかを見ていこう。私たちは夢を研究し、操作し、制御することが可能となる。睡眠ラボで簡単にできるのだ。これによって精神疾患を研究し、操作し、制御しようとしているのである。もし夢の根本的原因を明らかにできるならば、精神疾患の発生機序も明らかにできるだろう。

この知見によって活気づけられれば、精神疾患に苦しむ世界中の人たちにも適応していくことが可能となる。心脳がどのようにして「正常な」精神疾患、すなわち夢を作り出すかを解明することで、どのようにして心脳が歪み、病理学的な精神疾患を生じてしまうのかが理解できるようになるかもしれない。さらに言うならば、もし、正常な意識状態を規定している一連の原理や法則を見出し、実験的に意識状態を変化させることができるようになれば、やがてベルタルの精神疾患のような、異常な意識状態を変化させるための一連の原理や法則に辿り着くことができるだろう。哲学的な心脳問題を解決すること以上に、心脳に損害を与える現実的な問題を解き明かすことが、私たちの最終目標である。

第四章
デリアの錯乱の原因

毎晩のように世界中のどこかの街で、失見当識に陥った急患が救急病棟に担ぎ込まれている。そうした患者の中には、「最後の審判」に取り憑かれ髪を振り乱した老婆もいれば、壁中を虫が這う幻覚に怯えて足元もおぼつかないようなアル中もいる。そうかと思えば、街中で正気に戻ったのはいいけれど自分がどこからどうやって来たかもわからず途方に暮れる青年がおり、自分の名前すらわからないほど取り乱した少女がいる。研修医たちはひるむことなく、彼らの心脳状態が呈する症状を拾い上げては、次々と想定される症候群に当てはめていく。

ある患者に近時記憶の欠如や作話といった症状が見られるとなれば、研修医は潜んでいそうな脳の器質的疾患について一覧表を作成する。一覧表はややもすれば膨大なものになるし、彼らとしても簡単に治療できるものをみすみす見逃したくはない。そんなわけで、基本的な臨床検査を行うことになる。たとえば、頭部をレントゲン検査やCATスキャンにかければ、腫瘍や出血が原因で生じる脳の主な構造的異変が明らかになるし、脳波（EEG）をとってみれば、てんかんの発作からくる脳の機能的な異変を感知できるだろう。あるいは、脳脊髄液検査《のうせきずいえきけんさ》によって感染症や毒性化学物質を摂取したかどうかの調べがつくだろう。

デリアの夢がある種の精神疾患である以上、彼女が寝ている間にこうしたテストを施せば、彼女の夜ごとの狂気についても、生理的な要因を探るための糸口が得られるのではないか。折しも、デリアは自分の夢をもっと知りたいと熱望していた。そこで、私の睡眠ラボでテストを受けてみる気はないかと彼女に尋ねてみたところ、彼女はぜひにと答えてくれた。

デリアには、脳の構造的な問題を観察するのが狙いではないと伝えた（彼女はそれを聞いて安心していた）。うちのスタッフは彼女をレントゲン検査やCATスキャンにかけることはない。その代わりに、彼女の脳にどのような電位変化が生じるかを調べてみたいのだ、と。

脳の電気活動を記録することは簡単で、何ら痛痒もないはずだ。スタッフが寝ているデリアの頭に脳波測定器を装着するだけなのだから。しかし、それでいったいどうしてデリアの脳の化学作用を測定しようというのだろうか？　まさか彼女が寝ている間にバイオプシー（生体組織検査）を行ったり、脊髄液を取り出したりしようというわけではあるまい。彼らが行おうとしたこととは、睡眠中の彼女の脳内電気活動と身体や眼球の運動を観察しながら、脳内の化学作用にかんする従来の知見を応用することであった。ネコやネズミなどの哺乳類の研究を通じて、多くの科学者たちが蓄積してきた膨大な研究を参考にすれば、脳の化学状態を知ることができる。なぜならばネコやネズミも哺乳類である以上、睡眠中の基本的な脳内活動はヒトと同様だと考えられるからである。

動物モデルは、ヒトの脳機能障害の生物学的原因を研究するために用いられる。これまで医師たちが数々の神経性疾患の苦痛を取り除くことができたのも、動物モデルの絶大な貢献によるところが大きい。ポリオ〔小児麻痺〕は神経性のウイルス感染症で、私が子供のころは脅威だったが、もはや過去の病となっている。これはポリオの原因となるウイルスと、ウイルスに対するワクチンが、サルを使った実験で解明されたためである。パーキンソン病は、アミン－コリン作動系を制御する脳幹の特定の神経細胞が冒されることによって発症するが、この原因もラットを用いた実験で明らかとなった。現在広く使われている薬物治療の基礎を築いた薬理学にも、ラットの研究が大きく貢献しているのである。

統合失調症やアルツハイマー病など他の心脳疾患を研究する際にも、動物実験が必要不可欠であることは、すでに見解の一致するところだ。この点で、睡眠研究から得られる基礎科学的な知見が、将来的に医療研究の分野において重要な役割を果たすことは間違いない。

スタッフと私は、寝ているデリアの脳内の細胞や分子の活動を根拠に、彼女の夢の間の精神疾患のメカニズムを説明づけようとしたのである。とはいえ、何を探ればよいのだろうか？この重要な問題に答えるために、懸案の症候群にかんしてもう少し批判的に、かつ独創的に考察していく必要がある。

デリアの精神病を軽減する

ジョン・ヒューリング・ジャクソン（一八三五～一九一一年）は、イギリスの著名な神経科学者である。彼が一八六二年から一九〇六年のあいだ、ロンドンの麻痺・てんかん病院に内科医として勤務していたころ、自分の患者を診察するうち、心脳のある機能が失われると、相対的均衡化が生じること、つまり例外なく他の機能によって補完されることに気がついた。ジャクソンはこれをダーウィンの進化論と関連づけた。つまり、高次脳機能が進化の過程で生じると低次機能は抑圧される（ただし完全に失われるのではない）。ジャクソンは、高次機能が病気などで失われると、低次機能が元の状態を取り返すかのように回帰することを示した。

デリアのケースでは、夢状態にMSEを施すことによって、彼女が見当識、注意、記憶、洞察を欠いていたことが明らかとなった。相対的均衡化が認知（鮮明な幻覚）とさまざまな感情（それも多岐にわたる）の中で生じていたのである。私たちが理解しているヒューリング・ジャクソンの説にならうと、デリアの感覚（知覚と情動）が高揚する代わり、認知情報（見当識、注意、記憶、洞察）を整理する能力が抑えられていたということになる。

デリアのこの四つの機能の欠落は連鎖的に起こっていた。このことは、これらの機能が、何らかの基礎的な脳のメカニズムを共有していることを示唆している。もしそうであるならば、四つの機能欠損はひとつの原因、つまり単一の細胞プロセスへと還元することができる。それはいったいどのような細胞プロセスなのか？　にわかには解明できなかったものの、直観的に、失われていたのは規制、制御、安定性ではないかと考えた。この、脳にとって本質的な制御プロセスは「抑制」と呼ばれる。

デリアの精神疾患の高ぶった感覚（幻覚と情動）を明らかにするために、システムからあるもの（制御）がとり去られ、あるもの（熱狂）が加えられたのだと考えた。この熱狂状態の脳機能プロセスが興奮である。

もし脱抑制によって制御が失われるとすれば、脱抑制によって興奮が増すこととなる。このようにして機能の欠損と奪回を比較することで、次のような可能性が浮かんでくる。つまりデリアの夢の精神状態に見られる六つの異常な要素はただひとつの機能の欠損に起因しているという可能性である。この欠損こそ、複雑かつ相互に関連し合っている一連のプロセスの原動力となっているのかもしれない。デリアが睡眠ラボで眠っていた時に私たちはこれを探していたものである。

疲労困憊《こんぱい》の夜

翌日の夜一〇時ごろ、デリアは長い一日を終え疲れきった足どりで大学にやって来た。彼女はすでに大学の睡眠ラボをざっと見学したことはあったが、実際に自分が寝て私たちが観察するとなると、改めて珍しそうに辺りを見回した。ラボは廊下に面して並んだ三つの部屋から構成されている。いちばん奥の部屋が第一寝室、真ん中に記録室、そして手前が第二寝室だ。スタッフたちは記録室から両側の寝室の被験者をマジック・ガラス越しに観察することができる。

それぞれの寝室にはダブルサイズのベッドと小さなサイド・テーブルが置かれ、隣接してバスルームもあり、快適な空間となっている。その夜唯一の被験者だったデリアを、私は第一寝室に案内した。デリアは技官として働くサンディとその部屋で打ち合わせをした。サンディは記録室で夜通しデリアの睡眠を記録することになっていた。

デリアがベッドに横になると、サンディは導電性のペーストとガーゼパッドでデリアの皮膚に六つの電極を固定した。そしてデリアの両まぶたの脇にひとつずつ電極を取り付けた。これは眼球運動を記録するものである。また脳活動を記録するため、デリアの頭皮に四箇所、電極を取り付けた。さらに筋肉信号を記録する電極を二つ、顎《あご》に取り付けた。ベッド頭板のジャックに差し込んだ八つの電極と、頭板から延びるワイヤーは記録室の脳波測定器につながっている（つまり夜、手洗いに行きたくなった時に、ジャックからリードを引き出せば測定装置を外さずに移動できるのである。まるでステレオにつながったヘッドフォンを着けたまま歩きまわるように）。

脳波測定器と記録紙は七つのチャネルでデータを記録し、さらに八つ目のチャネルで時間を記録する。記録紙のロールが回転するにつれ、各データチャネルのペンは上下に振れて、地震活動を記録するセイスモグラフに似たグラフを絶え間なく刻んでいく。

サンディが設定を確認するために記録室に向かうと、デリアはベッドに横たわって楽にしていた。「目を左右に動かしてみて」サンディはガラス越しにデリアを眺めながらマイクロフォンで話しかけた。デリアの両目の電極とつながった二つの記録ペンが動いた。「両目を左に動かしてみて」デリアがそれに応じると二つの記録ペンの距離が離れた。「今度は右」すると、二つの記録ペンは中心に寄った。

こうする間にも、デリアの脳の電位変化を記録する四つの記録ペンは絶えず活動を写し取っていた。サンディは「目を閉じて楽にして」と呼びかけた。しかし、デリアがそれに応じた後も、四つの記録ペンは振れ続けた。デリアの頭はスキナーが言っていたようなブラックボックスなどではなかった。彼女が目を閉じて静かに横になっている間も、そのリラックスした状態はアルファ波のリズムを脳波にはっきりと刻んでいた。

「準備完了よ。それじゃ、おやすみなさい」とサンディはデリアに告げた。デリアは普段から瞑想に凝っていたので、リラックスした覚醒状態に自分自身を持っていくすべを身に付けていた。金融業界でデータアナリストとして働くデリアは、慌ただしい一日でため込んだストレスを、度々、このリラクゼーション・テクニックで発散していたのだ。瞑想を行うために、デリアはマントラを唱えたり、頭の中を空っぽにするようにした。こうしたテクニックが手伝って、デリアは睡眠ラボで眠りにつくことができたのである。想像してみていただきたい。頭にたくさんのワイヤーを接着された状態で寝入るのは、そう容易なことではない。

その他、デリアが独自で身に付けてきた大切なリラクゼーション方法に、緊張した筋肉を解きほぐすというものがあった。デリアが歯を食いしばったり伸びをしたりすると、記録ペンがカタカタ振れる音が、寝室の本人にも微かだが聞こえる。これは彼女の顎に取り付けられた二つの電極が、筋肉が収縮する時に発生する電気信号を拾っているからである。そんな条件下で寝ようとするには、筋肉チャネルを動かさないようにしなければならない。彼女がすぐに習得した最善の策とは、身体から緊張を解き放つことだった。

装置の作動確認に入る数分前に、サンディは目覚める時の手順をデリアに説明した。「自然に寝るように心がけて。名前を呼ばれるのが聞こえたらすぐに目を覚まして。でもできるだけそっと起きるようにね。それから、起こされる前に意識の中で何が起きていたかひとつ残らず話して欲しい」

いくぶん緊張し、神経過敏になっていたものの、デリアは「わかったわ。こんなおかしな状況で、ニュー・エイジャーがどんな夢を見ることができるか示してあげる」と自分自身に言い聞かせるように答えた。その一〇分後、彼女は眠りに落ちた。

そうしている時、記録室に、実習中の認知科学専攻の学生アリが入ってきた。サンディが実験計画をアリに説明した。「この四つが脳チャネル。実際の脳波（EEG）を読み込んで、上位脳の活動状態を示してくれるの。上位脳というのは記憶（記憶喪失）、思考（妄想）、視覚（幻視）、物語（作話）を含んだ、情報処理が行われている部分ね」電気眼位図（EOG）の二つのチャネルは眼球活動のタイミング、方向、スピードを示す。筋電図（EMG）を示すチャネルは、脳が身体に与える活動指令から生じる筋肉信号を記録する。顎の下の筋肉は夢の感情から生じる顔の表情を表し、そのほかの筋肉は夢の中で胴体や手足を動かしている時に生じる痙《けい》攣《れん》を表している。八つ目のチャネルは時間を表示し、デリアを起こした時の時刻を記録するためのものである。

狂乱したペン、軍事施設、電流

デリアが眠りに落ちると彼女の心脳は自動操縦状態となった。まず緊張が緩み、すぐに深い無意識に入り込み、それから再び興奮のピークに達した。心脳活動の下降と上昇の周期は、サンディとアリが興味深く見守り続ける中、夜通し繰り返されたのである。

人にはみな睡眠周期があって、同年齢であれば周期は似通っている。一〇代から成人のほとんどの睡眠周期は、九〇〜一〇〇分である。六〜八時間眠るとすれば、一晩で四、五回は睡眠周期が繰り返されることになる。

周期ごとに四つの睡眠タイプがある。ステージ一は浅い睡眠。ステージ二は深い睡眠。ステージ三はより深い睡眠、そしてステージ四はもっとも深い睡眠。それぞれの周期は通常、ステージ一から二、三、四へと急降下を辿り、その後上昇して終わる。そしてまた次の周期がステージ一から始まる。短いひと続きの階段を下り、最下段で立ち止まり、再び階段を上がって行き、階段のいちばん上で止まるという図式である。

もっとも深い眠りはステージ四の睡眠である。まず眠りに落ちる時、通常は、順次ステージを経てステージ四に急速に進む。ステージ四の睡眠の間は脳活動が制限されるため、心拍数、呼吸、体温はもっとも低くなり、夢を見ることはない。ステージ三とステージ二の睡眠には似たような特徴がある。どちらも極端ではないところだ。ステージ一の睡眠が、もっとも夢を見やすい。この時、脳は非常に活発で心拍数と呼吸数は著しく上昇する。夢の中でイメージを追っている時、眼球は閉じた瞼《まぶた》の裏で激しく動く。この急速眼球運動（REM）こそ、夢を見ている脳状態の顕著な特徴である。したがってステージ一の睡眠は「レム睡眠」と呼ばれている。一方、その他のステージはまとめて「ノンレム睡眠」と呼ばれる。九〇分周期の終わりでステージ一の睡眠（レム睡眠）に戻り、私たちは夢を見るのである。しかし四、五回繰り返される睡眠周期の中でいちばん最後の周期は例外的だ。私たちは夢を見る代わりに、通常の場合は眠りから覚めるのである。一晩で九〇分サイクルを五回体験するなら、四、五回は夢を見ていることになる。このことを考えると、日頃、いかに私たちが見た夢を覚えていないかということに改めて驚かされるだろう。

サンディとアリはデリアに、脳波チャート上で判別が容易な最初の二周期の間、眠ってもらった。なぜかと言えば、ノンレム睡眠が優勢になると夢ははかなく短時間になってしまうからだ。しかしデリアが睡眠の階段を静かに昇って、その晩三度目の周期に入ると、脳波チャートは彼女が長くはっきりしたレム睡眠期に入ったことを示した。「典型的ね」三回目の周期が上昇のピークに近づいていた時にサンディが言った。記録ペンはチャート上を激しく振れ、眼球と筋肉ペンも同調して振れた。

「眼球運動を見てください！」アリは叫んだ。「彼女の脳はひどく興奮しているみたいです」

「この種の脳波パターンは、人が驚きや恐れを感じている時に起こるのよ」サンディが答えた。

彼女は睡眠ラボでこれまで数多くの測定結果を分析している。「筋緊張が完全に抑圧されているのに、筋電図に時折、鋭い振れがあるでしょう。これは顔、腕、脚が痙攣していることを示しているの。デリアを起こして頭の中で何が起きていたか聞いてみましょう」

サンディはマイクロフォンをつかんだ。「デリア、お願い起きて。「デリア、デリア！」彼女ははっきりと、しかし落ち着いた口調で呼んだ。「デリア、起きて何を見ていたか話して」デリアはぐったりした様子だった。しかし彼女はその時点ですでに四時間以上、寝ていたことになる。「何なの？」

「デリア、サンディよ。どんな夢を見ていたか話してちょうだい」デリアはいくぶんだるそうで混乱した様子だったが、すぐに正気に返った。彼女は夢を再生するかのように目を閉じて、夢の体験を語り出した。

場所は軍事施設のある建物の中だった。人がいて、彼らはそこで兵器を作っていたわ。突然、建物内の飛行機の電子部品が発火してしまって。建物の金属製の骨組みを伝って階下まで電流が走ったせいで、外壁にロックがかかって、中にいた人たちは建物内に閉じこめられてしまうの。

他にも武器が使われていた。ホールを歩いていく人の疑似映像を生む装置で、取り残された本当の人たちがその疑似映像に従わねばならなくなって、逃げようにも逃げられなくなるのよ。私もその中にいて逃げ出そうとしていたの。誰かが私に言ったわ。「ホールの中の人についていきなさい」って。「そもそもすべては錯覚にすぎないんだよ」

手遅れになる前に、窓を壊して脱出した。外はとっぷり日が暮れていた。でも、建物の外は危険かもしれないと思った。というのは、何者かが待ち伏せしていて、外に出たところを捕まえようとしているのではないかと思ったから。

私たちは家に向かって移動した。一緒にいた男性が、その家でいくつか武器を手に入れ、窓から私に拳銃を一丁投げてくれたの。そうして、私たちは鉄道の線路を辿って逃げた。彼から、追って来る者はみな撃つようにと指示されたわ。私の銃の扱いがいかにも不慣れだったからか、彼は持ってたライフルと交換してくれた。その方がうまく狙いが定まると思ったみたいで。


以上がデリアの夢である。電子技術の脅威に遭うという、ラボで得られるサンプルにはよくあるタイプの夢であった。「わかったわ、デリア。ありがとう。もう眠りに戻っていいわ」とサンディが言い終わる間もなく、デリアはすでに頭を枕に沈めていた。先ほどまで筋肉と眼球のポリグラフペンが振れてカタカタ音を立てていたのだが、デリアが眠りに戻ると静かになった。脳波ペンもおとなしくなり、典型的なノンレム睡眠に入った。

サンディとアリは最後の数分間の記録をじっと眺めていた。夢、ノンレム睡眠、覚醒、それに続く睡眠におけるデリアの脳波パターンは、際立った違いを見せていた。ノンレム睡眠中の規則的で穏やかな脳波パターンは、心脳の活性レベルが低いことを表していた。この期間は、レム期の夢見状態に特有な鋭い脳波によって、突然中断が入るのだった。デリアの夢にはたくさんの人や物、会話が登場した。また、感情や視覚に刺激を与える変化に富んだ場面もあった。デリアは顔の動きや筋収縮と関係した強い感情——不満、抵抗、恐れ——を体験していたのだ。

私はサンディとアリに、デリアのこの夢の特徴は、気球旅行の夢でMSEを施した際に得られた観察結果と一致していると説明した。あの晩、デリアが睡眠ラボで陥った夢の錯乱にも、顕著な見当識の欠如（パリの街にアルアクサ寺院を見つける）、注意の欠如（人や物に照準を合わせることがまったくできない——人のイメージはただ彼女の前を過ぎ去っていった）、記憶の欠如（一緒に働いている人だと知りながら相手が誰なのか認識できない）、洞察の欠如（夢を見ていること自体に気づかない）が見られた。また、知覚（鮮明な幻覚）と情動（どちらの夢にも見られた）においても前回と同様、相対的均衡化が起こっていた。デリアのレム睡眠時の報告には、精神疾患が持つ陰陽両面を示す証拠が随所に見られたのである。

睡眠ラボでの発見は何を意味するのか

デリアは眠り続けた。彼女はステージ四の睡眠周期のうちノンレム睡眠に入っていた。サンディとアリはこれまで検出したデータの確認に取りかかった。彼らは、デリアの心脳がレム睡眠の間、非常に活発に処理作業を行っていたことに気づいた。夢を見ている時、デリアの脳波は強く活性化していたのである。彼女の夢の報告は、豊かで鮮明な精神活動の証だった。急速眼球活動と筋緊張時の脳波として記録紙に書き出された内部運動信号は、デリアが夢を体験している際の眼球運動の強度と一致していた。しかしデリアの顎筋からの信号がなかったことをみると、運動活動が低下していたということになる。実際、デリアの物理的行動は抑圧されていた。夢の中で窓を壊して軍事施設を逃げだそうとした時、彼女がベッドで起き上がるようなことはなかった。デリアの筋肉はレム睡眠時の脊髄抑制によって麻痺していたため、実際にはベッドにじっと横になったままだった。もしこの時にデリアの心拍数と呼吸を測っていたとすれば、不安なシーンの間、記録ペンは激しく振れたことだろう。

ノンレム睡眠の間、デリアの心脳は激しい活動を欠いた状態にあった。サンディとアリは、ノンレム睡眠の時にデリアを二度起こして彼女から報告を聞いた。デリアの報告は短く、そして支離滅裂なものだった。はっきりとしたイメージはなく、ダリのような光景を見ることもなく、慌てふためくこともなく、現実には存在しない架空の建物などもなく、また空を飛ぶこともなかった。目覚める直前、彼女の脳波は非常に安定していた。記録紙にも視覚運動の形跡はなく、同様に眼球活動、筋肉の緊張、運動出力の抑制なども検出されなかった。

ハーバード大学や他の施設の睡眠ラボで行った何千もの実験結果を見てきて、サンディはこう考えるようになっていた。脳活動が眼球の動きと連動している時、その人は鮮やかな意識を経験している。睡眠時に活性状態の脳波が見られる時、寝ている人ははっきりと認識している。ほとんど筋肉活動は抑制されているが、顔、指、頭、手足に小さく痙攣が見られる時、その人は自分自身が走ったり、飛んだり、泳いだりする夢を見ている。心拍数や呼吸数が上昇する時、その人は混乱と不安を体験している。

実験から得られた詳細な相関関係を考慮に入れれば、夢というのは単純に、心脳の意識が完全に自動化し、自己活性化した状態である可能性がある、と私は二人に伝えた。夢とは、寝ている間に身体に侵入し朝になると去っていく精霊のような（古代ギリシャ人が想像したような）存在ではないのである。寝ている間、天使がわたす梯子《はしご》を降りてきて夜明け前に昇って行く夢《む》魂《こん》という（中世のキリスト教伝説のような）存在でもない。しかしそこには驚くべき創造力を湛えた心脳が存在する。脳はそれ自体が内包するエネルギーと情報だけを使いながら、人を圧倒するような、劇的で強力な意識体験を演出している。あとは、ただスイッチをひねってショーを鑑賞すればよい。

ただ、私は彼らにこう付け加えなければならなかった。「脳そのもので何が起きているのか、睡眠ラボの発見だけではほとんど何もわからないだろうね」つまり、失見当識、注意散漫、洞察力欠如、知覚と情動の高揚など、認識に欠陥が生じている時に脳にどのような物理的変化が起こるかを明らかにする必要があった。覚醒状態から何が取り去られてから精神疾患の持つネガティブな特徴が現れるのか、また、何が加わることによって精神疾患が持つポジティブな特徴が現れるのかを理解する必要があったのだ。

夢見る脳の内側をのぞく

デリアが隣室ですやすやと眠っている間、私たち三人は記録室で、デリアの脳の分子レベルでは、いったいどのようなことが起きたのかを語りあった。幸いなことに、階下の動物ラボで実験を指導する私の同僚ロベルトが議論に加わってくれた。

ロベルトは世界でも有数の脳研究者である。彼はかれこれ一〇年以上、脳組織に微小電極と薬物送達装置を取り付ける研究を続けている。どんなに脳の奥深くにあろうとも、どれほど小さな領野であろうとも、彼はターゲットを正確に射抜くことができる。彼の微小電極による記録技術は驚嘆に価する。

もちろんロベルトは電極をヒトの脳に刺すことはない。たとえ脳に痛覚神経がなく、電極が脳に損傷を与えることが絶対にないとしても、人の脳に電極を差し込むようなことは、私もロベルトも絶対にしない。

ペットとして人気の高いネコは、実験動物としても非常に優れている。ネコの睡眠パターンがヒトと非常に似ているからである。ネコの脳波、眼球運動、筋収縮を記録すれば、ヒトとよく似た覚醒、ノンレム睡眠、レム睡眠を観察することができる。ネコの睡眠周期は人と同様、計ったように規則的だ。違っているのは、周期が九〇分ではなく三〇分で巡っている点だ。ネコ特有の感覚神経があるわけではないが、非常に寝つきがよく、そのうえよく眠る。これはネコ好きの人ならよくおわかりだろう。

睡眠中のネコの脳に使用する電極は非常に細いため、個々の細胞の信号をとらえ、何分、時に何時間にもわたって細胞間のやり取りの様子を記録することが可能だ。電気活動は直接オシロスコープに送られる。驚くべき光景である。オシロスコープの波形はスタッカート様に飛びはね、スピーカーからは、まるでひとむかし前の高速電信機さながらに信号音が鳴り続ける。

ロベルトが記録した個々の細胞のふるまいこそが、私たちの議論の鍵となるはずだった。なぜなら、ロベルトや他の研究室は、どのような信号が観察される時にどのような化学物質が細胞から放出されるかを、明らかにしてきているからだ。特定の化学物質を放出する脳幹の神経細胞の活動が同調して亢進《こうしん》したり低下したりすると、脳全体の化学状態が大規模な変化を受けるようだ。このことは、ベルタルの脳が正気から狂気へと切り替わったように、デリアの脳がなぜ覚醒から夢へと切り替わったのかを解明する手がかりとなるだろう。私たちが注目したのは脳幹であった。その理由として、夢を見ている間、ノルエピネフリンやセロトニンといった神経伝達物質を放出する脳幹神経細胞の活動が停止するのに対し、アセチルコリンの放出を合図する脳幹神経細胞の活動は高まることがわかっていたからである。夢という錯乱が生じるのに、デリアの脳で減少したり増加したりするものがあるのではないかという推論を、私たちはすでに得ていたのである。

脳幹は後頭部の根っこの部分、つまり首の上辺りから内側の部分である。脳幹のさらに奥深くに橋《きょう》と呼ばれる領域がある。脳の上部、つまり皮質の認知機能は、橋の活性状態によって制御されている。歩行やランニングなどの反復運動も、橋から脊髄へと送られる信号から生じる。ロベルトは電極を用いて、レム睡眠の時に運動情報は遮断され、その結果運動出力がオフになることを発見している。眼球だけが瞼の中で自由に動き回る。ロベルトによれば、眼球の動きはごくわずかなものなので、ネコやヒトが目を覚ますことはないのだという。運動抑制があることで、睡眠は妨害されないように保護されているのである。

橋で起こる脳波はPGO波と呼ばれている。この脳波は、橋（P）から、膝状《しつじょう》〔視覚〕体（G）と後頭皮質〔視覚野〕（O）へと伝播することから、この名前が付けられた。夢を見ている間のこの波形は、てんかん発作の際に見られる波形と似ている。このてんかん様の活動が、正常な脳でどう生み出され、どう制御されているかを解明することによって、てんかん患者の苦痛を軽減する方法を見出せるのではないかと期待する脳研究者もいる。

ロベルトはサンディとアリに、てんかんの研究から別の手がかりが得られるだろうと語った。側頭葉（耳に隣り合ったこめかみの内側にある）は、とりわけ、てんかんを起こしやすい脳部位である。そして同時に情動を生む場所でもある。レム睡眠によってどのようにPGO波にスイッチが入り、そしてどのように他の心脳状態のスイッチが切れるのかを調べる方法があれば、視覚運動幻覚の原因だけでなく、てんかんに類似した脳状態が、どのようにして正常な人に夢を見させるか、あるいは精神疾患者に激しい不安感を引き起こすかを探る手がかりとなるだろう。

ロベルトはサンディたちをそうした方向に指導したいのだろうと見当がついていた。ロベルトはすでに、解を裏づけるためのネコを使った実験を指揮していたからである。ロベルトと同僚たちはアセチルコリンに似たカルバコールと呼ばれる合成化合物を選んだ。それを覚醒中のネコとノンレム睡眠中のネコの橋《きょう》にそれぞれ注入した。するとネコの脳はレム睡眠へと突然切り替わり、（推測にすぎないが）夢を見始めたのである。カルバコールが、脳全体をレム睡眠の状態へと作動させたのである。

カルバコールはアセチルコリンの活動を模倣するため、ＰＧＯ波の引き金となるものはアセチルコリンであろうと、彼らは結論づけた。ＰＧＯ波は何をするものかといえば、幻視や夢の情動を引き起こす脳波だ。論理的に完全に整合性があるとは言えないが、この結論には説得力がある。ノンレム睡眠の時、デリアの脳幹では徐々にアセチルコリンが増加し、その結果レム睡眠が始まった。このように夢体験全体は、ある特定の分子が引き金となっているのかもしれない。

そんなことがあり得るのだろうか？　サンディとアリは疑問に思った。ロベルトはこの考えを裏づける、ここ数年に発見された実験結果を挙げた。まずロベルトが言及したのは、橋が視覚系において決定的な役割を担っているという点である。眼球運動を制御する細胞はすべて橋にある。これらは筋緊張にスイッチの切り替えを行ったり、歩いたり走ったりといった歩調を調整する細胞であり、アセチルコリンはそういった動きの調節にかかわっているのである。実際、動物実験では、橋を刺激することで、歩いたり走ったりといった行動のオンオフを切り替えることができるのである。ＰＧＯシステムはまた、脳の運動部位が行っていることを視覚野に伝え、その情報を中継するためにアセチルコリンを使うのである。つまりレム睡眠の間に視覚野がアセチルコリン信号を処理することによって、幻覚が生じるのである。これこそが、脳橋にカルバコールを注入されたネコに生じたことだと考えられる。

化学物質の均衡作用

残された課題は、そもそもどのようにして橋のアセチルコリン系にスイッチが入れられるのかを探り出すことであった。アセチルコリン・ネットワークは常に作動態勢にあるが、他のネットワークから出される抑制信号がそれを制限している、と考えることはできるだろうか？答えは明らかである。まさにその通りなのだ。

睡眠中、脳内でこれほど多くの処理が行われていることが明らかとなり、科学界にどよめきが走ったのはごく最近のことである。睡眠中も脳内の機能は高レベルを維持しているという、直観に反する発見にひとたび慣れてしまうと、科学者たちは脳が完全に休止するとは考えなくなった。脳は睡眠中、てんかんレベルに匹敵する活動を維持しているが、橋には、ノンレム睡眠中に活動が約半分まで低下し、レム睡眠中は実質上活動を休止してしまう細胞がある。この細胞にはどのような化学物質が含まれているだろうか？　ノルエピネフリンとセロトニンなど、アミンである。

橋におけるアミンの役割とは、橋の神経細胞内で生み出される情報をいかに処理するかを決定することである。神経が作用するかしないか、情報を記録するかしないか、情報を保存するかどうかを決定している。私たちが覚醒している時、この細胞は絶えず発火しアミンを分泌している。この細胞はとりわけ、コリン作動系を抑制する。セロトニン細胞のいちばん大きな集団がちょうど橋の中央にあり、そしてノルエピネフリン細胞がすぐ脇にある。アミン系はその場所から、はるか上方にある大脳皮質や下方にある脊髄へと投射し、アセチルコリン系よりも広い範囲を制御する。

デリアが第一寝室で一〇時半前後から、ベッドに横たわってくつろぎ始めると、アミンを含有する橋の神経細胞は沈静化し、彼女はノンレム睡眠に入った。細胞の発火率がどんどん低下し、脳へのアミン分泌がますます減っていくと、皮質の神経活動は低下する。するとノンレム睡眠中に休止していたアセチルコリン系の相対強度が増していく。

七〇〜八〇分後、何かおかしなことが起こった。システムが切り替わったのである。ゆったりとくつろいでいたアミン含有細胞の活動が、その日の最低値にまで落ち込んだのだ。それに伴い、アミンの分泌も急落した。これらの急降下の一方で、アセチルコリンを含む周辺の細胞活動はピークにまで急上昇したのだ。これは覚醒中、かなり激しい刺激を受けても滅多に起こることではない。そして、アセチルコリンが多量に分泌された。デリアの脳が「化学反応としての心」を変化させていたのだ。

アミン神経細胞の活動がどのようにして鎮静されるかは、まだ明らかにされていないのだが、ノルエピネフリンとセロトニンによるコリン系の抑圧がほぼ完全になくなることは確かなようだ。こうしてデリアの心脳は、コリン系の完全な支配下に入った。アセチルコリンから刺激を受けて、彼女の視覚運動回路はせわしなく動き回っていた。そしてさまざまなイメージ、発想、感情が創り出されていた。デリアの心脳は、まるでチカチカ点滅するパチンコ台のようだった。

デリアがレム睡眠に差しかかり夢を見始めると、脳幹と皮質の運動パターン発生装置にスイッチが入った。「走れ」「窓を壊せ」といった命令が発せられ、デリアはまるで本当に走り、慌てて逃げようとしているように感じていた。しかしデリアにとっては幸いなことに、彼女の脊髄の運動神経は抑制され麻痺させられていたため、運動神経と筋肉が連動することはなかった。

デリアの心脳は恐怖の感情にぴったり合うような場面を思い起こしていた。そこには、彼女の仮想恐怖ファイル上のたくさんの役者たちが登場した。これは、皮質の制御が失われているため、デリアの作話能力が強化されたことによる。拳銃を持った男が登場したのもこのためだ。しかしながら、このように人やものや出来事の関連性が曖昧になることは、必ずしも支離滅裂ということではない。デリアの身体は、夢のシナリオを制約する一定の条件下にあった。というのも、事実彼女は脳波測定器につながれており、あらゆる感覚が制約されていたのである!

これまで述べてきた内容からすれば、なぜデリアが夢という精神疾患で注意力を欠いていたかを理解するのは難しくない。脳幹の過剰活動への反応として内因的に生み出されたイメージは、複雑多岐にして一貫性に乏しい。そのため、特定のものにデリアが注意を向け吟味するすべはなかったのである。ある知覚表象が舞台中央に躍り出たかと思えば、また別の知覚表象が舞台に秩序なく次々と現れるのだ。

デリアが夢を見ている間、彼女の心脳はトップダウン制御（意志が発言権を持つ状態）から、ボトムアップ制御（意志力が押しやられてしまった状態）へと切り替わった。したがって、彼女が思考を制御できなかったのも当然である。考えることというのは、トップダウン制御を要請する点で、運動行為に似ている。しかし、デリアの脳に打ち寄せるPGO波やアセチルコリンのシャワーが、覚醒時に彼女がものを見たり考えたり、自身の行動を制御したりといった、

「私」を維持するだけの活力を麻痺させている。レム睡眠で、デリアにははっきりとした自己同一性の感覚があるものの、自身の行動を制御することはできない。ものごとはただただ彼女に降りかかるのであって、デリアはそれがいったい何なのか知ろうとして無駄にあがくだけなのだ。このような、夢における意志の消失は、多くの倫理学者にとって深刻な問題である。なぜならば、意識という、人間を証し立てている貴重な特性が、心脳状態の変化によって、かくも簡単にかき消されてしまうほど脆弱であるという事実を、夢が突きつけるからである。

科学的な事実は、より過激な結論を導き出しかねないことが、今やはっきりとわかる。結論とはつまり、意志は心脳状態に依存しているだけではない。意志は、心脳状態そのものなのだ。このことの強みとは、私たちがある程度、自ら意志を決定できる点である。しかし裏を返せば、ある程度は意志決定の自由がないということになる。そんな状態に至らしめるのも、時に訪れる精神疾患的な心によるものなのだ。

デリアの夢になぜ終わりが訪れたのだろうか？　セロトニンとノルエピネフリン神経細胞が元に戻ると、アセチルコリンの活動が急に抑制されるからである。皮質に二つのアミンが戻ることで、デリアの集中したり、注意を向けたり、思い出したりする能力も復活したのだ。しかしながら、夢に見た内容をまるで覚えていない人がいる一方、デリアのように夢の内容をこれほど鮮明に思い出せる人がいることについては、まだ解明されていない。

午前六時になろうとしていた。デリアがもう少しで目覚める時刻だった。一方、サンディ、アリ、ロベルト、私は、これから家に寝に帰るところだった。デリアから電極をはずし、彼女に声をかけた。「この科学ホテルにまたいらしてくださいね」デリアはシャワーと朝食をとるため、帰って行った。私たちもみな、帰宅した。

精神疾患から学ぶ

デリアの夢から提起された二つの重要な問いに、今ようやく答えることができる。彼女の夢はどのような種類の精神疾患なのか？　そしてそれは、いったい何が原因なのか？　MSEから、デリアが夢を見ている際の精神状態が精神錯乱そのものであることがわかった。一方、睡眠ラボでの実験から、錯乱は脳内の化学物質のバランス変化によって引き起こされることが判明した。この章の初めに、私はヒューリング・ジャクソンの論に則って仮説を立てた。実際その通りで、あるプロセスが引き金となって、デリアの錯乱である六つの認知性欠損と強化を引き起こしていた。そのプロセスとは、アミンによる抑制が解除され、相反的にコリンの興奮が増加したことを指す。

本章の結論としてもっとも重要な点は、心脳の意識状態の移り変わりが、正確で明確な規則にしたがっていることである。意識状態が、夢見のような正常な錯乱であろうと、アルコール離脱性譫妄のような病的な錯乱であろうと、どちらの場合も形式上同じ特徴と同じ原因を有しているのである。その共通した特徴とは、失見当識、不注意、記憶の低下、作話、幻覚、情動の過剰な高揚である。また共通の原因とは、脳内の化学物質のバランスが突然変化することである。突然、ノルエピネフリン、セロトニン、アセチルコリンのレベルが変われば、大混乱に陥ってしまうものである。

あらゆる種類の錯乱に共通する、基礎的な特徴や原因を理解しておけば、心脳パラダイムから得られることもまた大きい。心脳パラダイムを元に、夢で見られるような正常かつ普遍的な現象を、器質的な精神疾患で見られるような病的かつ例外的な現象と関連づけて考えることが可能となる。この離れわざによって、「心脳ブリッジ」を支える橋桁《はしげた》を築くだけでなく、正常と異常の意識状態をつなぐ、密接な橋渡しが可能となる。この橋を渡れば、そこには約束された大地が広がる。この大地こそ、私たちの意識経験のどんな異型も定義し、説明できる空間だ。第五章で、私たちはこの空間を探検していく。

第五章
心脳空間を旅する

一九六〇年代、人類は有人宇宙飛行のマーキュリー計画やスプートニク計画によって、地球の衛星軌道へと進出しつつあった。他方、地上では、ヒッピー文化が、後に「ヘッド・トリップ」と呼ばれる試みに手を染め始めていた。この精神世界《インナー・スペース》へのサイケデリックな旅は、ロケット燃料の代わりにLSDやメスカリンといったドラッグを推進力にしていた。これらのドラッグには、心脳の状態を化学的に変容させる効能があるのだ。現在では、アシッドやエンジェルダストのように密売される違法ドラッグが、幻覚を生じさせることがわかっている。つまりこれらのドラッグは、夢のメカニズムに関与する脳内の物質と化学組成が似ており、覚醒状態やレム睡眠の状態を制御する神経細胞に影響を及ぼすのである。

ドラッグはサイケデリックとして名高い幻覚《ヴィジョン》を誘発するが、これが夢とたいへん似かよった状態であるというのも、もっともである。それだけに、夢をサイケデリックなものだと表現してみたい気持ちに駆られる。こうした見すごせない類似性がある以上、精神世界を考察するための統一的な枠組みを作りださないわけにはいかないだろう。そもそも、人はどのようにして日々の暮らしの中で、覚醒から眠り、眠りから夢へという経路で旅するものなのか？　いったいどういうわけで、人はいつも同じコースを辿るのか？　また時として、人は錯乱、精神疾患、昏睡といった危うい領域へと逸れていってしまうことがあるが、そこにはいかなる原因があるのだろうか？

本章ではこうした問いに答えるべく、心脳を三次元座標に見立てた心脳空間プロットとして検討していく。しかるのち、デリアの夢の錯乱についてわかったことと、ベルタルの覚醒時の錯乱についてわかったことを、このモデルを用いて再検討してみたい。そうすれば、あらゆる心脳状態を説明するモデルの概要が立ち現れるはずである。

デリアの夢の理由

意識と無意識が取り得るあらゆる状態を挙げていったら、その一覧はさぞかし長ったらしいものになるだろう。だからここでは、すべての心脳状態を駆動している、不可欠の要因について考察してみることにしよう。仮に、鍵となる要因がひとつだとすれば、ちょうど可視光のスペクトルのように、モデルは一次元になるはずだ。同様に、そうした要因が二つであればモデルは二次元のグラフ状になり、三つであれば球体や立方体のような三次元のモデルが要請されるだろう。

サンディとアリは、デリアの睡眠記録をとり終えた。まったく長い一夜だった。彼らはデリアの睡眠を記録した用紙の箱を、疲れ切ってふらふらになりながら、なんとか階下に運び降ろした。記録用紙の束は、重さにして四、五キロはあっただろう。拡げれば三〇〇メートルに及ぼうかという分量に達した。これこそが、デリアが睡眠ラボで眠っていた七時間半の間というもの、八本の記録ペンが休むことなくその心脳状態を、脳波、筋収縮、眼球活動といった側面から記録した成果である。今や彼らの目の前には、全長二キロを超える山のようなデータが、分析されるのを待っているのだった。

サンディとアリはまず、仮眠をとって頭をリフレッシュすることにした。それから一ページずつ、デリアの記録の解析に取りかかった。二人は、デリアの睡眠を辿り直し、彼女の記録に見られるどのような基本要因が、ノンレム睡眠やレム睡眠、覚醒の周期に対応しているのかを調べた。

基本要因のひとつは、デリアの脳内で生じる電気的活動である。脳内における電力が低下するにしたがって、彼女の意識もぼんやりしていった。それはちょうど、シャンデリアの明るさ調整ツマミを絞っていくと、それに伴って照明が落ちていくことに似ている。ツマミを元に戻せば照明が明るくなるように、電力が戻ると共にデリアはレム睡眠に移行した。以上からわかるように、ひとつめの鍵となる要因は電気的活動である。

だが、どうして電力が戻った時、デリアはそのまま目を覚ましてしまわないのだろう？　加えて、レム睡眠の夢の中で、デリアが思考や感情や記憶を自分でコントロールできないのはなぜなのだろうか？　それは、レム睡眠の状態では脳が内因的に再活性化していて、その際、外界からの感覚の入力は積極的に遮断されているからだ。つまり、この時、彼女の脳は外部からのデータを受け取ることも、それを処理することもできない。そしてまた、運動活動が抑制されているため、夢の中の行動に合わせて実際に身体を動かすこともできないのだ。軍事工場から脱出した夢を見ていた時も、寝ているデリアが脚を動かすことはなかったし、夢の中で拳銃を投げ渡された時も、彼女の腕が動くことはなかった。

けれども、長い記録紙を分析することによって、サンディとアリは、デリアが夢を視覚的に見ていた時、彼女の眼球が左右に動いていることに気づいた。デリアの眼球が自動的に動いている間、彼女の心脳は夢の中で対象物をたしかに見ていた。この時、デリアは情報の調達先を、視覚を通じて外界から入ってくる情報源から、脳内で生成される情報源へ切り替えていたのだ。つまり、デリアは外的な入力から内的な入力に変更したということだ。したがって、二つ目の鍵となる要因は入力情報源である。

しかし、まだ問題がある。電気活動と入力情報源の変化だけでは、なぜ夢を見ている間は論理的な思考ができないのか、なぜ夢を見ているということに気づかないのか、そしてなぜ見た夢すべてを思い出すことができないのかを説明することができない。デリアが夢を見ていた時、情報処理のモードが変わっていたのは明らかだ。合理的、論理的、自己覚醒的（覚醒時の特徴）から、妄想、非論理的、不注意（夢の特徴）へと変化していた。よって、三つ目の要因はモードである。心脳のモードは、アミンが支配的か、コリンが支配的か、または両者が競合状態にあるかといった、アミン－コリン作動系のバランスで決まる。

活性化エネルギー、入力情報源、制御モードという三つの要因を用いれば、睡眠ラボでデリアに起きたあらゆる体験と、記録紙の分析から見出されるあらゆる変化を説明することができるのではないか。サンディとアリはそう気づいた。ここまで考察を進めてきてちらりと時計に目をやった二人は、そこに四つ目の要因があることに気がついた。時間である。先の三つの要因が作用する度合いは、時間の経過と共に絶えず変化している。

睡眠中に経験するさまざまな心脳状態を媒介する三つの要因と、諸要因の経時的変化というもうひとつの要因がわかったところで、いよいよ心脳空間を説明する三次元モデルを築くことが可能となる。このモデルこそ、心脳パラダイムの核となるものなのだ。

心脳空間プロット

活性化エネルギーを「モデルA」、入力情報源を「モデルI」と呼び、制御モードを「モデルM」と呼ぶことにしよう。時間についてはいったん保留にしておく。ここではまずこのプロットの通称を、三つの次元の頭文字をとって「AIMモデル」と呼ぶことにしたい。

要因は三つなので、三次元の物体を想像してみるとよい。いちばん単純なのが立方体だ。モノポリーで使うサイコロ、ルービックキューブ、ラケットボールのコート、空き箱など、立方体であればどんなものでもよい。

立方体がイメージできたら、次に三次元モデルをあてはめてみよう。前方、ちょうど目の高さぐらいに箱があるなら、Aは「幅」、Iは「奥行き」、Mは「高さ」を表すことになる。学校の講堂で舞台を前にして座っているとすれば、Aは舞台の左端から右端まで、Iは舞台の手前から奥、Mは舞台の床から天井、ということになる。

この心脳状態の空間モデルは、あくまでも便宜的に作り出したものだということを、心に留めておいていただきたい。このモデルは他の科学モデルと同様、理論を組み立て、組み立てた理論を試行するのを助けるために、あえて創り出されたものだ。また、この空間モデルがあれば、心脳がどのような状態変化を遂げるか頭に思い描きやすくなるはずである。

では、実際にこれが使えるモデルなのかどうか、今一度確認してみよう。まずこのモデルには現実味《リアリティ》があるか?――ある、と答えよう。なぜなら、その次元と座標は睡眠ラボで得られた具体的なデータから導き出されているからだ。では、それは動的《ダイナミック》なモデルか?――その通り。このモデルは心脳状態の絶え間なく変化する性質を識別するものだからだ。ならば、包括性はあるのか?――こちらもクリアしている。この空間には座標点が無限にあり、また考えられるあらゆる心脳状態を座標内に示すことが可能だ。では連続性は?――これも答えはイエスだ。この三次元空間には正常と異常を隔てる質的な境界線はない。予測可能か?――予測できる。もし要因のひとつが変化したら、他の二つの要因にどのような影響が生じるかを確認することができるからだ。

ではこれから、基本となる心脳状態がこの空間モデルにどのように表されるか可視化してみよう。講堂に座って舞台を眺めてみる。そして立方体空間に浮かぶ一点を想像してみる。その点をまず、空間の〈右、奥、上〉の角に据える。よりはっきりイメージするために、点に赤色を加えて考えてみよう。赤点がその場にとどまる限り、その状態は安定を示すものと言える。なぜなら、その位置では三つの要因（活性化エネルギー、入力情報源、制御モード）は大きく変化しないためである。

　ではこの位置に点がある時、私たちはどのような心脳状態にあるのか？　左から右へ延びる軸が活性度Aだ。活性が低い時、点は左に、高い時、点は右に向かう。つまりこの状態は活性レベルが高い状態だと言える。手前から奥へと延びる軸が入力情報源Iだ。手前ほど情報は内因的なものであり、奥に行くほど情報は外因的なものとなる。よってこの入力状態は外因的である。床から天井に延びる軸がモードM。アセチルコリンが強い時の活性化状態では点は床に、アミンが強い時の活性化状態では点は天井に向かう（アセチルコリンとアミンが競合状態の時、点は床と天井の中間にあることになる）。よってモードはアミン優位にある。したがって点が〈右、奥、上〉にある時、心脳状態はきわめて活性化され、情報は外界から入ってきており、アミン系がひっきりなしに活動し

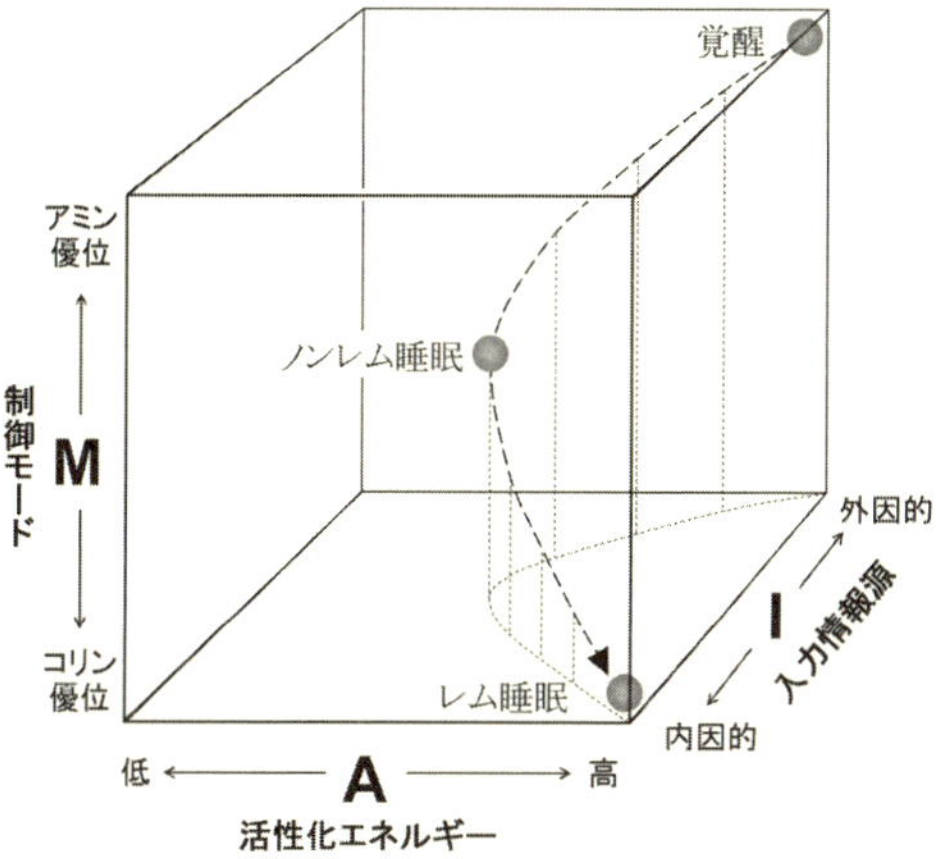

ている。すなわち、目が覚めている、ということだ！

こんなことは退屈してしまうって？　退屈だから、うたた寝をしてみたい？　そうなると点は移動する。眠たくなるにつれて脳の活性は減少する。点は舞台右手から左手に移動する。目を閉じ、外界から入ってくる情報を減らしていく。点は舞台奥から手前に移動する。うとうとしてくると、アセチルコリンがアミンから主導権を奪い戻そうとするため、合理的な思考は失われてゆく。天井にあった点は床の方に下りてくる。点は今、立方体の中央にあり、私たちはノンレム睡眠の真っ只中にある。

では、夢も見ることなくしばしぐっすり眠った後、夢を見始めるとしよう。いったい点はどこにあるだろうか？〈右、手前、下〉だ。夢の間はアセチルコリンが主導権を握るため、M軸の点は床まで下がる。入力情報源Iは完全に内因的なものとなり、点は舞台のもっとも手前に移動する。しかしレム睡眠の間、脳の活動が非常に活発になることを思い出していただきたい。活性度Aは再び高まり点は舞台右端へと向かい、点は覚醒時と同じ位置に移動する。

今しがた試してみたように、点を立方体のあらゆる場所に移動させ、場所ごとの心脳状態を推測できるのである。ベルタルが急降下爆撃機から逃れようとしていた時、彼のAIM点はどの位置にあっただろうか？　正常な覚醒状態の〈右、奥、上〉とは反対に、〈右、手前、上〉の位置にあったのだ。ベルタルの活性度Aは高く〈右〉、アミンが主導権を握って〈上〉いた。しかし彼の制御モードMは、目や耳から情報を受けとる正常な外因的入力情報〈奥〉から、幻覚を生成する異常な内因的入力情報〈手前〉へと切り替わってしまっていた。

では、昏睡状態にある患者の場合、点は舞台のどこに位置するのだろうか？　答えは〈左、手前、下〉である。実質、脳は活性状態にないため点は〈左〉に移動し、アセチルコリンが主導権を握るため、点は床〈下〉まで下りる。外部からの入力が認識されないので点は手前に移動する。これは脳が内因的な情報のみ処理することを意味している。不幸にも事故で昏睡状態に陥ってしまった少女の枕元に両親が付き添い、娘になんとか「通じる」よう、必死の思いで話しかけたり、手をさすったりしたとしよう。ごくまれに子供の眼球が動いたり、手がぴくっと動いたりすることがある。この場合、よく知っている声や触感が外的な情報となって脳を活性化させているのかもしれない。ほんのわずかな瞬間、この無益とも思える試みが、昏睡状態の子供の舞台〈左、手前、下〉にある点の高さを押し上げるのかもしれない。長期にわたる昏睡状態の患者に付き添った経験のある人なら、このかわいそうな子供の心脳が座標の角にとどまってしまい、その位置から決して動くことがないことを知っている。活性値がゼロになると、もはやなすすべがない。これが脳死の状態である。

ＡＩＭモデルを調整する

ここまでの間に、私たちはＡＩＭモデルの基本的な知識を学んだ。それではこの知識を活かし、心脳状態がある状態から別の状態へと変化する際に、この三つの次元がどのように関与しているかをより詳しく見ていこう。

活性化（Ａ）

活性化機能は、脳内で起きている電気活動の総量を表している。これは脳波の周波数から推測できるものであり、脳内にあるほとんどの神経細胞が発火する際の頻度の指標ともなる。

活性化の概念は心脳研究に深く根づいている。神経学では、覚醒時とレム睡眠時に皮質のスイッチがオンになる理由を、活性化を用いて説明している。心理学では、さまざまな記憶の研究結果を解釈する際に活性化が使用される。ものごとを記憶するためには、情報を符号化する一連の細胞が活性化されなければならない。

活性化はまた、神経回路網の中心概念にもなった。いわゆる人工知能を走らせているソフトウェアがそうだ。時間と共に性質が変化して神経回路網が学習するかしないか、つまり、コンピュータや脳が、入力を元に何らかの出力を行うようになる確率は、活性化（あるいは「駆動力」や「パワー」とも言う）度合の関数となっている。活性化がないのに脳が情報処理することはできない。活性化が盛んであれば脳の処理作業も盛んである。

繰り返しになるが、活性化が低い時、点の位置はＡＩＭ立方体の左に、活性化が高いと、点は右に示される。心脳空間でいかに点が高くあるいは低く、奥の方あるいは手前にあろうと、活性化が上がると点は左から右に移動する。私たちは、活性化を調整することによって、点を左から右（活性化）、また右から左（不活性化）へと、意のままに動かすことができるのである。

入力情報源（Ｉ）

入力情報源は、処理する情報が外界（覚醒していて注意を払う時など）からもたらされるものなのか、あるいは頭の中（空想に浸る時や夢を見ている時など）からもたらされるものかを示している。

知覚とは、五感によって脳内に立ち現れる表象と、すでに符号化されて記憶に留まった情報による共同作業であるということは、実験心理学からも神経科学からもたくさんの実証が得られている。ここで、どのようにして私たちが像《イメージ》を識別するかを考えてみよう。

これは私自身の経験である。オフィスから会議室に向かう際、廊下にあるコート掛けをよく目にする。夏場はコートも帽子も掛かっていないので、ただそこにコート掛けがあるだけだ。しかし、気候が変わると、いったいそれが何なのか判別しにくくなる。冬になって、コート掛けにコートや帽子が掛けられるようになると、私は視界の端にそのイメージをとらえてしばしばギョッとしてしまうことがある。一瞬、誰かがその場に立っているように見えるからだ。それがコート掛けだとは重々承知しながら、私の目や頭は、その架空の人物に気をとられてしまう。

読者の中にも、似たような経験をしたことがある人はいるだろう。特に、暗闇の中で一人、危険が潜んでいないかびくびくしている時など、カサカサいう物音、キラリと光るもの、動くものはすべて、その正体がわかるまでは敵なのだ。そんな時、過剰に反応してしまわないよう、自分自身に話しかけたりする。心理学ではこれを「投射」と呼ぶ。これは、入力情報の強度のバランスを、外因的なものから内因的なものへとシフトさせようとしているのだ。

外界から入ってくる情報と、内部に蓄えられたイメージ情報の間には、不断の相互作用がある。予測と事実が一致する限り、私たちは快適な状態でいられるのである。しかし、内因的なイメージ（想像力）が強くなりすぎてしまうと、私たちは外界を誤って知覚してしまうか、不安に駆られるか、もしくはその両方の状態に陥ることになる。ここで、情動と知覚が不断の相互作用の関係にあることを思い出そう。誤認は不安の増大を招き、不安は誤認の増大を招く。この悪循環が神経症を生み、時に精神疾患を引き起こしてしまうのである。

覚醒中は、相対的に、内因的な刺激に対して外因的な刺激の方が強い。したがって私がコート掛けを見誤ったように、注意力を働かせさえすればすぐに認識を修正することができるのである。しかし、暗闇の中にいるような時、あるいは寝入る時のように、脳がさほど高度に活性せず外部刺激が相対的に減少してくると、おかしなことが起こり始める。私たちは総じて、小規模な幻覚を見るようになる。

したがってＡＩＭ変数Ｉ、つまり情報または入力情報源は活性化のレベルと同様、連続的に変化する。ＡＩＭモデルの舞台を例にとると、入力情報源は完全に内因的な状態、つまり点は舞台〈手前〉から、完全に対極の外因的な状態、つまり舞台〈奥〉へと移動する。

その位置が天井側にあろうと床側にあろうと、点が舞台〈右、手前〉にある限り、脳は高い活性状態にあり、なおかつ内因的な入力情報が強いことに留意していただきたい。言うなれば、これが幻覚の柱となる。夢を見ている時のデリアの点は舞台〈右、手前、下〉にあった。脳は高い活性化状態にあり、視覚情報は内因的に生み出されていた。しかし、コリン作動系が支配的だったため、彼女は眠り続けていたのである。ベルタルが降下爆撃機の幻覚を起こした時、点が〈右、手前〉にあったのはデリアと一緒である。しかし彼の場合、その位置は〈下〉ではなく〈上〉にあった。つまり、ベルタルの脳は活性化し、視覚情報は内因的に生み出されていたが、アミン作動系によって支配されていた。これは彼が覚醒していることを意味する。幻覚の柱が真ん中にあることで、ノンレム睡眠中に時折現れる脈絡のないイメージに説明がつくのである。

モード（M）

心脳状態のモードは、アミン作動系とコリン作動系のどちらが支配的かということを表す。アミン‐コリン作動系は認識、つまり注意や意志、洞察などを調節するものだが、覚醒状態の認知と夢状態での認知は根本的に性質が異なる。

覚醒時に、活性化した心脳が表象を選択し保持し、評価することができるのはモード（M）の機能によるものである。これを思考、あるいは分析的推理などと呼ぶ。夢を見ている間、私たちは論理的にものごとを考えることができない。アミン作動系とコリン作動系がいつでも活動していることを思い出していただきたい。Mは、アミンとコリンの勢力の相対比を表す。M値が高いということは、つまり、覚醒中、相対的にアミンが優位であることを示すものである。M値が低いとアミンは抑制され、アセチルコリンが支配的であることを意味する。つまり、夢を見ているのである。その時意志は働いていない（夢を中断することはできない）。注意力を制御することもできない（通り過ぎた花やピザ・ショップのイメージをまじまじと見ることはできない)。さらには、もっと大きな矛盾が覚醒する時に訪れる。夢の中では過去の記憶が解き放たれているのに、たいていの場合、見た夢を思い出せないのである。

活性エネルギー(A)と入力情報源(I)と同様、アミン-アセチルコリンの割合は制御モード(M)上でも連続的に変化する。AIMモデルではMの最大値は舞台の天井にある時で、最小値は床にある状態だ。

脳の研究によって、細胞の代謝とアミン-コリン比率が、直接に関連していることがわかっている。アミン神経調節物質にはノルエピネフリンとセロトニンの二つがあることを思い出していただきたい。これらは神経細胞を抑制したり刺激したりするが、投射先の神経細胞の代謝活動の調節も行っている。したがって、たとえばノルエピネフリンにより投射された細胞はその発火活動が抑制されるが、しかし同時に、代謝活動の増減についての指示、あるいは特定のタンパク質を合成せよという指示を受ける。いったんこうした代謝変化が生じると、細胞の性質は変化する。これは脳細胞が記憶を「蓄える」メカニズムの一解釈である。同じ活動が、学習したり、トラウマにとらわれたり、精神疾患から解放されたりすることの原因になっていると考えられる。

脳のモードを制御するアミン-コリン作動系が持っているこの影響力は、細胞代謝にも作用するため、基礎的な身体現象——すなわち、健康にとっても重要である。なぜなら、これは、脳幹のアミン-コリン作動系が、直接身体と連結していることに由来する。このことについては、別の章で詳しく触れていくとしよう。

AIM空間に配置する

これまでAIMモデルの説明に時間を割いてきたのにはわけがある。人がある心脳状態から別の状態へとどのように変化するかを説く際に、AIMモデルが有効だと考えたためだ。人はどうやって眠りにつき、睡眠中にどのようにしてノンレム睡眠とレム睡眠を切り替え、翌朝どうやって再び目を覚ますのか？　AIMモデルがそれを説明してくれるだろう。そして、ベルタルがそうであったように、人が「狂気に陥る」時、そこでは何がおかしくなっているのかについても、強力な手がかりを得ることができるだろう。

ではもう一度、点を思い浮かべていただきたい。点は心脳状態を表している。あなたは今、覚醒しているので、点は立方体の角、〈上、奥、右〉に留まっている。この位置は正常な覚醒時の領域である。脳の活性化レベルは高く、外部からの入力を処理し、アミン調節系の活動が高い状態である。

しかしながら、点がその位置から三つの座標軸上をいずれかの方向にさまよい出るとしよう。あなたは覚醒状態から別の状態へと変化するだろう。ひとつはっきりしていることがある。正常な覚醒というのは、統計的にはあり得ないことなのだ！　もし成り行き任せにすれば、立方体のその領域に点があるのは、一日のうち限られた時間でしかない。もっと正確に言うと、「その領域」にいるのは一日のうち三分の二の時間にすぎない。

覚醒時の点〈上、奥、右〉をAIM立方体・中央に移動させていくとしたらどうか。これは、眠りに落ちていく過程をなぞることになる。活性化レベルが落ち込むにつれ、思考を制御する外部入力も低下し、アミン作動系の力が弱まる。点がどっかりと立方体の中央にある時、あなたはノンレム睡眠の真っ只中だ。どちらの系も、中庸の動力で働き、一方の系を抑圧することがない。しかしながら、この安定状態も束の間、アセチルコリンがアミンの力を減衰させ、支配権を取り戻していく。そして点は舞台〈下〉に向かう。外部情報を処理する能力は急落する。外部からの入力情報が弱まるにつれて、認知的な無意識の内的入力がイメージ(幻視)と物語(作話)を生み出すほどに高まり、イメージ(幻覚)や物語(作話)が実際に生み出される。そして、アセチルコリンが再び脳を活性化するのだ。すでに舞台〈床〉まで落ち込んだ点は、内的な入力情報の相対的強度が高まることで舞台〈手前〉に移動し、さらに活性レベルが上昇して〈右〉に引き寄せられる。今や点は〈下、手前、右〉にあり、あなたは夢を見ている真っ最中だ。

さていったい、その位置からどうやって目を覚ますのだろうか? アミンの活動が完全に止まってしまうことはない。アミンとアセチルコリンの間には、ある緊張関係が存在する――思い出してほしい、両者の制御は相対的なものだったはずだ。ある地点でバランスが切り替わってアミンが再び支配権を握る。それによって、心脳の注意が外部からの情報へと向け替えられる。あなたは覚醒し、点はAIM立方体(舞台)〈上、奥、右〉に移動する。

別の覚醒方法の説明を、AIMモデルで試してみよう。あなたは今、夢を見ているとしよう。親しい友人が眠っているあなたにそっと忍び寄り、耳元で思いっきり手を叩く。あなたは飛び上がって、身体を堅くするだろう（そして友人のご親切に、お返しをお見舞いしてやるはずだ）。この時ＡＩＭモデルでは、いったいどんなことが起きているだろうか？　外因的な入力情報が非常に強いため、内因的入力は遮断される。点は舞台〈手前〉から〈奥〉へと一息に追いやられる。この衝撃がアミンの喚起を促す（いかなる動物であれ、このようにショックを受けたり脅かされたりすると、突如「パワーアップ」するものだ）。アミンは力を総動員し、点を舞台〈下〉から〈上〉へと押し上げる。あなたは目を覚ます。完全に覚醒した状態である。

この方法を使えば日々の生活における薬理作用を説明できるのである。目覚めてすぐに「起き上がる」のが厄介な人も多い。特に、体内の自然なリズムで目覚めたわけではなく、目覚まし時計で強制的に起こされるような場合だ。では目を覚ますのに役立ちそうなものは何だろうか？　コーヒーを飲む、という手がある。コーヒーはカフェインという化学的な刺激物質を含んでいるからだ。カフェインはアミンと同じ働きをする。脳の活性レベルを上げるのである。朝、コーヒーを飲むことで、睡眠時の心脳状態から覚醒時の状態へと、身体が切り替えようとするのを促すのだ。ひとつ注意しておきたいのは、夜にコーヒーを飲むと、覚醒状態から睡眠状態へ切り替わろうとする身体の働きを、人為的に妨げることになってしまうということだ。これは、心脳の活性レベルを上昇させてしまうのと、アセチルコリンの上昇を減衰させてしまうからだ。

では、突然何かに脅かされるような時、ＡＩＭ空間ではいったい何が起こるだろう？　私たちは意識的に注意を向けようとするだろう。感覚はきわめて敏感になる。戦い、あるいは逃走に備え、身構える。つまり、私たちは超活性化状態にある。なぜか？　副腎《ふくじん》が、あるホルモンを放出するためだ。このホルモンとはアドレナリンである。アドレナリンはアミン作動性の分子で、血糖値を高め、心臓を刺激する。同時に、アミン作動性分子が脳のあらゆる部分に放出され、注意、不安分析、意志決定を制御している神経回路の活動が、最高値まで上げられる。

動物実験では、ネコにアセチルコリンに似た薬品カルバコールを少量投与することで、覚醒状態からいきなり夢状態にさせてしまうことが可能だ。カルバコールはモードをコリン作動性主体に切り替え、ネコを瞬時にレム睡眠状態に変えてしまう。当然だが、ヒトの脳にカルバコールを注入することはできない。しかし、カルバコールによく似た組成の合成物質を、睡眠中のヒトの血管に注入してみることは可能だ。これを行うと、被験者はより速やかにレム睡眠に入り込み、レム状態にもっと長く留まる。眼球運動は活発化し、激しく夢を見るのである。

ではベルタルのＡＩＭ空間では何が起きていたのだろう？　ベルタルが私の上司をぶちのめした時、私たちは彼にクロルプロマジンを注射した。突然彼はおとなしくなり、母親について語り出した。彼の幻覚はおさまった。ベルタルが降下爆撃機の幻覚を見ていた時、三つのＡＩＭ要因のうち二つは正常だった。アミンが支配権を握り（彼は覚醒していた）、そして活性化レベルは高かった（彼は叫んだり走ったりしていた）。しかし、視覚イメージを処理する脳機能が、正常な外因的入力から異常な内因的入力へと、入力情報源を切り替えてしまっていた。現在ではクロルプロマジンが、まだＡＩＭモデルに採り入れることのできていないもうひとつの神経調節物質、ドーパミン（アミンのひとつ）に作用するということがわかっており、また、その他のアミンやコリン調節物質と相互作用することも判明している。ベルタルがこの化学物質の助けを得ることで、入力情報は内因的なものから外因的なものに切り替わり、正常な覚醒状態に戻ったのである。

まだ問題が残されている。時間の件だ。時間は心脳状態を決定する四番目の要因だった。先の三つのＡＩＭ要因はみな、時間と共に絶えず変化する。時間は単純に点の動きによって表される。時間経過に伴って、点はＡＩＭモデルの心脳状態を行き来するのである。

ＡＩＭモデルを用いて日々の点の軌跡を追ってみれば、私たちが普段辿っている道筋が、限られたものであってもそこから逸れることがないということに、感嘆の声を上げずにはいられないだろう。この軌道はブーメラン型をしていて、一方の先端は〈上、奥、右〉（覚醒）に、ブーメランの中間部分は立方体中央（ノンレム睡眠）に、もう一端は〈下、手前、右〉（レム睡眠）にある。通常、私たちが立方体の大部分の領域に立ち入ることがないのは、言い換えれば、システムが自己制御しているためである。このことから私たちは、二つの点で恩恵を受けている。まず、大部分の人はベルタルのように精神疾患を患うことはなく、彼らが受けるような社会的冷遇を避けられる点。そしてもうひとつ、点の動きは少々狭いが必ず決まった軌道上で起こるため、ＡＩＭモデルを用いれば理解はさらに深まり、さらに自分自身に応用できるという点である。

AIMモデルを採り入れることによって、三つの要因があらゆる心脳状態をどのように制御するか理解する糸口を得た。三つの要因（活性化エネルギー、入力情報源、制御モード）が、私たちの生活のあらゆる瞬間の心脳状態を決定している。これらは、単純にして強力な力を持つ。AIMを理解すれば、あらゆる心脳状態を細部にわたって定義できるのである。この可能性を追究することが、本書第一部の目標だった。心と脳はそれぞれ独立して存在するものではなく、何かうまく調整された方法で結びついているのである。つまり、心脳というひとつの実体なのだ。心脳はさまざまな状態で存在している。心脳の状態は、三つの主要な変数によって統制されている。この変数が変動すると、心脳もある状態から別の状態へと変動するのだ。

自分自身の心脳状態を考える際にこのAIMモデルを活用してみるとよい。再び断っておくが、私はこのモデルを提示することで、あなた方が夢に対して抱く不思議に満ちた、心地よい感覚というものを奪い去るつもりはない。夢が生み出されるしくみを理解したところで、夢が神秘的であることに何ら変わりはない。私はまた、生命の永遠性の真偽に挑もうなどというつもりは毛頭ない。私が試みようとしたのは、輪廻転生を信じようが信じまいが関係なく、この地球上で生を営む私たちが、どのように心脳を作用させているのか、科学的な厳密さをもって記述することだ。

日常的に体験する疲労や不安感、時折の不眠など些細な不快感は、三つの要因のうちひとつが何らかの理由でうまく作動しない時に起こる。統合失調症やアルツハイマー病などの重度の精神疾患は、その原因が身体的なものであろうと精神的なものであろうと、ひとつまたは複数の脳機能に問題が生じて発症する。この時の脳機能とは見当識、記憶、知覚、情動、注意、エネルギーなどである。本書第二部では、各機能をそれぞれ検討し、心脳状態によってそれらがどう左右されるのか、また精神疾患を治療するために心脳状態をどう扱っていけばよいかを考察していく。

心脳状態が健康である時の脳機能の働きがわかれば、不健康な状態に陥った時、脳機能をどのように回復させればよいかを解明できるだろう。今日、心脳状態の中でもっとも理解が進んでいるものが夢だ。夢は精神疾患のようなものではなく、精神疾患そのものなのだ。ただし、健康な精神疾患である。デリアのような健康な夢の精神疾患的状態を観察し、実験を行うことが可能なら、ベルタルのような不健康な精神疾患の原因を見つけ出し、おそらくは機能障害を治療することも可能となるだろう。

第二部　心脳を分析する

第六章
見つけたりなくしたり――見当識と失見当識

ボストンにある私の家の寝室は南に面している。ベッドも南に足を向けるかたちで、寝室の北側の壁に寄せて置かれている。部屋の東側の壁には窓があって、私がベッドに横たわるとちょうど左手にくる格好だ。また、足先の南側にも窓がある。同様に、その状態から見て私の右手側（つまり西側）の壁には扉があり、扉の向こう側は、睡眠の殿堂に不可欠の控えの間、バスルームがある。

最近こんなことがあった。ある朝、バスルームから聞こえるかすかな、しかし確かな物音で私は目を覚ました。これが二年前、娘が大学生になって家を離れるより前の話なら、この程度の小さな物音で起きることはなかっただろう。というのも、娘の部屋にも、同じバスルームに通じるドアが、ちょうど私たちの部屋の反対側にもあったからだ。だが、今では寝ている私の右手からそんな音が聞こえてくるはずはない。それだけに私は警戒心を抱いた。娘は住んでいないのだし、泊めている客人もいないのだ。

こうした判断がなされるのにいかほどの時間を要したのか、正確なことはわからない。だが、優に二秒はかかったのではないだろうか。その際、私の見当識のプロセスは次のように運んだ。(1)場所は、私の家の寝室。これは疑うべくもない。なぜなら、私は私であることに間違いなく、普段通りにベッドで目覚めたところだからだ。(2)時刻は、早朝。というのも、東側の窓にかかったカーテン越しにほのあかりが見えているからだ。それに、夜中に用を足そうと起きたことを覚えてもいる。

今や私の心脳はいっそう活性化して、誰がバスルームで音を立てられるかと考えた。強い不安に駆られて、物音を立てそうな人物の心当たりを探した。その不安は、その人物がいったい誰なのかわからないということから、ただちに惹起された情動だ。

私は目覚めるなり、思い当たる人物を、自分自身の人物リストの端から、一通り思い浮かべてみた。誰だったのだろう。(1)娘だろうか？　それはない。彼女は今は家を出て大学の近くに住んでいるのだから。(2)住み込みの家政婦だろうか？　それも考えられないことだ。彼女はわざわざうちのバスルームを使ったりしない。彼女の部屋は家の裏手にあって、そこにはバスルームが備わっている。(3)今夜だけ誰か泊まっているのだろうか？　いや、誰も泊めていないはずだ。(4)父だろうか？　それはあり得ない。父の住まいは家政婦の部屋よりもさらに遠いのだし、齢九〇の父がこちらまで出歩くことはない。

可能性の低い候補をのきなみ消去してみると、不安はいっそう募り、それは脅威にすら転じた。さては、表通りから侵入した奴がいるのだろうか？　しかし、それもちょっと考えにくい。いつもの晩と同じように、その日も就寝前に一階のドアや窓の類は戸締りをしていたからだ。

だが、この家は過去に二度、空き巣に入られたことがある。そのうち一回は、二階から押し入るプロの仕業だった。そうだ、泥棒に違いない。侵入者は男だろうと当たりをつけた。押し入り強盗を働くのはたいてい男性だし、近頃、近隣でも被害が急増していたからだ。この時点で私の中の不安メーターは、五段階中最大のレベル五の状態にあった。

私は目覚めていたにもかかわらず、夢を見ている時のように見当識を失っていたのだった。とはいえ、夢を見ている時とは違って、判断力はきちんと働いていた。もし夢の中だったら、該当者として思い浮かべた候補を却下しないだろう。彼らの顔を浮かべては、難なく候補から消していったのだから。私は自問もしてみた。いったいなんだってバスルームなんかに侵入する泥棒がいるだろう？　そもそもそこには金目のものなど置いてないのだ。

陽光がうっすらと差し、一日の始まりを告げていた。しかしそれも、私が見ているとっぴな幻覚から身を守ってはくれなかった。今度はバスルームからようやく聞きとれるくらいかすかな女性の声がもれてきたのである。声の主は泥棒のガールフレンドで、歯でも磨いているのじゃないか、と私は考えた。

笑い話ではない！　実際にハーバード大学医学部の教授ともあろう人間が、こんなバカバカしい結論をひねりだしたのだ。私だってたまには想像力を発揮するとしても、いくら何でもこの結論はいただけない。そこで、私は自分の居場所を勘違いしているに違いないと考え直した。要するに、自分は心の中の地図で迷子になっているのだ。私の中の内省的な意識が、今しがた自分がとんだ見当違いをしでかし、空間に対する前提に何らかの誤りがあったと警告していた。

意識は依然ぼんやりしていたものの、自分は見当識を失っていたに違いないと、気づいたのだった。

私の中の不安メーターはレベル三に落ち着き、私は思考を立て直し始めた。ちょっと待てよ、私は考えた。寝室が普段、こんなに暗いということはないじゃないか。それに、朝日は本来、南窓から差すはずじゃないか。その時二人の女性の声がした。泥棒がガールフレンドを二人も連れて押し入るなんて話しは聞いたことがない。一連の論拠をまとめ、ついに私は次のように思い至った。ここは自分の寝室ではなく、どこか別の場所に違いない、と。

案の定、私はたしかに違う場所にいた。オハイオ州コロンバスのホテルで目を覚ましたところだった。トイレの向こう側の廊下で、ホテルのメイドが二人、ルームサービスのトレイに載せたグラスをカチャカチャ言わせながら、向かい側の部屋を掃除していたのだった。ここで重要なことは、ホテルの部屋のバスルームが実際ベッドに横たわる私の右手にあったことだ。ベッドは北窓にぴったり接するように置かれていた。私はホテルの東窓に対して自宅と同じ位置関係で寝ていたのだ。目覚めた時、朝の光が、ちょうどその窓を通して差し込んでいた。泥棒の恐怖に駆られていた時、私はボストンの自宅の寝室から約一〇〇〇キロも西に離れた場所にいたというわけだ。

この出来事にはいくつかの留意点がある。第一に、見当識は毎日起床する都度、構築しなければならないものだということ。第二に、もし細部に重要な誤りがあると、見当識が働くのが困難になるか、まったく働かないことさえある。第三に、物事を理路整然と考えたり、落ち着きを取り戻すといった、意識が持つ別の側面は、見当識があってこそ働く機能である。第四に、見当識の能力は状態に強く依存している。仮に、目覚めて物音を聞くまでに五秒ではなく五分の時間経過があったとしたら、状況を把握するのに何の問題もなかったはずだ。第五に、思考と感覚には密接な関係があるということを、この朝の風景は物語っている。不安と失見当識は、相互に効果を増幅してしまう関係にある。不安になればなるほど、誤ってとらえた物音を、自宅のバスルームから聞こえてくるものと解釈しようとして、私の発想はどんどん飛躍していった。

しかし、この軽度の精神逸脱は、すぐに軌道修正された。私は突飛なエピソードにどっぷりはまりこむことなく、すぐに我に返った。私の心は、この悪循環をおよそ二分足らずのうちにうまく切り抜けることができたのである。といっても、起床時の過程に注意を払うために数カ月前から準備していたというわけではない。しかし心脳というシステムとは不思議なものである。ある状態（夢）ではひどく調子が狂うのに、もう一方の状態（覚醒）ではなぜこれほどすばやく自分で軌道修正できるのだろうか？

このことは、心脳状態の移り変わりが、私たちが気づかない程度にはすみやかになされるものの、本当に瞬時に生じているわけではないことを意味している。移り変わる時、心脳は睡眠と覚醒の両方の性質を半々に持った状態にある。「半覚醒」という言葉を使った方がわかりやすいかもしれない。だとすれば心脳のどの部分が覚醒し、どの部分が眠っていて遅れをとっているのだろうか？　そして、眠っている半分の方は、もう半分に追いつくのに実際どのくらい時間がかかるのだろう?

私たちの日常生活で生じるたわいもない出来事のほとんどが、こうしたこととかかわっているのだが、実はこの興味をそそる難題は、きわめて重大なことを提起している。深夜、慌しい病院の緊急治療室に呼び出された医者、あるいは大都市の空港で働く航空管制官、原子力潜水艦のレーダー操縦士を考えてみるとよいだろう。彼らが心身共に最良の状態で働けることに、多くの人命がかかっているのだ。そんな時に失見当識に陥れば、どれだけの犠牲が出るか測り知れないだろう。

本書第二部では、生存のために必要とされる主だった心脳機能(見当識、記憶、知覚、情動、注意、エネルギー)を探っていく。これらの機能一つひとつは、心脳が陥っている状態に依存している。心脳パラダイムを用いて、こうした機能が普段どのように作用しているか、また、脳の状態変化がどのように影響を与えた結果、人はおかしくなってしまうのかを説明したい。これが、第二部での私の主な目的だ。心の病とは、これらの機能が破綻した結果生じるものなのだ。機能が故障を来すと、見当識を欠くようになり、記憶の穴を作話で埋めるようになり、知覚は幻覚にとって代わり、理性が働かず感情は極端に高ぶり、注意力は失われ、活力は衰えてしまう。心脳状態の変化が機能の破綻を引き起こすならば、心脳を本来のあるべき状態に戻すことで精神疾患を治療できるという望みが生まれる(それをどう行うかが第三部のテーマである)。

続く六つの章の中で各機能について探っていこう。心脳状態、AIMモデル、アミン-コリン作動系の概念を用いて、各機能の正常時あるいは異常時の働きについて、どのように説明できるかを私は示すつもりである。そのためには、私たちのような「正常」な人たちの体験に当たってみるのもひとつの手だ。多くの人が異常な心脳状態を体験しているからだ。デリアの夢も私の夢も、ベルタルの精神疾患と同様の形式的特徴を有している。ただし、「正常」な人では異常な状態が一時的に起こるだけなのに対し、精神疾患者ではその状態が持続してしまう。いったいなぜなのだろうか？　彼らの体験を分析していけば、その謎を解く強力な手がかりが得られよう。第十二章では、意識、無意識、心の新しい解釈を打ち出そうと思う。そのために、心脳の各機能を統合し、第一部で展開してきた心脳パラダイムと結びつけて考察したい。

見当識——必要不可欠のトリック

「自分はどこにいるのか？」という問いかけに、あなたはどんな時にも即答できるに違いない。覚醒時、私たちはこの問答を無意識のうちに苦もなくやってのける。そのため、自分がこの広い世の中でどこにいるかを確信するのに、この見当識という機能がどれほど重要で、かつ能動的な行為であるか、私たちは気づかないでいる。したがって、夢の中ではしばしば自分の居場所がわからなくなるので、見当識機能がいかにもろいものかがわかる。また、レム睡眠時の脳を深く研究すれば、私たちが場所についての感覚をどのように構築しているか、確かな手がかりを与えてくれるかもしれない。重度の失見当識に至らしめるアルツハイマー病の本質を探るのも、辛い事実と向き合うことではあるがきわめて有益なことなのだ。自分自身をどのように方向づけているのか？　どのような心脳の状態変化が、一時的あるいは永続的な失見当識の原因となっているのか？　意を決してこれらの疑問に答えていこう。

空間に自分自身を位置づけることは、見当識が担う役割のごく一部に過ぎない。場所に加えて、自分が何者で、今がいつなのかについても、把握しなければならないからだ。「自分が何者なのか」を理解するのは必ずしも簡単なことではない。自己の感覚は内的な観察と外的な観察が連動していなければならない。どちらの観察も、心脳が日々、または生涯を通じて刻々と状態変化をするに伴って故障を来しやすくなっていく。

夢の中では、夢を見ている本人や夢の登場人物たちが、実際あるべき姿で登場するとは限らない。私自身、夢に登場する人物たちが、現実の姿とは異なる姿だったことに後になって気づくこともままある。お年寄りは記憶力が鈍化していくにつれて、第三者を正確に認識する力も衰えていく。つまり、一日に約五万個の割合で脳細胞が死滅しているというまさにその理由によって、見当識の能力が日々低下していることを物語っている。病気にかかってもかからなくても、ただ生きているだけで見当識を失っていくことになるわけだ。他者との関係もまた、自分が何者かを判断する手がかりになる。ならば人間関係もまた、いかに変わり得るものかということも理解できよう。これは取るに足りぬことなどではない。家族を認識できなくなるばかりか、自分自身さえも見失ってしまうお年寄りもいるのだ。周りから祝福されて結婚した女性が一度は愛した夫から暴力を受けるようになって、一切の感覚を失ってしまうこともあり得るのだ。

時間の把握も決して容易ではない。問題の大部分は、社会全体がスケジュールやいまいましい発明品――すなわち時計――に管理されてしまっていることに端を発している。心と身体は、社会とは完全に異なる時計によって管理されているのだ。適切な方向づけを行うためには、外的な社会時間と内的な脳時間とを、はっきり区別する必要性がある。社会時間とはきわめて専制的とも言える。一方、内的な時間である脳時間は生得的なものだ。「マイペース」で物事を行うような時、脳時計で設定された作業ペースで処理している。気分、やる気、創意なども、同様の内的な時計が時間を計っているのである。

心脳が場所、時間、行為を表現することは、心脳がどのような状態にあるかによって、完全に左右される。ドラマの筋立てのように、この三つの要素が一致した状態を維持するためには、ドラマの演技よりもずっと、繊細な技術が必要だ。心脳は、見当識を備えるよう私たちに働きかけるばかりか、意識やふるまいのどんな些細な局面にも、もっとも重要な〔生存に不可欠の〕奥行きを与えているのである。私たちは場所と時間を正しく把握せずして何ごとも始めることはできないのである。

見当識と定位反応

見当識の機能には二つの役割がある。ひとつは定位反応で、これは予想外の信号に対してすばやく反応するものである。もうひとつはいわゆる見当識のことで、これは場所や人、時間を常に評価し続けるものだ。コロンバスのホテルでグラスの触れ合う音を聞いて目を覚ました時、私に何が起きたかを調べれば、この二つの役割の違いと共通点を理解することができるだろう。

レム睡眠から目覚め、見当識パラメータが覚醒時の状態に少しずつ戻っていくと、心脳はAIM立方体で見取り図を描いたように、三次元状態空間の長い道のりを移動する。夢状態の位置〈下、手前、右〉から覚醒状態の位置〈上、奥、右〉へひと息にジャンプしてしまうことなく、連続的に、ただしすばやく移動するのである。活性化レベルAがすでに高い状態にあるため、何らかの緩慢《かんまん》（あるいは倦怠感《けんたいかん》）が入力情報源Iにも制御モードMにも生じるはずだ。この緩慢は、起きようとしている間に（それこそ、緩慢な動作で身体を布団から引きずり出しながら）AIMシステムの中で解消されていくものだ。実際、コロンバスで目を覚ました時、私の感覚は急に鋭くなった。グラスがカチャカチャと触れ合う音を知覚する能力は、むしろ高かったと言っていい。つまり、情報処理経路はしっかりと通じていたというわけだ。

目覚める時のあの倦怠感の原因は制御モード、つまりアミン-コリン作動系にある。覚醒の過程では、脳幹内のアミン性神経細胞がコリン性神経細胞から主導権を取り戻そうとする。なぜ目覚めには倦怠感が伴うのだろうか？　理由は、電気信号を活発にする（これはすぐに起こる）だけではなく、脳全体にわたって化学物質（ノルエピネフリンとセロトニン）の濃度を高める必要があるからである。遅れを生じさせているのは、調節系にあるこの水分を含んだホルモンなのだ。空の容器を液体で満たしていくように、満タンになって脳が完全に機能を取り戻すには、しばし時間がかかるのだ。

コロンバスでの体験は、見当識が正常に戻るまでには時間がかかるとしても、定位反応は驚くべき速さと的確さで生じることを示すものである。自分が半睡眠状態にあった時にも、自分の右手、南西約一五度の方向、なおかつ六メートルほど離れた場所から届く不審な刺激に、私は意識を正しく集中させることができた。定位反応とは認知的な要素を伴わず瞬時に起こる反射作用なのである。戦うか逃げるかという究極の選択に向けて、身体の筋肉に指令を送っているのだ。不審な刺激が危険なものではないとわかれば、単に力を抜いて楽にすれば良い。危険の可能性を無視して襲われてしまうよりは、見知らぬ人物をまず敵だと想定し、後でその間違いに気づく方が良いはずなのだから。

一方、見当識は恒久的状態ともっぱら認知的な面とを持っている。ひとたび見当識が働き出すと、私たちは判断を始める。そこに情動が加わりプロセスは複雑化する。コロンバスのホテルの一件でも、音を立てているのが「誰なのか」という疑問が警告を発して私の妄想を起動し、すみやかに正解に辿りつけなかったのもこのためである。不安がさらなる不安を煽り、私はバカバカしいほど非現実的な考えをめぐらせてしまったのである。

定位反応は、もっとも重要な外部情報を、すばやく可能な限り拾えるように発達した反射作用だ。これはレム睡眠を引き起こすものと同じ、脳幹のアセチルコリン神経細胞によって媒介されている。「目を右に」動かすという指示をすばやく実行するためには橋《きょう》の右側の神経細胞を激しく働かせればよい。あなたの右側でもし誰かが不意に手を叩きでもすれば、意識する間もなく目は右に動くのである。

定位反応は完全に自動的で非自発的で、前もって認知することができない。私が知る限り、定位反応は無意識的に生じる。一方、見当識の働きはもっとゆっくりとしていて、自発的な側面も持ち合わせており、意識可能なものである。しかし、この見当識もまた高度に自動的なものであり、誤解を怖れずに言えば、ある意味でそれは定量的な計算である。そうした計算は、脳幹が感知したシグナルへの反応として皮質内で行われ、叙述に根ざした回答を導き出す。そのため、導かれた答えは言葉で説明することができるのである。しかしこの二つのプロセスが、どれほど密接に関連し合っているかに注目していただきたい。定位反応と見当識は間断なく切り替わったり、同時に起こることもある。どちらも脳幹に依存しているが、夢から覚醒へと移行する時、あるいはある状態から別の状態へ変化する時、脳幹は化学的に再編成されるため、結果として定位反応と見当識は心脳状態と共に変化することになる。その際に、すでにそれまで辿ってきた文脈に伴って、劇的な効果をもたらすのである。

脳内の地図部屋《マップ・ルーム》

脳が具体的にどのように位置空間を算出しているかというのは未だ解明されていない。しかしながら、定位反応によって生じたシグナルが、海馬《かいば》と呼ばれる特定の脳部位で記憶の地図に編纂される可能性を示す証拠は集まりつつある。この海馬という記憶の地図部屋は、いわば記憶銀行《メモリー・バンク》における特別室に相当する。記憶内容は海馬の脇にある情動センターに近接したところに蓄えられる。場所感覚は、ある場所に対する過去の思い出、またはその場所が快適か不快かといった感情などと密接に結びついている。

ここで留意していただきたいのは、コロンバスの朝の経験でも歴然としていた空間的な見当識、記憶、情動の連係作用が、神経学的なレベルでほぼ一致して起こるという点である。定位反応のデータ（右方向から聞こえるカチャカチャという音）に、記憶に蓄えられた空間地図（ボストンの寝室とバスルームの配置）と、内因的な苦痛のシグナル（不安という情動）を結びつけるには、この三者の類似性の評価を専門とする脳部位が必要となる。

右手で拳を作ってみるとしよう。人差し指の下に親指を折り込むと、その形は脳の左半球を上から見た図とそっくりだ。手の甲と人差し指は脳のてっぺんの皮質を、親指は左耳辺りの側《そく》頭葉《とうよう》を表す（脳幹は手のひらのつけ根から伸びた手首上部に相当する）。海馬はだいたい親指の爪に相当する。親指の先にアーモンド型をした情動を生み出す部位があり、ラテン語好きな解剖学者たちはこれを「amygdala（アミグダラ、和名では扁桃体《へんとうたい》）」と呼んでいる。

神経生理学者フランク・オキーフとリン・ネイデルの近年の研究結果により、「地図部屋としての海馬」説はますます信憑性が高まっている。二人はラットがある位置空間から別の位置空間に移動する時、海馬の特定の細胞が強く信号を出すことを発見した。この「場所細胞」は、レム睡眠で夢の風景をあてもなくさまよう時にも脳内で活動するに違いない。

空間記憶銀行（海馬）と情動登記所（扁桃体）が隣り合わせであることは、生存や生殖においてきわめて重要である。動物の世界ではその重要性を簡単に目にすることができる。テリトリーに誰がいるか(友達? 敵? 仲間?)を把握し、状況に応じてどのような行動(戦う? 逃げる? 接近する? 回避する?)が的確かを知ることは、大変な重要事項なのだ。

したがって、ここで問題となるのは、心脳状態が変化した時、特に夢を見ている時、場所や人や時間について感知することがいかに大切なことだと気づけるかどうか、ということである。でなければ、心脳はなぜ、夢のステージを設けて、適役を配置し、特定の時間内に演じさせるといった無駄骨をわざわざ折るのだろうか。この意味においては、フロイトの主張は正しかった。要するに夢は、本能(性や攻撃性)、感情(恐れや怒り、愛情)、生活(場所や、人物、時間)について、何か重要なことを物語っているのである。覚醒、睡眠、夢の研究を通じて、もっとも基本的な機能——見当識——を使えば、生命に重要なこうしたデータが、どのようにプログラムされ、統合され、維持されるかという理論を導き出せるはずである。デリアの夢の見当識に該当する要素を深く探っていけば、覚醒、睡眠、夢が本能や情動とどのように一致して起こるかが見て取れるだろう。

夢の不可思議を創り出す

数々の夢の研究レポートを検討していく中で、私たちのグループは驚くべき事実に突き当たった。それは、夢について私たちが不思議に思うことの大部分が、実は、見当識の不安定さに由来するということである。これまで見てきたように、夢――それは常に壮大なカタルシス的ドラマを伴うもの――は、アリストテレスの時間、場所、行動の「三一致の法則」を破るだけでなく、登場人物の統一性すら放棄してしまっている。

見当識の不安定さを説明するために、デリアの最初の夢を今一度見てみよう。彼女の夢は、父親と妹たちと気球に乗って空を飛び、海辺のパリに着陸し、少年が海の中で小便をするのを見て、アルアクサ寺院に行く計画を立てるところで終わる。これは私たち研究グループが採っている夢の不思議さの評価方法だが、まずはデリアの夢報告文の中でおかしいと思われる箇所に下線を引いていく。夢の設定、あるいは被験者の考えや気分に、現実ではあり得ないような細部描写が含まれていれば、それを不可思議なものと判断する。次に、不可思議だと見なしたものを、今度は、夢の設定そのものがおかしいのか、夢を見ている人の思考や感情がおかしいのかを振り分けてみる。最後に、不思議さが不連続、あるいは不調和や不確定から起因するものかどうかを判断するのである。

この振り分けから、夢の不可思議度に応じてカテゴリー化した相対頻度表を作成できる。デリアの気球旅行の夢には、主に三つの不可思議さ、つまり設定の不調和、設定の不連続、認知の不確定が含まれている。読者のみなさんも、私のホテルの夢やデリアの気球の夢に戻って、ご自身で評価し、振り分けをしてみればコツをつかめるようになるだろう。自分の夢を記録し、この方法を試してみたいと思う方もいるかもしれない。最終的には次のような表ができるだろう。

異様だと思われる箇所	振り分け	異様性の質
地図を見ると、実際の風景が鳥瞰図《ちょうかんず》的に見渡せるようだった	設定	不連続
海岸へと向かった（夢の中でパリは北海に浮かんでいた）	設定	不調和
幼い男の子が海でおしっこをしているのが見えた	設定	不調和

設定の不調和

デリアの夢の歴然たる特徴は、人物や設定、行動がちぐはぐに組み合わされていたり、あるいは実際とはそぐわない様相で現れたりすることである。夢の中では、地図をのぞき込んでいたのに、突然、空から見下ろした景色を眺めているといった、物理的にはあり得ない事態が起こることもある。しかし、たいていの場合は、デリアが海岸へ向かったり、パリにアルアクサ寺院があったりといった程度である。このカテゴリーに振り分けられる細目は、一種の過剰包括状態を反映しているようだ。まるで、「デリアの冒険旅行」といった、与えられた題目に合わせて取り出されたファイルが、覚醒時に許容している範囲を超えて参照されているかのようだ。関連する規則がだいぶ緩んでしまっているので、おおかた何でも夢の筋書きに合わせることができてしまうのだ。

設定の不連続

これは人物、場所、行動の同一性や特徴が一定せず、いきなり飛躍したり変化したりすることである。先に述べた設定の不調和ほど頻繁には起こらないが、同じくらい際だって表れる特徴である。デリアの報告文の中で、パリの地図が、上空から見下ろす実景に突然切り替わった箇所などは、設定の不連続の特徴をよく表している。もっと劇的な不連続ともなれば、即座に見当識の全様相が変わり、夢はまったく別の場面に区切られる。このカテゴリーに振り分けられる細目は、認知図式《スキーマ》の活性化と神経ネットワークの構造基盤を反映するようである。この新たな図式的ネットワークは、置き換えたものと関連性があるものかもしれないし、そうでないかもしれない。連続的な夢の場面は、単独かつ統一された主題を扱っていると一般的には考えられている。しかし、主題による統一性が、時に手に負えぬくらいひどく乱れてしまうこともあるのだ。この有力な証拠については後ほど検討していく。

認知の不確定

次いで一般的とされる夢の不可思議さは、細部にかんする見当識の曖昧さである。見当識の曖昧さは、報告文に登場する細目そのものが不可思議であるかないかで評価して差し支えない。デリアの気球の夢はこの点をうまく説明する例とはなってないが、しかし、パリの地図が上空から臨む実景に置き換わったことを説明する際にデリアが使った「……ようだった」という言い回しがこれに近い。ただし、このカテゴリーに振り当てられた細目が、認知的におかしなところがあるかどうかについては、議論の余地があるだろう。しかし私はあえてここに認知的なおかしさを認める。なぜなら、この手の言い回しは多くの夢報告に共通して見られるものだが、よく知っている人物を首尾一貫してイメージし続けられなかったり、はっきりと想像できる人物の中でも同一性に確信が持てないのは、奇妙なことだと思うからである。知覚による集合体（イメージ）と名義属性（名前）が、なぜだかおかしくなってしまう。もし、覚醒している時にこの二点に不便を感じるようであれば、見当識をひどく欠いていることになる。

ミクロな異様性、マクロな安定性

デリアの報告文で異様さとして挙げられる細目は、比較的、詳細なものだ。空間的な位置関係は、四つの場面のそれぞれで高いレベルの安定を見せている。そもそも「場面」という言葉で定義できるのも、こうした安定性があるからだ。さらに言うと、被験者（デリア）の目標やこれまでの経験から見て意味があると考えることが妥当である、それほど夢の軌跡は安定していた。

場面(1)は気球の中が舞台である。この風変わりな設定は、デリアのありふれた日常を超越したいという願望を反映するものである。しかしこの危険な乗り物にはデリアの父親や妹たちも同乗している。何らかの理由で（おそらく恐怖感から？）、彼らは陸地に向かうことになるが、着陸によって、今度は旅を終らせる必要性がなくなる。

ここでは見当識の不安定さが、彼女の奥深くにある駆動力と相互作用している。不完全な夢にところどころ開いた穴や空白に、デリアは認知によって希望、願望、怖れといった実生活を駆動している主要な感情をあてがって補っているのである。要するに夢の意味性と無意味性は表裏一体なのだ。私が夢を生理学的なロールシャッハ・テストだと呼ぶ理由は、このように相補的な側面を合わせ持つためである。ヘルマン・ロールシャッハ(一八八四〜一九二二年)が「これは何に見えますか?」と言って患者に見せた無意味なインク染みの模様のように、レム睡眠の脳は無意味な電気信号を送って「これは何に見えますか?」と私たちに問うているのだ。このように、結果として生じる夢は、意味を刺激に投影させるという私たちの生来持つ性質を反映している。夢の中で見ること、感じること、ふるまうことには、個人的な嗜好が表れるものだ。しかしながら、ロールシャッハ・テストの実施や他の夢分析の解釈を私は科学的に是認しない。解釈とはいつでもリスクがつきまとう、推測の域を超えない方法なのだ。

デリアは、結局、家に帰らないことになった。パリに着陸し、冒険の舞台を地上に移し、引き続き風変わりな旅を続ける。場面(2)で彼女は街を探索し、海岸を見つけて浅瀬を歩く。私たちはてっきり父親や妹たちも一緒にいるものと想像するが、彼らについて言及はない。しかし、そこでまたもデリアは行く手を阻まれる。その時のデリアは、まるであどけない幼な子のようだ。母親に海で泳いでもいいかと尋ね、「いいわよ、行ってらっしゃい。脱いだ服をきちんとハンガーに掛けてね。水に近づいたらだめよ!」と言われたように。水辺では少年が小便をしていて、デリアの水遊びの場所を汚してしまっている。

場面(3)と場面(4)でもデリアは冒険旅行を続けている。しかし今や彼女の目的地はアルアクサ寺院だ。これは明らかに突飛だが、イスラム教の聖地を訪ねようとする彼女の計画は、信者や崇拝などによって神聖なものとなっていることに注意しよう。デリアの探求心は穏やかになって収まり、社会性を帯びてくる。要するに彼女はいい子になる。ただ、この後一回だけ、ホテルの女性にモスクへの行き方を尋ねる間に彼女は「逸脱」する。この時、デリアは地図を眺めていたのに、突然、パリの鳥瞰図を見ているのだ。しかしこれは、モスクの入り口を探すというデリアの必要性に適っている。そうしてデリアは「早起きして祈りに行こう」と思い至るのである。

こうして改めて夢を眺めると、その構造の明確さと首尾一貫性が際立ってくる。夢に現れる異様性のかけらを重要視してしまえば（私はこれを心脳が立てる無意味な雑音ととらえ重要視していないのだが）、デリアの心理的な関心を映すような一貫した物語が立ち現れる。

このように夢を役立つものとそうでないものとに分類する方法は、精神分析の慣習に逆らうものである。フロイトは異常な夢ほど意味があると考えていたので、夢を理解するには自由連想による解釈が必須だとした。結果フロイトは、夢のデータを誤った方法で扱うことになってしまった。私たちが掲げる新しい理論では、顕在内容（フロイトは軽視し、私たちは価値があると見るもの）と潜在内容（フロイトは賛美し、私たちは雑音だと見るもの）を区別する必要はない。

脳幹が海馬や扁桃体を刺激すると、関連のある人物や設定、情動などが出力される。この安定した筋書きの冒頭に来るのは、異様な認知の寄せ集めである。要は、デリアの脳幹が、不安定で的はずれな刺激を多分に発するので、心脳が夢の筋書きの一貫性を維持できないというわけである。ところで、皮質には、内面上一貫した方法で夢のシナリオをふくらませるのに必要とされる情報が含まれている。夢の筋書きが一貫性を持たないのは、デリアの皮質が発している化学物質が調子を狂わせているためである。

別の言い方をするなら、夢を見ているデリアの心脳は、夢という奇妙に変化した状況下で、与えられる指令にできる限り応じようとして、脳内に保存されている場所や人物、関係性、感情などの記録を呼び出してしまうのだ。このことは、夢が主題とは関係なしに無意識の精神構造を反映しているようにも解釈できるが、必ずしもそうではない。デリアの報告文の、終わりの数段落からもわかるように〔p. 63参照〕、同じ情報を覚醒状態のデリアはそつなく扱える。よってフロイトの流儀をデリアの無意識に持ち込む必要はない。覚醒状態のデリアと話をすればすべての情報は容易に得られるのである。

夢のどんなところが、もっとも夢らしいと言えるか？　夢の何がいちばん奇妙なのか？　不連続、不調和、不確実なところ――。これらはみな見当識が混乱している時の特徴である。場所、人物、時間の設定に混乱が生じている。デリア、私、この本の読者、あるいは誰しもの夢に共通して見られる印象的な特徴の中でも、もっとも基本的なものが見当識の不安定さだ。その理由とは、夢状態の心脳が、覚醒状態の心脳とは異なるからである。夢は器質的な精神疾患だ。しかし、脳細胞が死滅していくアルツハイマー病患者や脳細胞が冒されたアルコール中毒患者に見られる失見当識とは異なる精神疾患だ。夢は脳細胞の死や薬物と関係はないのだが、失見当識を引き起こす物理的な原因がある。アミン、つまりノルエピネフリンやセロトニンが不足しているのだ。アセチルコリンがそれらを一掃してしまうのである。覚醒時の見当識と、夢の見当識の消失、すなわち健康な精神疾患については、心脳パラダイムを用いて論じた通りである。

ではベルタルはどうだろう？ 心脳パラダイムが適用できるなら、彼の幻覚のエピソードにも同様の説明をあてはめるべきだろう。確かに、適用できるのである。

デリアの夢と同じくベルタルの精神疾患の事例も、見当識の欠如が特徴である。ベルタルが精神病院で降下爆撃機が向かってくる幻覚を見ていた時、明らかに彼は見当識を欠いていた。もしも重度の失見当識に陥っていなければ、ベルタルが本物の降下爆撃機が飛んでくるものと判断することはなかったはずだ。なぜなら、彼は「襲撃」に遭っている時、建物の中にいたからだ。さらに、見当識の欠如から、ベルタルは私に襲いかかった。白い壁、厳粛な静けさ、足もとに感じる固い床から、ベルタルは自分が「平和と安らぎの家」にいるものと考えた。そのため、彼は私のオフィスの入り口でうやうやしくひざまずいたのだった。白衣姿の私がそこに立っているのを見て、ベルタルは直ちに白衣を聖者の上衣だと思い込み、私をイエス・キリストか神かと誤った解釈をした。彼の心は、デリアの夢状態の心とまったく同じ状態にあった。自分自身の位置づけを確認しようとして——自分がどこにいて、周りには誰がいるかを把握しようとして——受けとった情報が「意味を成す」ようなシナリオを押しつけていたのだ。ただし、デリアとの決定的な違いは、ベルタルが覚醒していた点だ。運動刺激は抑制されないため、彼は実際に膝をつき、襲いかかったのである。彼がなぜ私に襲いかかったのかはまた別の問題になるが、しかし、彼が私を一目見て聖職者だと認識した理由は、失見当識によるものだった。

心脳状態による失見当識の違い

見当識への理解をさらに深めるために、定位反応と、それに対応した「馴化《じゅんか》」を見ていくことにしよう。オオカミ少年と同じで、耳元で手を叩く行為も――あるいは雷でさえ――何度も繰り返せば驚いて飛び上がらせるほどの効果は失われてしまう。

眼球や思考の急速な方向転換を伴う定位反応は反射作用によるものである、先の例のように定位反応が減じていく能力もまた、自動的に生じるものである。しかしこの自動的なシステムが、どのようにして、ある刺激を何度も経験があるものとして「認識」することができるのだろうか？　突然の爆竹音のように不意を打つ信号が脳幹に入ってくると、脳幹は休んでいる神経細胞を活性化する。運動反応が整うと、「音が鳴ったのはどこだ？」という見当識信号が皮質に送られ、神経回路はその信号の意味を評価する手はずを整える。

持続的に脅威にさらされている状況下では、見当識システムはすべての音を危険なものと見なす。たとえば第二次世界大戦のロンドン爆撃の時、地下避難所に隠れていたイギリス人たちは、エンジン音に似た物音はすべてドイツ軍の爆撃機だと思ったという。ケネディ（一九一七～六三年）の時代、フルシチョフ（一八九四～一九七一年）がキューバにミサイル基地を持ち、ソ連がミサイル基地を他にも多数配備するものとわかると、アメリカは第二次大戦後初めて、ミサイル攻撃を受けるかもしれないという現実的脅威に直面した。一九六二年、私はワシントンに近い国立衛生研究所で結石《けっせき》の夜間セミナーを受講していたが、講義の途中、爆撃音に似た非常に大きな物音を聞いた。その場に居合わせた三〇人あまりの科学者たちが、一斉に飛び上がるほど驚いたことを、今でも鮮明に覚えている。その音が単なる車のバックファイアーであって、カストロのミサイルがペンタゴンを吹き飛ばした音ではないと見当識システムが判断するまで、一同は机の下に伏せていたのだった。

皮質ネットワークに「何の音か?」を分析させる脳幹信号は、アセチルコリン神経伝達物質より発せられたメッセージを含んでいる。この脳幹信号はかなり強力なので、これは、覚醒時に動物が驚愕《きょうがく》する際に見せる「誘発電位」と呼ばれる突起した形の脳波として記録される。この内因的な情報伝達システムはアセチルコリンを利用している。その細かい仕組みについてはまだ解明されていないが、おそらくアセチルコリンが化学上の感嘆符のような役割をしているのだろうと考えられている。この感嘆符機能は、「おい、起きろ。このイメージには注意した方がいいぞ!」という注意を発しながら、視覚脳に入ってくる他の信号の意味を増幅する。

極端な信号ならどんなものであれ、最初の信号が入ってくると、相当量のアセチルコリンの放出が引き起こされる。この信号はセロトニン神経細胞も刺激する。セロトニン神経細胞は、これまで見てきたように、コリン作動系を抑制する作用がある。しかし、セロトニン反応は緩慢で、なおかつ持続性がある。つまり、セロトニンはアセチルコリンの最初の反応は抑制しないものの、その後の反応は抑制してしまう。信号が繰り返し入ってくると、それがよく知っている信号だと判断されるようになるまで反応を抑制し続ける。同僚が熱心に仕事をしている部屋に、仮に私がいきなり入って行くとしよう。彼はそれが私だとすぐに気づくとしても、まずは飛び上がって驚くだろう。しかし一度驚いてしまうと、回を重ねるごとに、驚愕反応は起こりにくくなる。もっと驚かそうとしてみたところで、これ以上彼を驚かすことはできない。慣れてしまうからだ。

状態制御を行うこのシステムは、過去の経験に照らし合わせて反応出力を変化させていくため、一種の基礎的な学習マシーンとも言える。しかし、ここで次のような疑問がわく。「心脳の状態が変化する時、このシステムの学習に何が起きているのだろうか?」

レム睡眠の間、驚愕反応に伴う筋肉運動は抑圧されてしまっている。そのため、心脳は入ってくる刺激に対して、何か別の処理を行うようである。私たちは夢を見ている時、皮質に入ってくるアセチルコリンと電気刺激に反応して、絶え間なく架空の人物を作り続けるのである。覚醒時のベルタルにもこれと同様のことが起きていた。

予期せぬ出来事、見知らぬ人物、警戒心、あるいは外界から時間や空間の手がかりが得られない時に心脳が使う、ありとあらゆる見当識の手口に幾度も驚かされてしまうのは、今説明したような理由があるからだ。自分を見失ってしまうことに慣れる能力そのものが、失われてしまう。そのため、夢の渦中にあっては、すべてがもの珍しく感じられ、好奇心をかき立てられてしまう。自分がどこにいるのか、周囲に誰がいるのか、何が起きているのかを理解しようとして、この無益な試みに没入してしまう。夢の世界においては、最初から最後までがすべて目隠しの鬼ごっこであり、かくれんぼのようなものなのだ。そしてこの子供遊びをしている間、私たちはまさに鬼ごっこの「鬼」役そのものなのだ。

自分を見失ってしまった母

夢を見ている時、私たちは精神疾患者の心脳状態を体験しているわけである。不運なことに、精神疾患者はいつでも「鬼」役になって、その場にいない何かを探している。そして自分が悪夢にとらわれてしまっていることにしばしば自覚を持たない。もっと厳しい言い方をすると、夢を見るとは、心脳にやがて生じる老化や衰退という一種の精神錯乱を、前もって体験していることなのだ。心脳がどのようにして見当識を失うかの化学的プロセスを理解した今、この知見を精神疾患に応用することができるかもしれない。

家族で、トランプゲームの一種であるブリッジ〔訳註——ここではコントラクトブリッジのこと。プレーヤーがビット（競り）を宣言し、勝の獲得数の高い組を落札していき、契約通りの数を取得するのを目指すゲーム〕をしていた時のことだ。ゲームの途中、母の様子から、すぐに異変に気づくべきだった。母は昔からブリッジをさせると強かった。母の空間的な見当識欠陥に初めて気がついたその夜も私たちはブリッジに夢中で、母のおかしな挙動を正しく診断することができなかった。一九七七年の七月、私たち一家はイタリア・トスカーナ州のピサに近いとある田舎町の小さな家に滞在していた。

毎月曜日、私は『夢見る脳』の執筆取材のため、バーニ・ディ・ルッカまでの未舗装の山道を抜け、ピサまで車で通っていた。家に帰るころにはトランクを本でいっぱいにして――。その週の残りの日々、私は午前中に仕事を済ませ、午後は家族と観光に繰り出し、夕食の後はダイニングテーブルを囲ってみなでブリッジを楽しんでいたのだった。

その夜、当時七三歳の母と私が、そして妻と息子がペアを組んだ。私の最初のビッド〔訳註――「競り（オークション）」の宣言のこと〕はスペードで、母と私は四でコントラクト〔訳注――競りで「取ります」と宣言するトリック数の組のこと〕した。息子が最初のカードをリード〔訳注――トリックの最初にカードを出すこと〕する前に、私は母にスペード札を見せるように言った。促されて母はかなりよいスペードの組を置いたのだが、驚いたことに、通常なら右手に並べるところを、母は左手に縦に並べたのだ。さも当たり前のように。

私が諭しても母は譲らない。母特有の、相手を気遣うような丁寧な口調でこう言った。「私はいつもこちら側に置いているわ」私は釈然としなかった。しかし、私が我を通したので、とうとう母は折れたのだった。「わかったわ、あなたの好きなようにしましょう」そして母はカードを左手から右手に並び替えた。その後は、いつもの母の巧みな手腕のおかげで私たちは勝ち続けた。

別の日、フィレンツェを観光していた時だった。母はどこに車を停めたのか思い出せなくなってしまった。夏真っ盛りの異国の地で、私たちのような気の短い外国人旅行客なら、そんな出来事もすぐに忘れてしまいそうなものである。実際、私たちはこの一件をすぐさま忘れてしまった。しかし、その年の秋に次の事件が起こった。警察官が、ニューハンプシャーにある母の自宅の裏通り付近で、迷子になって途方に暮れていた母を保護したのだ。ここに至ってようやく母の心に悲しむべき異変が起きていることを、私たちは悟ったのだった。

今思えば、母の病気が判明するまでに猶予があったことは、私たち家族にとって幸いだった。おかげで六ケ月間というもの、何の懸念もなく、思う存分母と楽しい時間を過ごせたからだ。母が冒されていたのは、発見者であるミュンヘンの精神科医アロイス・アルツハイマー（一八六四〜一九一五年）にちなんで命名された脳細胞の退化現象、つまりアルツハイマー病であった。

アルツハイマー病のもっとも厄介な特徴が、見当識の欠如だ。脳研究者たちはこの病を解明しようと日々奮闘するものの、知見をどう組み合わせればよいか未だ見出せずにいる。ただしはっきりしていることは、アルツハイマー病は、脳内の化学物質に生じた問題に起因しているということである。この点で、心脳パラダイムは私たちにいくらか希望を与えてくれる。

アルツハイマー病では、アセチルコリンとセロトニンの両システムで広範囲にわたって細胞が失われているというのが、かなり有力な説である。アルツハイマー病患者の睡眠構造を見ると、覚醒時に見られる記憶の混乱と同じように非常に乱れている。この病はあらゆる心脳の状態に影響を及ぼす構造的な疾患なのだ。

健全な脳細胞を備えた人は、睡眠の境界にある時、見当識を失いやすい。アルツハイマー病の解明に近づくためには、覚醒から睡眠、睡眠から覚醒へと移り変わる際に何が起きているかを、さらに踏み込んで調査する必要がある。注意し、記憶し、感情を制御するという心脳の能力は、睡眠と覚醒の境界にある時、明らかに低下する。大胆な見方が許されれば、こうした重要な機能は、一日の間に気づかぬ程度に、しかし確実に低下し続けているものと私は考える。なぜ大部分の人は午前中にもっとも仕事がはかどるのだろうか？　起きたばかりで、各機能ともちょうど回復したところだから、と考えるのがもっとも理に適うはずだ。

最近の学説によれば、それらの機能は午前中がもっとも効率よく働くとされている。アミン－コリン作動性神経伝達の活性比が、午前中にもっとも高い状態になるためだ。別の言い方をすると、私たちはＡＩＭモデルのモードＭ軸の頂点にいるのである。感覚は研ぎ澄まされ、興味関心に溢れ、注意深くなり、情報処理が効率よく行われる。時間の経過と共にアミン作動系は活性を失い、コリン作動系はその厳重な抑制を逃れる。精神力は次第に低下していき、消灯時間が来るころには、ついに不活性が持続的になる。

それまではゆっくりと低下していたアミン作動系の活動が、睡眠中は急激に落ち込む。一方でコリン作動系の活動が急増する。夢の間、私たちは実際には目の前にないものを見たり、真実ではないものを真実だと考えたりしてしまう。完全に見当識が失われてしまうと、その錯乱状態の中で私たちは脈絡のない物語を創り上げる。そうして結局――おそらくは都合のよいことに――寝ている時の錯乱についてさえ忘れてしまうのだ。

このでたらめな行為の目的は、アミン作動性の脳細胞が休息をとることで何らかの利益を得るものと考えられる。脳細胞は、新しい分子を合成しつつ利用を控えることで、化学的な活力を回復させようとしているのかもしれない。同時に、コリン作動性の神経細胞が待ってましたとばかりに活動を始める。そして翌朝までにはすっかり疲弊し、おとなしくなるのだ。しかし、コリン系のこの破天荒な活動がミソだ。脳回路を夜通し働かせてしまうのである。要するに夢とは、夜間に行われる脳の試運転で生じるものというわけだ。あるいは、覚醒時に正気であるために、夢の中では自分を見失っているものと見ることもできる。

機能の変化が脳状態の変化と非常に近い並行関係にあるという事実は、心脳パラダイムの利点を説得力あるものにする。一日を通してであろうと生涯を通してであろうと、見当識という優れた能力を理解する上でもっとも基本となるのが、神経細胞の構造と機能である（記憶、注意、そのほかの機能については、引き続き別章で取り上げていく）。

高校や大学で、クラスでいちばん優秀な生徒がなぜ「ブレーン」と呼ばれていたのか、今やその理由が理解できるはずだ。そのずば抜けた記憶力、幾何学の定理や短編小説の意図を汲み取るスピード、課題や作業に注ぐ異様なほどの集中力といった精神的技能は、心脳状態の制御を最適化することから生まれているのである。そういったブレイニー（＝聡明）な子供たちは心脳パラダイムの模範生だったわけだ。見事な頭脳ハードウェアは遺伝による偶然の産物だ。万能な知的ソフトウェアは、幼少期や一〇代に特徴的なその卓越したプログラミング処理だ。彼らは脳回路のオンオフを効果的に的確に切り替え、処理作業に備えたり、微調整を行ったりしているのである。

第七章
私たちの生の物語――記憶と作話

一九六〇年代、精神分析を信奉する人たちの多くは、生とは、あらかじめ心の中に書き込まれたシナリオを演じることだと信じていた。しかし今日となっては、ほとんどの精神分析学者は次のように主張するだろう。私たちは、生を持続していく中で新たな場面に対処するために過去の場面を引き出しながら、自分自身でシナリオを書いているのだ、と。ここで参照される過去の場面こそ、私たちの記憶そのものである。フロイト自身が主張したように、重要なのは、実際に何が起こったかではなく、起こったことのうち何を覚えているか、なのだ。

子供を持つ親ならみな、この意味がわかるだろう。親は、自分の子供との関係を深めようとする時、自分自身の親が何をしてくれたかを思い返すだろう。しかし、この時彼らが思い出すのは、実際に起きた出来事ではなく、起きたことのうち覚えていることなのである。

誰もがこのようにしているはずだ。そうする他ないと言い切ってもよい。クリスマスシーズンになれば私自身も、幼いころ、サンタクロースって本当にいるのかなぁ、と煙突をのぞいてみたことを思い出す。幼い私がそんな風にしていたことを、今の私が本当に記憶しているのか、それとも両親から言い聞かされた話を思い出しているにすぎないのか、真相はわからない。今日、心に作用しているのは今以前に起きた出来事を再構築したもの、つまり過去の出来事についての空想なのだ。

サンタクロースにかんするエピソードは、私のませた科学的懐疑主義を物語っている。誰もが自分自身について自ら物語を紡ぐことによって、日常生活や重要な対人関係、感情の起伏をうまくやり過ごしているのだ。私たちはみな、自分自身の広報エージェントなのだ。意識の中でも、教訓、解釈、規則といったことはもっとも高次元にある。生活の中で、こうした意識がなければ日々暮らしていくことはできないだろう。このように重要な表象が実のところ何を意味するのか、人は絶え間なく明らかにし、説明づけようと努める。そして、あらゆる物語の中から自分独自の物語を入念に紡ぎ出し、結果、人生をもっと幸せに感じられるよう生きているのである。誰しもが、自分の行動を説明し方向づけるために、絶えず物語を練り直している。そこには歴史的な真実に基づく物語もあれば、純然たる作り話が含まれる場合もあるだろう。現在のシナリオに整合性を持たせるために、その場で捏造される物語もあるはずだ。

記憶とはそもそも何だろうか？　言葉や文章、イメージや物語が実際に私たちの頭の中に存在するわけではない。同様に、ワープロの中に文章があって、草稿をデータ化したり、画面に表示したり、プリントアウトする、などということもない。頭の中にあるのはデータの断片だけである。私たちの記憶は、活性化した神経細胞のネットワークの中に、さまざまなデータの集合体として存在するにすぎない。視覚イメージ、空間地図、運動プログラムなどはみな、私たちがその都度、機能に対応したネットワークを活性化させることで生成される。

記憶それ自体は物体ではない。記憶とは神経細胞ネットワークの活性化のプロセスである。私たちは直接ネットワークを活性化することもある。たとえば、当然知っているはずだと思っている人物の名前を思い出すことができる。しかし、思い出せないこともままある。ある情報に価値があろうとなかろうと、記憶のネットワークがいつでも自動的に活性化してしまうものさえある。たとえば、私が子供時代に過ごした家の電話番号は232-0043である。すでに四〇年以上前に引っ越した家の番号を、現在の私が覚えているのだ。また、一九四四年のシーズン最終日、アメリカンリーグの打率対決で、ニューヨーク・ヤンキースのスナッフィ・スターンワイスはシカゴ・ホワイトソックスのルーク・アプリングに数厘の差で敗れた。自分で打率の計算をしてみたあげく、思わず叫んだことも覚えている（私はヤンキース・ファンだった）。他方で、数日しか持たず消え失せてしまう記憶のネットワークもある。たとえば、先週の月曜日の晩に何を口にしたか、あなたは思い出せるだろうか？

つまり、記憶は心脳の状態に大いに左右されるわけだ。毎晩レム催眠に入り、脳の調節機能を持つ化学物質が変化すると、はるか昔の記憶を思い出す傾向が高まる（これを専門的には「遠隔記憶」と呼ぶ）。最近の私の例を挙げると、小学校六年生の時の同級生ディック・ティンゲリーが、何の前触れもなく五二年ぶりに夢の中に現れた。それまで、ディックが意識にのぼったことはまったくなかった。こんなに長い年月の間、彼が私の脳の襞に折りたたまれてじっと潜んでいたとは、いかにも不思議である。ディック・ティンゲリーが私の夢に突然浮上したように、長い間忘れていた知り合いが、あなたの脳に突然現れることもあるだろう。しかし、これまで見てきたように、たった数時間、いや数分前に見た夢さえ、私たちはほとんど覚えていないのである。自己催眠によってトランス状態に入れる人は、数年前に亡くなった両親の声が突如聞こえてくるという。しかし、彼らも夜通し酒を飲んだ朝には、自分が何をしていたか思い出すことができないのである。

こうした記憶の奇妙な性質は、最近になってようやく解明されつつあることばかりだ。記憶の働きとは何か？　なぜ記憶は心脳の状態によって変化するのか？　記憶はどのようにして私たちから（そして精神疾患を抱えた人たちから）一時的に、あるいは永久に、消えてしまうのか？　心脳モデルを使って、問いに答えるための下地を準備しよう。

「あの車は事故に遭ったようだ」

その時私は、フランスはリヨンのアリスティード・ブリアン通りに面した、一九世紀に建てられた古いアパルトマンの前の歩道に立っていた。すると、脳の説話ネットワークが何か不吉な予告を発した。「あの車は事故に遭ったようだ」と。すると実際、歩道の敷石に沿ってとめてあったライレー一五〇〇ＣＣの後部は、あたかも別の車に猛スピードで突っ込まれたかのように、すっかりめちゃめちゃだった。道行く人々が集まって事故車をまじまじと眺め、事故原因についていかにもフランス人らしく熱い議論を交わしていたことから、その事故が起きて間もないことが見て取れた。彼らが何を話していたのかはわからない。正確に言うと、彼らの話すフランス語がよくわからなかったのだ。するとその時、私は大きな不安に駆られたのだ。

事故でめちゃくちゃになってはいるが、そのライレーは私の車のように見えた。しかしそんなはずはない、と自分に言い聞かせた。私の車には何の問題もないのだ。その時、約一〇〇ヤード〔九〇メートル〕道を下ったところに、青い小さなフランス車ルノーがあり、橋台がボンネットからエッフェル塔のように突き出しているのに気がついた。そちらでも別の人だかりができていてがやがやと興奮した様子で、ぺちゃんこになったルノーの前座席から運転手を助け出そうとしていた。

私は、その車（私の車にそっくりなやつ）の運転手の身は大丈夫なんだろうかと思った。きっと大丈夫さ。車に誰も乗っていないし、現に、負傷した運転手が担ぎ出されて路上に横たわっていたりもしていない。

私の目の前にある車の方に議論好きな人たちが周りを取り囲んでいたのだが、そのうち一人が私に質問を投げかけてきた。私はその意味がわからず、うまく応じられなかった。異国の地や不慣れな状況で途方に暮れた時によくやるように、私はなすすべなくただ微笑みを返した。しかし、彼らはそれで満足したようだった。その身振りから判断するに、彼らは再び議論に戻り、何が起きたか、誰に責任があるのか、話し合っているようだった。パトカーが到着すると間もなく、サイレンの代わりにけたたましくクラクションを鳴らしながら救急車がやって来た。

私はもう一度、事故車に目をやった。

車はほとんど全壊だった。ただ私の車に似ているだけさ、と内心ほっとした。それはそうとして、まったく驚くべき偶然だ。車体が黒いこと（私の車と同じ）、小型でイギリス製であること（私の車と同じ）、なおかつフォーシーターであること（私の車と同じ）、赤いレザーシート（私の車と同じ）、ダッシュボードがくるみ色であること（私の車と同じ）、ライレー一五〇〇CCというレアものであること（私の車と同じ）まで、何から何まで私の車にそっくりだった。この様子じゃ、修理するのはほぼ無理だと、私の説話ネットワークは告げた。

このめちゃくちゃに潰れた車の特徴は、私の車と見事に一致していた。完全に折れ曲がってしまい、かろうじて読み取ることのできるトランクのナンバープレート「ロードアイランドMD353」の英数字まで、私の車と同じだった。私はこの細部の一致に驚き、いったいどうしてこんな偶然が起こり得るのか、さっぱり訳がわからなかった。

しかし、私は見当識を失っていたのではない。自分を見失っていたわけではないし、今日が一九六三年一〇月九日の土曜日ということもわかっていた。私はローヌ川に沿って走るアリスティード・ブリアン通りの歩道に佇んでいた。女性が人ごみをかき分けて私の方にやってきて、「大丈夫？」と声をかけた。すぐにそれが妻ジョアンだとわかった。

「大丈夫だって？　もちろん私は大丈夫さ。でもこの車をごらんよ。ひどいだろ！　僕らの車じゃなくてよかった。ただそっくりなだけで……」と言って私は妻を安心させようとした。

すると、妻ははっきりとこう言った。「あれは私たちの車よ。私がベビーシッターを迎えに階段を上がって行った時、あなたは運転席にいたでしょう」

そう答えた。

「ああ、そうだったか」はっきりとした確信もなく、たった今自分が話したことを忘れて私は

「私、ベビーシッターの部屋で衝突音を聞いたのよ」彼女は続けた。「飲酒運転の車が、後ろから突っ込んだの。運転手は両足を骨折したわ！」

「そりゃひどいな」私はそんなことしか言えなかった。男が車から救出されるのが見えた。その男は、不吉なサイレンを鳴らす救急車で病院に運ばれるところだった。

大破したライレーの持ち主がこの私であると妻が答えたので、警察官は私に事故について次々に質問してきた。が、私は満足に答えることができなかった。「恐れ入りますが、ご主人もフランス語をお話しにならないのですね？」と警察官は妻に尋ねた（もちろんフランス語で）。「でも夫は、普段ならフランス語を流暢に話します」ジョアンは答えた。「頭を打ったんじゃないかしら。夫は何も覚えていないみたいですの」

ジョアンがそう診断してみたものの、警察官は特に動じる様子もなかった。警察官も傍観者たちも、私に別段、異常はなさそうだとの見解で一致した。「Ne vous inquiétez pas.（心配りませんよ）」と警察官は言った。

私は一歳になる息子のことが気がかりだった。「イアンは大丈夫？」私は尋ねた。

「ええ」ジョアンは答えた。「イアンは今、うちにいるわ」

その時、自分に起こった恐ろしい体験の記憶をうまく思い出せずにいるという自覚はあった。自分が陥ったきわめて危険な状態を表すのに耐え得る、有効な表象を思い出すことができない

のだった。そしてまた、判断力が鈍ってしまった理由をなんとか説明しようと、その場でつじつまの合った物語を創り出すこともできなかった。その上、なぜ自分がこんなにぼんやりしているのか、うまく説明することさえできないのだ。自分は大丈夫だと繰り返し自分に言い聞かせ、実際に私はそう思い込んでいた。故意に作話をしているのでもなかった。

フランス人警察官には特に医学の専門知識もないらしく、淡々と事務的な手続きを行った。その間、彼は何度か「"huissier"を呼ぶように」と私たちに言った。たとえ意識がしっかりしていたとしても、ジョアンにも私にも"huissier"が英語の「治安判事」にあたる言葉とはわからなかったはずだ。治安判事というのは、深刻な対人事故の場合に保険会社が必要とする書類を作成する人たちのことである。ベビーシッターの母親が、なじみのないこのフランス語を通訳してくれた上、私たちに代わって電話してくれた。

治安判事が現場に到着しないうちに——車の座席に座っている時に追突を受け、記憶がふっ飛んでしまってまだ一〇分も経過しないうちに——私は意識がはっきりと遠のくのがわかった。辺りにライトが点いていたかどうかさえ思い出せない。私は突然歩道の上に仰向けに倒れた。

間もなくして私は救急車で運ばれた。ジョアンが添乗してくれた。救急車はサイレンを鳴らしながら川沿いの道を走り、グランジュ・ブランシュ病院の救急室へと向かった。この病院は、私が脳幹による意識制御を研究していたリヨンの医学校と、ロックフェラー大通りを挟んで向かいにあった。私は恐怖を覚えた。自分が記憶喪失に陥っていること、ショック状態にあることを自覚したからだ。救急車のサイレン音が、脳の不安中枢を直撃するかのように感じていた。私の脳は、それに応えるかのようにパニック状態の脳波を刻んでいるのだった。

とは言え、依然、私は見当識を失ってはいなかったのである。救急車がリヨンの街中をどう走るか、頭の中で地図を思い描けたし、救急室にいる際も、起き上がることはできないにせよ、座ったままでよかったので、ジョアンと研修医が私にMSEを施そうとするのを手伝うこともできたのだ! しかし私はまだ事故の経緯を説明できずにいた。私には近時記憶がなかった。つまり、今しがた起きた出来事を、私は系統立てて説明することができなかった。自分が医師であり、しかも脳の専門家であるにもかかわらず、私自身が記憶喪失に陥っている理由を説明できないのだ。サイレンは止んでいたにもかかわらず、私は怯えていた。

私が拒むのも聞かず、グランジュ・ブランシュ病院の医師は私の検査入院を認めたのだった。少なくとも、自分が患者である限り、病院は大の苦手である。私は自分が回復しかけている確信があった。フランス語の能力も戻ったし、昨日自分がディナーに出かけたことも思い出した。ベビーシッターのアパルトマンの前で事故に遭った時、私はラグビーの試合を観に行くところだったのだ。そして、いとこのジョージが翌日の夜に私をヴィエンヌにあるフェルナン・ポワンのレストラン「ラ・ピラミッド」に招待してくれていたのを思い出した。たとえ錯乱に陥ったとて、このチャンスを逃す手はないだろう。

しかし依然、事故に遭った時の記憶がなかったのである。ジョアンは事故のことやイアンの無事を、私に何度も言い聞かせなければならなかった。イアンの面倒を見に、ジョアンが自宅に帰る前、彼女は事件の成り行きを説明したメモを残してくれた。そのメモは私の失われた記憶の代わりとなるものだ。

ところで、私が入院していた部屋は、お世辞にも居心地のよい空間とは言えない。隣のベッドの男性患者は昏睡状態にあり、呼吸のために喉をごぼごぼと鳴らすのだった。私も死ぬかもしれないという考えを打ち消すため、私はジョアンのメモを読んだ。

「あなたは追突事故に遭いました」

「ライレーはめちゃくちゃになってしまいました」

「イアンは元気です」

「私〔つまりジョアン〕も無事です」

「隣のベッドの患者さんはあなたよりもはるかに容態が悪いようです!」

メモに目を通しているうちにいつしか眠ってしまうのだが、隣のベッドから聞こえるごぼごぼいう音で私は目を覚ました。しかし、再びメモを読んで眠りにつき、そして再び目を覚ました。長く深い眠りにつくまで、私はこのサイクルを夜中まで繰り返した。翌朝、神経科の医師が回診に来た時には、私はすっかり調子をとり戻していた。MSEの結果は正常だった。つまり、時間、場所、人物を私は正しく判断することができていた。近時記憶を損なうこともなく、情緒も安定し、血圧も正常だった。事故に遭った時のことを系統立てて思い出すことや、心脳への影響について、医師と私は話し合った——もちろんフランス語で。そしてその内容もきわめて明瞭だった。以下は話し合いをまとめたものである。

私はライレー一五〇〇CCの運転席に座って、妻がベビーシッターとアパルトマンの階段を下りてくるのを待っていた。ベビーシッターにイアンの世話を頼んで、私たちはラグビーの試合を観に行くことになっていた。

私は路駐された車に、ライレーを横付けする形で一時的に停まっていた。その通りは勢いよく飛ばす車もあるので、私はバック・ミラーにしきりに目をやっていたことを思い出した。ライレーとローヌ川までは二車線ほどの距離があったにもかかわらず、ジグザグに走るルノーが私の車めがけて急速に近づいて来るのが見えて、私は仰天した。恐怖でその場に凍りついてしまい、車を移動させたり車から逃げ出したりする猶予もないまま、後方から追突され、ライレーは激しく前方に加速したのである。しかし慣性の法則が働き、私の身体は静止したまま、座席が前に大きく揺れた。そのため、私の頭は後方にガクンと折れてしまった。結果はむち打ち症、それも特に重症だった。

文字通りむちを打つ時の形のように、私の脳幹がSの字に変形したところが医師にも私にも目に浮かぶようだった。まずルノーに後方から追突された時、私の頭は身体からずれるようにしてガックンと後方に折れ、車が急に減速して止まると、今度は頭が前方につんのめる形となった。しかし、頭と身体は通常の垂直的な配置からみて一フィート半（約四五センチ）以上も、おそらくは、離れていなかったと思う。前方もしくは後方への振れによって私の頭が衝撃を受けた痕跡がないことから、私たちは次のように推測した。脳幹、つまり呼吸と夢をつかさどる柔らかい海綿状の組織はねじれ、本来あるべき状態からいやというほど引っ張られたのだろう、と。

もし頭をハンドルにぶつけていれば、私が陥った記憶喪失は簡単に説明できただろう。その場合は、側頭葉がフランス語でコントルクー〔反動〕（「対側衝撃」を意味する）と呼ばれる脳損傷を受けるはずだ。これはボクサーの頭がノックアウト・パンチを受けて、思い切り後方に振り動かされる時に起こる。ボクサーの脳は元々の場所にとり残されたまま、頭蓋骨の内側前方に衝突する。万一そのような試合を何度も繰り返してしまえば、一時的な記憶喪失どころか、そのボクサーの記憶は永遠に失われてしまうかもしれない。

私の場合、頭をどこにもぶつけはしなかったが、車が急激に減速した際に、脳が頭蓋骨の内側前方に打ちつけられた可能性がある。完全に頭蓋骨の内部で起きた衝撃は、脳幹のむち打ち損傷に、側頭葉震盪《しんとう》の追い打ちをかけたのだろう。

私の回復がかなり早かったことを考えると、脳はかすり傷さえ受けなかったのかもしれない。あの日、脳に具体的にどんなことが起きていたかを今となっては知る由もない。もし知ることができたなら、きっともっと多くのことを学べていただろうから、それを思うと非常に残念でならない。事故にかんする一時的な記憶喪失に加え、私は過去数ヶ月間のかなりの記憶を部分的に失ってしまった。もっともくやしいのは、せっかく苦労して身につけたフランス語が一時的に話せなくなってしまったことだ。

歩道の上で私の血圧値がガクンと落ちて、意識が遠のきその場に倒れた時、私に何か異常があったとすれば、それは主に神経細胞系の問題だろうと踏んでいた。急な衝撃が血流に局所的な変化をもたらし、そのために神経細胞が一時的に酸欠を起こしたか、あるいは、わずかだがしかし急激にイオン濃度が変化したのだと考えた。また、情報を短期記憶に留める役割を果たす調節ニューロンの活動が、限界値ぎりぎりまで減少していたのだろう。だから、どうしたのかと人に尋ねられても、私はいきなり、単なるでくの坊のようになってしまったわけだ。

ところが、脳のそれ以外の部分は実際のところ正常のままだったので、私は車から降り、見る影もなくなった車の後部付近をうろつくことができた。そして自分にこう言い聞かせもした。

「あの車は事故に遭ったようだ」

グランジュ・ブランシュ病院の神経科の医師たちは私の説明に賛同を示しはしたものの、諸々の検査を済ませるまで、私を解放してはくれなかった。彼らは自分たち――そしておそらく私――が、いかなる解釈も見過ごすことがないようにと思ったのだろう。当然のことだ。しかし私はどうにかして病院から出たかった。そのため、こう切り出してみた。私の同僚はみな神経科の医師なので、引き続き自分は彼らの観察下に置かれることになる。だから大丈夫なのだと。私は外来患者として検査を受けに来ることを約束し、退院証明書にようやく署名できたのである。

彼らはそれでもなお不満そうだった。仕方ないので、私は切り札を出した。いとこから招待されていたディナーの件だ。レストラン「ラ・ピラミッド」に行く予定があり、人にご馳走してもらうのだと言うと、その場がどっとわき、美食家の彼らは互いに目を合わせた。そして、羨ましそうに微笑みながら、口々に「Va-t'en(とっとと行ってこい!)」と言ってくれたのである。その晩のディナーを、私はゆめゆめ忘れることはできまい!

記憶、想起、学習

記憶それ自体を観察することはできない。記憶は一連の電気パターンとして脳の中に蓄えられる。想起とは、ひとつの行為——つまりその一連の電気パターンを活性化することである。想起する時、私たちは言葉や電話番号、レシピなどを思い浮かべて意識に留める。あるいは、「心の目」と言われるように、想像のスクリーン上に視覚イメージを投影するだろう。

記憶は潜在記憶と顕在記憶とに分けられる。まず、潜在記憶は認識のみに関係している。ある老齢の女性は名前を思い出すことができなくても、相手が誰だかはわかっているということが彼女の感情から読み取ることができる。顕在記憶は活発な想起と関係している。ほとんどすべての記憶は、常に完全な無意識状態にある。記憶とはほとんど無意識な行為である。ピアノを弾いたり話をしたりするように、ある行動をコツコツと習得していきいったん身につけてしまえば、その行動さえ無意識的に呼び起こせるようになる。そういった行動を実行する時、たとえば、指をどう動かすか、あるいは舌をどう動かすかといった記憶に自分がアクセスしているという意識はまったくない。単に身体が動くだけなのだ。むろん、記憶の役割を意識することもあるかもしれないが、それはものごとを実行した後に過ぎない。この、いわゆる「手続き記憶」というものは、運動パターンのように比較的に自動的なのである。

ならば記憶を思い起こせない時、それらはいったいどこに蓄えられるのだろうか？　まさか、ファイルにきちんと綴じられているわけではない。もっとも最近の研究では、記憶は脳全体に広く分散した神経活動のパターンとして表れるということがわかっている。これを裏づける例として、たとえ脳の特定の部位に障害が起きても、ヒトや動物の手続き記憶までが消えてしまうことはない。

たとえば、記憶の中からある名前を取り出そうとする時、この作業で重要となるのは名前の保管場所を探ることではない。重要なのは名前の表象を呼び出すことである。このことを私たちは本能的に知っているのだ。人の名前を思い出そうと躍起になっている時ほど、実は想起を妨げてしまっているかもしれない。皮肉にも人はこういう。「忘れてしまっても、どうせ記憶は戻るよ」驚くなかれ、実際、その通りなのだ。しかし、なぜ記憶を一箇所に蓄えておかないのだろう？ 理由のひとつは、脳の「リダンダンシー〔余剰〕」にあるかもしれない。たとえば多くの人は、不具合が生じてコンピュータが壊れてしまうのに備えて、ハードディスクのプログラムをフロッピーなどにコピーしておく。脳も同じである。局所的に打撃を受けても記憶は失われないのだ。

記憶を分散して蓄えることにかんして、もっと積極的な理由がある。情報をできる限り多くの文脈や技術と関連づけることができるのだ。どの文脈が将来的に必要となるかはいつも明らかとは言えないから、新しい情報をできる限り関連のある文脈と結びつけることが有益なのだ。

バーモント州の農場を購入した当初、私は前の所有者が残していったガラクタの山を見て呆然とした。彼らの怠慢をいまいましく思いながら、倉庫と畑の区別がつかないほど積み上げられ山となった屑鉄を切り崩しにかかった。おそらく読者のみなさんの中には、ペチュニアが根をはった乗り物の残骸、雑草に覆われたワゴン車、根が絡んで古びた熊手、アサガオが巻きついたフェンスなどといった光景を見たことがある方もいらっしゃることと思う。都会育ちの私はそんなガラクタ山の処理に手を焼いた。不満をもらしながらも、汗を流し、満足がいくまですべてのガラクタを片づけたのだった。

そして次に倉庫の裏手の排水処理に取りかかった。一五歳の農家の少年に手伝ってもらい、離れにある、すでに崩れかかった納屋の壁から水を抜くために、水路を掘って石を並べ、流水パイプを走らせた。パイプは干上がっていた井戸まで引くことにした。ガチガチに固まった土になんとかしてパイプを通し、井戸をコンクリート・ブロックで囲い上げた。残すところは井戸蓋。家畜やトラクターの重みにも耐えられるほどの頑丈な蓋を、井戸の上に乗せるだけとなった。

「何を使って乗せようか?」私は少年に尋ねた。

「ワゴン車の車軸はどこにありますか?」少年は答えた。

その時突如、私は自分の記憶システムが、もっと汎用性の高いものであればよかったのに、と思った。長くて細く硬いワゴン車の車軸だけでなく、蓋の運搬に使い回せたはずの角材なども、私はすでに廃棄してしまっていたのだ! ガラクタ山、ゴミ捨て場、物置などの言葉に、一瞬にして新たな意味が生まれた。

自分がワゴン車を持っていなかったから、車軸など不要と捨ててしまったわけだ。しかし、よくよく考えれば、重いものを持ち上げる際に、重量に耐え得る道具として、捨てずに取っておくべきだったのだ（十分なスペースがあったのだし）。これと同じように、たとえば、「ボールをキャッチする方法」という手続き記憶について考えると、これは何も野球の試合に出てセンターを守るためというより、手と目を協働させるあらゆる場面で役立つ技能と言える。万が一、書斎の本棚の高い場所から本が落ちてきたとしても、頭に直撃する前にそれをキャッチする、といったように。

つまり、人間に備わるもっとも貴重な技術とは、プロの話し手、作家、音楽家、役者のような反復性の高い行為から、思い出したり感じ取ったりという一連の個人的な行為に至るまで、無駄のない神経連合を作り上げて行くことである。いわゆる一般的な意味での記憶、つまりヒトが行っている記憶は、神経生物学者が言うところの学習、つまり動物たちが行うような学習という行為に基盤をおいている。

学習の働きについて

驚愕反応への馴化《じゅんか》のように、単純な学習形式は意識にのぼることなく自動的に起こる。しかしより高次な学習ともなれば、たとえば、どこで、いつ、誰と恐ろしい経験をしたか、あるいは満足いく経験をしたかといった、記憶を意識的に保持することが必要となる。これによって将来、似たような脅威に出遭う可能性を避けたり、喜びを増加させることが可能となるわけだ。

これを達成するには、記憶にある二つ以上の情報を取り出し、相互の関連性を表象しながら連合させる必要がある。したがって、私の脳内の農場でも、車軸（金属）と角材（木材）はどちらもかなりの重量に耐え得るという共通点から、両者を連合することができたはずなのだ。連合することによって、後々役に立つかもしれないさまざまなカテゴリーに、車軸を当てはめることができるわけだ。長くて、硬くて、強いもの——たとえばこれを、トマトを栽培する時の支柱として用いることもできた。こういった論理的な関連づけは密接な連合を介して形成される。またこれは、特定の心脳状態ではごく標準的に行われている。夢や統合失調症の心脳状態では、連合が緩いことが特徴だ。

脳は二つの別々の脳細胞からさらに別のひとつの脳細胞に興奮を送り込み、即時的な連合を作り出す。そうやってネットワークを感作《かんさ》させていく。しかし連合学習によって瞬間的に記憶の連合を達成するためには、即時的に連合された情報と直接には関係のない他の脳細胞も、同時に活性化する必要があるのだ。花嫁と花婿が結婚するために、そこに牧師の存在が必要となるように。脳内で牧師役を務めるのが調節系の神経細胞で、神経伝達物質がこれを媒介する。結婚の儀式によって学習が達成される時、アミン（ノルエピネフリンとセロトニン）が牧師の補佐を行う。

神経細胞Aは神経細胞Bを感作する。しかし、もしも神経細胞Cが同期して活性化する細胞でなければ、神経細胞Bは馴化してしまう。先の結婚にたとえれば、AとBは愛情で引かれ合い興奮状態にはなるが、Cからの入力なしではAとBは互いに飽きてしまい、別の刺激を求め始める。関係は破綻し、記憶は生じない。夢は、AとBが激しく興奮している状態だが、調整役の神経細胞Cはそこに参加しない。ノルエピネフリンとセロトニンを利用できないため、連合も起こらなければ、結婚もなく、夢を見ていたことの記憶（近時記憶）もない。

夢とは、思い出されることのない一連の記憶なのである。神経細胞Cがないために、AとBの連合関係を永久的なものにすることができないからだ。神経細胞Bは、刺激を受けた経路を遡るために、Cを経由して間接的にAに接触する必要があるという実験結果が多く得られている。もしこれが直接的ならば、Bは情報がどこから来たかを伝えることはできない。つまり、記憶することができないのだ。

神経細胞Cとして機能を果たしているアミンは、レム睡眠の間は後退している。しかし、目を覚ますとアミンは回復する。A－B興奮はC細胞からの入力と再び連結されることになる。そのため、情報はより記憶に留められやすくなる。それではなぜ、私たちは夢を多少なりとも記憶していられるのだろうか？　それは、夢の筋書きを表象する神経細胞の活性が比較的低下しているとはいえ、完全になくなってしまうわけではないからである。さらに、目覚める時にこれらの神経細胞が急速に活性化して、本来ならば一時的にしか生じない夢の興奮を記憶として留めてしまうからである。現在、神経生物学者の多くは次のように考えている。調節系の神経細胞が投射先の脳細胞に引き起こす永続的な構造変化こそ、ヘビからヒトに至るまで動物界のあらゆるレベルに共通する学習と記憶の根本メカニズムなのだ、と。

記憶を管理する

記憶するために覚醒しなければならないとすれば、夢の記憶機能とはいったいどんな点であろうか？　私たちは記憶を強化しようとして夢を見ているのだろうか？　それとも忘れるために見るものなのか？　その理由は定かではない。しかし、何世紀にもわたって夢の定義を巡ってさまざまな議論が展開されてきた中で、夢の心理学的な性質にかんしてある共通した見解があった。夢の「超連合性」だ。私たちが夢を見る時に関連づけるカテゴリーはかなり広範にわたるため、過剰に深読みしがちであるということである。

要するに、車軸は竿、もっと言えば男根を表象するから、私が夢に見ることがないのだ、と彼らなら言うだろう。私が車軸や竿や男根や他の何かの夢を見るのは、それらがある特定の（またはいくつかの）広いカテゴリーと関連性があるからだ。夢の機能は、記憶を関連づけ、記憶の汎用性と重複性を促進させることである。ワゴン車の車軸は言うなれば外科用の探針であり、杭打ち機であり、テコであり、ドリルでもある。それは物を突いたり、打ったり、動かしたり、ひねったりすることができる。蓄えた記憶を有効活用するためには、表象をカテゴリーから簡単に取り出せる形で蓄えていかなければならない。

まだ証明には至っていないものの、心脳がノンレム睡眠とレム睡眠の二つの状態を行き来する理由のひとつは、記憶を強化し再編成することだと私は考えている。記憶の強化は固定を通じて起こる。つまり、私たちの日中の経験は、化学物質C（たとえばノルエピネフリンやセロトニン）によって、一時的に強化されたＡ－Ｂ連合として表象される。こうして強化された連合状態は、睡眠中に化学物質Ｃを取り除いてＤ（たとえばアセチルコリン）を増加させることで、一時的なものから持続的なものへと変化する。

記憶を長期的に符号化するために睡眠を必要とする、という説はまだ確定的ではない。とはいえ、このことを支持する証拠は数多くある。私たちは、眠ることによって、夢を見ながら一日の記憶を再活性化する。その時、心脳状態に変化が生じる。夢は記憶を短期記憶（あるいは近時記憶と呼ばれるもの）から長期記憶（あるいは遠隔記憶と呼ばれるもの）へと変化させる。これはおそらくは、睡眠中に遍在するアセチルコリンによるものだろう。

そういえば以前、同僚から、彼の大学寮のルームメイトの一風変わった学習習慣について聞いたことがあった。ルームメイトは会計学を専攻していたので、日々、何桁もの数字や数式、さまざまなケース・スタディを覚えなければならなかった。勉強時間になると彼はベッドくらいしか家具がない閑散とした自室にこもった。ベッドの上に、壁に立てかけるようにして置いた枕に寄りかかりながら、会計学の教科書を開き、時々余白にメモをとったりしながら、まずは四五分～一時間ほど読むことに集中した。それから短くとも五分、長くても一五分程度の居眠りをした。彼は目を覚ますと、もう一時間ばかり勉強をした。そして再び居眠りをした。このパターンを毎晩、三、四回は繰り返していた（もちろんパーティなどがなければの話だが）。夜間は他の学生と同じように普通に睡眠をとっていた。精神的な疲労を訴えるようなことはなく、そして彼はたいていの場合、自分が居眠りしていたことに気づいていなかった。他の学生が「今、うたた寝してただろう」と揶揄すると、「ほんの少しの間、目を閉じていただけさ」と言い返すのだった。

彼の脳はまるで漏斗《じょうご》のように、いっぱいになるといったん口を閉じ、有用な情報を蓄えて残りは捨てるという風に、次に備えて漏斗を空にしていたのだろうか？ 推測に過ぎないが、その可能性は十分にある。彼は成績優秀で、自室以外ではどんな状況下でも居眠りすることはなかった。本書でこの後に登場するトーマス・エジソン（一八四七〜一九三一年）だが、彼は「パワー・ナップ（昼寝）」を発明の源だと謳っている。メンロパーク研究所の階下で五分ほど昼寝をすることで、エジソンは発明に必要なデータをただ蓄えるだけでなく、彼独自の方法でデータを再結合するためにレム睡眠を利用していたのかもしれない。

情報を処理するために、脳の操業を停止する例は身近に溢れている。何かの問題に頭を抱えているような時、周囲の人から「一晩寝てから考えてみたら？」と言われて、翌朝になると問題が実に簡単なものに思えることがある。スランプ状態の作家が、編集者から「週末の間、原稿を引き出しの中に眠らせておいてみては？」と言われたところ、週が明けたらスランプを脱した、ということがある。丸暗記の課題を出された子供たちが目をつむって復唱する姿もよくある光景だ。ここでは完全に眠ってはいないものの、目をつむるだけで同様の効果を得ているわけだ。記憶増進のマントラを唱えて自分自身を軽いトランス状態にさせ、外部からの刺激を遮断し、過酷な暗記リストをコードしているのである。

睡眠中に想起される記憶の状態変化には、記憶の固定の他に三つの目的がある。神経ネットワーク内の記憶を同時に他のネットワークに分散させることで、記憶をより安定したものにさせること。形式的な特徴を共有するネットワークに、記憶を超連合的な方法で結びつけることで(たとえば、車軸を長くて硬くて強い別の何かと結びつけるみたいに)、記憶の用途をさらに広げさせること。用いられるべき手続きと連合することで、記憶を一層有用なものにさせること(たとえば、重たい物体をテコの原理を用いて持ち上げる、などのように)。この三つの付加的な記憶プロセスを、私はそれぞれ、「分散」「超連合」「手続き化」と呼んでいる。夢を見ている時の体験を心の中で振り返ってみると、これは筋が通った考え方に思える。

夢にはこの四つの機能を強化するいくつかの特色がある。レム睡眠は、記憶が固定されるまで心脳が新たな情報を受け取らずに済むよう、猶予を与えていると言える。短期記憶を長期記憶へと変換するために、化学変化、つまりアセチルコリンによる神経回路の調節が行われる。また、記憶を分散させるために、反復性の刺激で皮質回路を広範囲にわたって活性化させている。そして、超連合の機能によって、新たに感作された回路と、広いカテゴリーと複合的に連結するように与えられた回路を、同時に活性化する役割をレム睡眠が果たしている。さらに、手続き機能によってレム睡眠は、既存の行動ファイルにアクセスする運動プログラムを自動的に働かせているのである。

つまり、夢に現れる場面は無秩序なものであって、私たちはそこに何らかの筋書きを押しつけているのだ。しかし、そうすることで、記憶を固め、行動プログラムと結びつけているのである。これが、私たちに睡眠が必要な理由のひとつだ。しかしこの仮説が驚くべき示唆を含んでいるのは、睡眠という一見穏やかな様相が、すっかり誤解を与えてしまっていることにある。それどころか、レム睡眠の時こそ、脳内の運動プログラムはもっとも活性化しているのだ！　夢が明らかにするように、レム睡眠には走る、運転する、飛ぶ、泳ぐなどといった行動の錯乱が伴う。日中、私たちを動かしている中枢プログラムが、レム睡眠の間にぱったり休んでしまうということはないのだ。それどころか中枢プログラムにはひときわ力が加わる。よくよく考えれば、このことは理に適ったことだと合点がいく。中枢プログラムを使わないでいるうちに劣化してしまうことを防ぎ、覚醒時にプログラムを作動させるための予行練習をしているのだ。さらには、意味を担う豊かな基盤に、プログラムを刻み込んでいるのだ。

私たちはそれゆえに、行動主義とバラス・フレデリック・スキナー（一九〇四〜九〇年）に敬意を払うべきなのだ。とはいえ、夢と睡眠をこんな風に考えるとすれば、墓の中で眠るスキナーをがっかりさせるだろうか。脳は行動主義でいうところの「心を持たないブラックボックス」などではなく、行動手順がぎっしり詰まった一種のびっくり箱なのだ。そういう意味で、脳はあらゆる行動を生み出すまさに源泉と言えるだろう。これら心脳による行動プログラムは、知覚表象と同じく仮想的なものだ。行動プログラムの、口約束的な、ある種不確実な側面を指して、「虚構的」とさえ扱われてきた。しかし、それでもなお現実のものに他ならない。私たちの存在と成長において、行動プログラムは私たちそのものであり、私たちは行動プログラムそのものなのである。

覚醒、夢、空想における作話

心脳というのはさまざまな状態を淡々と物語る、いわばナレーターである。目覚ましが鳴ると、心脳はノンフィクション・モードに切り替わり、ナレーション体勢に入る。「起床時刻です。本日は水曜日、銀行に行くのをお忘れないように。午前中にはダウンタウンで診察があり、午後二時に病院でアポが入っています。夕方五時から始まるセミナーのお題は『夢と空想』。レストラン「チャオ・ベラ」での夕食のご予約をお忘れなく」

このレベルでのスケジュール確認なら誰でも行っている。私たちは日々を生きるために、行動プログラムが作動する一連のシナリオを書き出しているのだ。これを実行するために、近時記憶、遠隔記憶、見当識データにアクセスする必要がある。そしてそのシナリオを運動プログラムに結びつけ、実行する。この手順は日々の決まりごとのようになっているので、私たちは当然のことと思い込みがちである。

しかし、意識が前景化するのはあくまで部分的なものだ。私たちが何らかの行動に取りかかるやいなや、たとえば、歯を磨きながら鏡をのぞき込み、さらにこれと平行してナレーションが始まる。「今日のあなたは疲れた顔をしていますね」あるいは「笑った顔が素敵ですよ」と、あなたは鏡の中の自分に語りかけるのである。ジェイムズ・サーバー（一八九四～一九六一年）の『虹をつかむ男』のように、自己の空想世界に完全に入り込んでしまって、誰かがクラクションを鳴らすまで信号が変わったことすら気づかないという人もあるかもしれない。

随時行われている知覚、思考、行為と並行して進行する、心的活動の語り物のような調子は、内省、白日夢《はくじつむ》、放心、空想《ファンタジー》(個人的にはこの言葉が好きだ)などと呼ばれる。多くの人にとって、意識の背面ではかなり空想を行っているため、これを意識することはほとんどない。しかし、少しでも注意を払えば、空想があるレベルではいつでも働いていることに気づくだろう。この意識背面で行われる空想プロセスは、意識の前景で行われる実行プログラムと密接に結びついており、空想そのものが将来に備えた予行演習となることもある。空想には、また、最近行った第三者とのやり取りを復習する効果もある。私たちは自分自身に「……と言うべきだった」や「……は予想外にうまくいったぞ」などと語りかける。

もしも、自分が天才コメディ役者のウディ・アレン(一九三六年〜)であるならば——。あるいは、自分が天才アルバート・アインシュタイン(一八七九〜一九五五年)として生まれていたならば——。そんなことをちょっと空想するだけでも、このおかしな内省に楽しみを見出すことができる。エロティックな慰めを得ようと、自分をヘンリー・ミラー(一八九一〜一九八〇年)やジョセフィン・ベーカー(一九〇六〜七五年)になったと想像し、頭の中でとことんまで貪欲な愛人を演出することだってできる。この意味で空想とは、平凡で新鮮味を欠いた日常から想像力と創造性に溢れた別世界へと逃れる、無限の可能性を秘めた自分だけの芸術空間、いわばプライベート・シアターなのである。

私が学生のころだからすいぶん昔の話になるが、ある時友人から、彼が感じている極度の不安についで打ち明けられたことがあった。夏休みの間、彼はニューヨークでアルバイトをしていた。超高層ビルの骨組みの上で鋼鉄用材を運ぶという仕事内容で、賃金はよかったが、その分、精神的な代償は大きかった。「特に最悪なのは、現場の同僚とまったく会話ができないということさ。ビルの上で鉄筋伝いにリベットを運んだりする時、仲間の協力やみんなの連帯感が欲しいと思うだろ。それである時、ビルの最上階、それも外側の梁の先端にいる時に、溶接作業の仲間の一人にちょっと話しかけてみたんだ」

「すると『黙って作業をしろ！』と溶接工のリーダーに怒鳴られたんだ。『今、お取り込み中なんだよ』と。どうやら『お取り込み中』とはセックスを空想してるという意味らしい。要するに、彼は『俺は空想のセックスの最中なんだ』と怒っていたわけさ」

「その後、一階のロッカー・ルームでリーダーが言った。『あの時、俺は頭の中でガールフレンドとセックスしてたんだ。お前もセックスの途中で邪魔されたくないだろ？』」

この奇妙な体験談を私たちはどうとらえるか。空想に逃げることで、不安を回避できるということだろうか？　脳は冗談を真に受けるほど愚かではなく、同時に複数の仕事がこなせるということだろうか？　あるいは、空想とは、私たちの中に絶え間なく流れる潜在的衝動を表象するもので、この衝動こそ生存戦略上有益である、というのだろうか？

精神分析が幅をきかせていたころ、先の溶接工のように空想の中で性欲を満たすという露骨な願望の例からもわかるように、空想と夢には深い関連性があると一般的に考えられていた。覚醒時には、社会的に受け入れがたい衝動を取り締まる門番が非番の時、門を突破して生じるのが夢だというわけだ。したがって空想と夢は、どちらも抑圧された無意識から生じるもの――当時はこのように考えられていた。しかし、フロイトと縁を切ったはずの現代の心理学者の多くはなおも、空想と夢は質的に似たものであるととらえている。空想と夢は、秘められた禁断の欲望をコード化する神経回路が未分化〔つまり不完全かつ露骨〕に活性化した結果なのだ、と考えているのだ。

もしこれが本当だとすれば、同一人物から得られる空想と夢の報告に、形式上の相違点はないはずだ。

ではここで、デリアの空想の報告文を見ていこう。

ストレスの多い職場での一日を終えて、大学へと車を走らせている時のこと。「一緒にアフリカで霊長類の研究をさせてほしい」と教授に相談を持ちかける自分の姿を想像した。教授は私の申し出に感激し、私は家族にそのことをすっかり話す。家族もそれがまたとない良い機会と思っていてくれるからだ。アフリカに行くとなれば、数ヶ月間は家を空けることになる。予防接種を受けに行くこと、アフリカに持っていく衣類などを買いに行く計画を立てた。それから、オランウータンを追ってジャングルの中を歩く自分の姿を想像した。オランウータンはゴリラよりも行動が予測しにくいので、私は気が休まらない。そして、夜、テントの中で日記をつける自分を想像した。自分自身に腹を立てていた。家族と遠く離れていることが辛いのだ。これまでならチャンスがあれば受けようと思っていた冒険だったが、ためらわずに飛び込んでいくことはできないだろうな、と思った。

デリアの空想はデリアの夢といくつかの点で違いがあるように見える。では具体的にどのように異なるだろうか？　そこで同一人物から集めた空想と夢の報告が識別できるものかを調べてみることにした。もしも見分けがつくとすれば、根本的な性質の違いとはいったい何か？　ハーバード大学心理学部の学生らの協力を得て、授業時間内に報告文を回収した。その実験結果から、夢と空想が、広い部分で共通している（多くの心脳状態の特徴を共有している）ことがわかったのだが、そこに明白な違いがある（それぞれ独自性を備えている）こともわかったのである。

夢は、空想の二・五倍も「密度が濃い」ことがわかった。要するに、夢にはよりたくさんの人物が登場し、設定も豊富で、おおむねどの夢も細部まで作り込まれ、とても変わっている。また、設定はたいていが遠くはなれた場所であることが多く、今日行った場所や、日中に車で行けるような場所はほとんど出てこない。仮に夢の中で時間が特定されていたにせよ（通常は特定されていない）、「現在」からの飛躍が、空想よりも激しい傾向にある。

デリアの空想を、気球に乗ってパリ上空を飛ぶ夢の長い報告文と比較してみると、その違いは一目瞭然だ。空想では登場人物は教授一人だけ。教授は彼女の生活に実存する人物である。夢では登場人物は四人。うち一人（ホテルの女性）は曖昧な存在だ。空想の中で場面は変わるが、それらは常識的で事実に即している。常軌を逸していたり（気球で飛ぶ）、あり得ないこと（アルアクサ寺院がパリにある）が現れたりすることはない。デリアの空想は特定の時間で起こり、暦に則してさえいた。一方、夢の場面は過去と未来の不自然な歪みの中で生じていた。夢と空想における場所、人物、時間の違いは、夢は自分が覚醒していると思い込んでいるのに対し、空想では実際覚醒している、という違いに由来しているのではないだろうか。これは次のことを意味している。空想では、「今・ここ」に通じる扉が開かれ、特定の場所、人物、時間への言及までがこの扉を通過することができるのに対し、夢では、「今・ここ」に通じるドアは、目や他の感覚器と一緒にぴたりと閉じられてしまっているのである。

夢に登場する人物は、登場する人の数が多いばかりでなく、人物たちの正体が曖昧なのも特徴だ。デリアの父親のように、夢を見ている当人がよく見知った人物でさえ、奇妙な特徴を呈しているが、空想ではそのようなことはない。誰か別の人物にすり替わるという夢特有の現象を、空想では決して見ることはない。夢に見られる人物の変化は「変貌」と呼ばれている。自己暗示によって空想を膨らませ、一人もしくは二人の人物になりすますことができる人も中にはいるが、しかし本人が心脳をおもむくままにさせておく限り、こうしたことは起きない。

これまで述べてきた内容が、いったい記憶とその伴侶である作話とに、どんな関係があるというのか？　記憶と作話のどちらのプロセスも、生みの親なる心脳状態によって規制されている。覚醒している時も、夢を見ている時も、作話することができる。しかし、作話を生み出している源が違っているため、その生成過程は異なると考えられる。

意識の前景にある問題解決型の認知と、意識の背面にある空想という文脈——。二つの境界線は普通ならはっきりしているのに、曖昧な時もある。もっとも曖昧になるのは精神病患者の場合で、きわめて悲惨だ。その差がすっかりつかなくなってしまう。精神疾患では架空の物語が正常な思考にとって代わってしまうからだ。

ベルタルの母親が彼を精神病院に連れて行こうとした直前の出来事である。刺激的なテレビ番組がベルタルの作話衝動に火をつけた。結果、エディプス傾向のある精神疾患的な作り話が始まった。

病院の入院許可がおりる二日前の晩、ベルタルと母親は出産にかんするテレビ番組を観ていた。この四八時間で、出産のことにすっかりとらわれてしまったベルタルは、最近母親の体重が増えたのは、二人目の子供を宿したためだ、と確信するに至った。ベルタルを病院に連れて行く日、母親は「ドライブでもしましょう」と言ってベルタルを車に乗せた。ベルタルは過去に二度ほど通院していたので、自分が精神病院に連れて来られたことはわかっていた。それにもかかわらず、彼は受付スタッフに、母親が妊娠しているが、自分では赤ん坊を取り上げることができないのでここに来た旨を伝えた。署名を求められた時も、ベルタルは「父親はサインができないから」と言いながら、父親の名前を書いたのだった。

デリアが仕事上のストレスからアフリカで霊長類の研究をする自分を空想したように、ベルタルは過激なテレビ番組が起爆剤となって、母親が妊娠したという精神疾患性の作り話を始めた。両ケースとも、現実の刺激が、その創意に溢れ精緻でさえある作話の引き金となっている。また、デリアもベルタルも、作話の中で異性の親との関係に焦点を当てていた。さらにデリアの空想もベルタルの精神疾患も夢のようでありながら、比較的少数の現実の人物が絡み、一貫性あるテーマを備えていた点で、夢とは明らかに一線を画していた。このことは、夢と、空想や精神疾患を隔てる大きな相違点が、作話の汎用性にあることを示している。

夢の継《ドリーム・スプライシング》ぎはぎ実験

夢にかんするもっとも重要な解釈（私にとって常に確かであること）とは、夢には細かな部分で混乱状態はあるものの、全体的な筋書きは統一されていることである。一晩に見る一続きの夢は、本でいうところの章に似ている。平たく言えばこういうことである。頭の中には並外れて有能なシナリオライターがいて、個々のイメージが雑然として曖昧であっても、全体像としては明確なものとして書き表してしまう！

高次レベルでの夢の設定には一貫性がある、私はてっきりそう思い込んでいた。そのため、研究報告会でこの疑問の余地のない実例を示せるものと私は完全に浮かれてしまっていた。夢報告を読めば、なるほど、夢の当事者はある場所からある場所、またはある大陸から別の大陸へと飛び回ることがわかる。だが、夢全体は、密接な関連を持った一続きの糸によって、しっかりと結びつけられていると私は思った。設定、人物、行為はかなりちぐはぐだが、夢はそれを見ている人の日常生活について何かを物語るもののように思えた。「フレーム・シークエンス」と私が呼んでいたもの（すでに葬り去った言葉だが）に目が眩んでしまっていたのだ。「夢で見ているものは意味不明ではあるが、全体としてはまとまりがある。夢は物語だよ」私はそう言い放った。

「なぜそれほど確信が持てるのかい?」同僚のボブ・スティックゴールドが尋ねてきた。「僕にはちっとも確かだと思えないよ」ボブは数日間考え抜いた末に、シンプルだが私には思いもよらない夢の一貫性を試す実験方法を思いついたのだ。彼はそれを「ドリーム・スプライシング」と呼んだ。その実験方法がどのようなものかご説明しよう。

私たちは二〇人の被験者から、二〇の夢の報告文をランダムに回収した。各報告文はほぼ同じ長さで、一箇所だけ場面転換を含むものであった。ここから一〇の報告文を取り出し、場面転換する部分をハサミで切り離した。つまり一〇の前半と一〇の後半ができたというわけだ。私たちはこれをさまざまに継ぎ合わせてみた。ある報告文の前半と後半を入れ替えてみたり、ある報告文の前半に別の前半を継いでみたり、別々の報告文の後半同士をくっつけてみたり。

そして研究報告会のメンバーたちに、継ぎ合わせた一〇の夢と、継ぎ合わせていない一〇の夢を見せて、どの夢報告が別々の文を継いだものか、どれがそうでないか聞いていった。もし夢が何らかの特定のストーリーを成すものならば、「そうだ、その夢は完全な物語だ」とか「いや、これは明らかに継ぎはぎした文だ」などと答えられるはずだ。

その夜、私は自分でもこの実験を試してみた。これを解くにはかなりの苦戦を強いられ、三つめの夢に取りかかるまでに、なんと三〇分も要したのだった。頭痛がしてきたのでしばらく作業を中断した。屈辱、恥ずかしさ、罪悪の念が私を激しく突いた。いったん出した解答を何度も撤回するなど、さらに三時間以上この作業に費やした。結局、私の努力は無駄に終わった。継ぎ合わせた夢と完全な夢を識別することはできなかった。どこにも物語などなかったのである。

この結果は、夢の個々の場面は物語風の統一を成すように見えるかもしれないが、場面同士には何らつながりはないことを意味している。夢を見ている人にとって夢は一貫したもののように映るかもしれないが、報告文を見てみれば明らかだ。文脈上に一貫性はない。夢にははっきりした区切り(分節点)がある。分節ごとの内容は特定の制約があり、脳はそこを飛び廻るのである。起きている時、私たちはひとつの主題に何時間でも集中できるが、眠っている時は何分と持たない。フロイトは夜通し見る夢を、総じて完全体を成すと考えていたのであり、今なおそう主張する人もいる。しかしそれはあり得ない。先ほどの実験ではどうやってもそれを実証できないのである。

誰の夢を見ているのか?

自分の夢は他人の夢と同じだろうか? ドリーム・スプライシングの実験結果は、そうである可能性について、いやおうなく考えさせられるものだ。つまり、心脳状態の変化によって生じる夢、その形式的特徴は万人に普遍的である。また、夢で見る内容は、見ている人の個人的な選り好みや優先順位は反映されない。その一方で、夢を見ることは決して回避できない。

まだまだ成すべき研究が山と残されているが、夢で記憶喪失になったり作話症に陥ったりするのは、脳状態のその厳然とした性質に起因することが明らかになるだろう。夢をロマンチックなものと考え、神のお告げだと解釈し、夢は秘密の暗号を解く鍵が隠されていて、それを解読すれば人生観をがらりと変えることができると信じることもできよう。しかし正直なところ、そういった発想は、本心から信じ込んでいるというより、実はもっと低俗なもので、夢を賛美する夢想家たちの過度な思い込みに踊らされた結果だと、私は考えている。夢は自由なものだ。夢想家たちは、夢の解読サービスを提供してやると言って、金稼ぎをしているわけである。

何はともあれ私たちは、実際にはそうでないのに、夢が完全な物語だと思い込んでしまう傾向がある。つまり、欠けるところがないように見える文脈なら何でも、完全で統一性があり、単一の目的があるものと判断してしまうのが、心脳の主要な性質のひとつということがわかる。整合性がない場合でも、そこに無理矢理、整合性を押しつけてしまう。このことは誤った夢解釈を生み出してしまっただけに留まらず、人文学のような、解釈学的な学問をきわめてややこしいものにしてしまう。

今や、「夢を見ている人を起こしてみれば精神疾患がわかるだろう」と語ったフロイトやユングの正しさと同時に、彼らの犯した過ちを、もっとはっきりと理解できるはずである。そう、デリアの夢と空想とベルタルの精神疾患は、作話的である点では類似している。しかし、夢の作話は細部に凝り複雑かつ大規模であるため、空想や精神疾患とは明らかに異なっている。アルコール禁断症のDT（振戦譫妄《しんせんせんもう》）のような器質性の悪質な精神疾患で見られる作話だけが、本当の意味で夢と似ているわけだ。つまり、空想、夢、精神疾患はいずれも同じ心脳状態の延長線上にはあるが、それぞれ異なる特徴を持つ。その特徴は、それぞれの固有な脳活性パターンを反映しているのである。

第八章
見ることは信じること――知覚と幻覚

「我が目を疑う」という表現は、常ならぬ出来事に遭遇した際にしばしば用いられるものだ。つい先日、この表現を使う場面に行きあった。コンドミニアムのテラスに立っていたところ、眼前に広がる砂浜を山羊《やぎ》の群れが歩いているのを見かけたのだ。ルイス・ブニュエル（一九〇〇～八三年）の映画の一幕さながらだった。杖を持ち外套を着て、山羊を追い立てる元気な犬を伴った牧童すらいたのだ。しかしこれは映画ではない。なぜ砂浜に山羊が？　自分は気が触れてしまっていたに違いない。

しかし、あっさりと説明がついた。本書の一部を執筆するために訪れたのはシチリア島。ここは農耕牧畜の過去と都市化された現在が渾然一体となった土地柄だ。浜辺に建つコンドミニアムの前を行き過ぎる山羊の姿、このいかにも不釣り合いな状況も、ローカルな社会経済的な条件を考えれば至極当然のことである。

山羊の一団に驚いていたのはよそ者の私だけだった。山羊はタオルミナを囲む高い山々の牧草を食べに行くところなのだと、通りかかった地元の人が穏やかな口調で教えてくれた。

事実、私たちは我が目を信じなければならない。我が目こそ頼みの綱なのだ。目に見えているものが怪しいと疑い出せば、私たちは自信喪失の深みで溺れてしまうだろう。たいていの場合、自分の目を信じてよいのだ。つまり、砂浜には本当に山羊がいたのである。

しかしなぜ、モノを見るという行為を担うものが目であると確信できるのか？ 自分の夢体験を思い合わせれば答えは明白だろう。そう、確信などできないのだ。心脳が備える視覚システムは、世界を完全にシミュレートしている。あまりにも完璧なシミュレーションであるため、睡眠に入り夢を見る度に、私たちは一杯食わされることとなる。私自身もだまされる。デリアだって、そしてベルタルだってだまされる。私たちを混乱に陥れるには、外的な刺激と内的な刺激のバランスが、ほんのわずかに変化するだけでよい。これは、実際に「何かが見えていること」〔視覚〕が心脳内で生じているからだ。見るものが「そこに在《あ》る」という確信なぞ、単なる思い違いなのだ。

私たちが「見ている」視覚像《イメージ》は、リアルな世界の表象にすぎない。顔を一本の木に向ければ、目は木から反射される光波を受け取る。光の入力は脳で計算され、計算結果は神経細胞に蓄えられたデータと照合され、その光信号が木を成すものだとわかるのだ。複眼を持つハエでは、同じ光信号がまったく異なった視覚像を生み出す。ところで、建物や人体などの温度の高い部分と低い部分をコンピュータが解析し色別に表示した赤外線映像を、みなさんも見たことがあるかと思う。物体は同じ光波を発するのに、受け手（この場合は画像化装置）が異なる情報として「見る」のである。

聴覚も同様に働いている。犬笛について考えてみよう。犬笛はかなりの高周波を発する。私たちヒトには聞こえないが、ポチは走ってやって来る。なぜ人間には聞こえないのだろう？そもそも、私たちの鼓膜に達する音波はイヌに届くものと変わりない。しかし、イヌの脳が犬笛の音波を処理できるのに対し、私たちの脳ではそれができないのである。

ものを見ることや音を聞くことは知覚である。目や耳は、私たちの周囲で何が起きているかを逐一脳に報告すべく、絶えず世界を精査している。入ってくるシグナルを処理するまで何ごとも直接感知できないため、ある意味で私たちは常に正気と狂気の境目にいるようなものと言えよう。しかしなぜ、心脳はそんなリスキーな設計となっているのか？　その微妙なバランスはどう保たれているのだろうか？　覚醒から夢へ、夢から覚醒へと変化する心脳が、そもそも、私たちを狂気から守る役割を果たせるのか？　また、心脳状態理論は、私たちがどうやって知覚し、どのようにして知覚に狂いが生じるかを説明できるのだろうか？　これらの問いに答えていきたい。

どのように物を見るか

物を見るために、目はいつも動いていなければならない。実際、関心の対象にじっと視線を据えている時でさえ、眼球は常に動いている。まさかと思うだろうか。たしかに、眼球の動きを自分で感じることはできない。実際、目の動きを確認することさえできない。鏡に向かって自分の目を見てみるとよい。あるいは恋人の目をのぞき込んでみていただきたい。それでもなお、信じられないのではないか。しかし、論より証拠という言葉もある。

見ている対象が静止している時でさえ、目は気づかぬ間にも絶えず動いている。視覚の研究をしている科学者は、この動きを測定するために眼球運動解析装置を使用する。ごくわずかではあるが、すばやく小刻みに動いているのが眼球それ自体であることがわかる。あなたが普段、その動きに気づかない理由のひとつに、知覚する像が跳んだりぶれたりしないよう、脳が動きを動きでもって相殺することが挙げられる。ビデオが画像のちらつきを防止する原理と同じだ。もしも目の筋肉〔眼筋《がんきん》〕が麻痺したら、視覚は消滅してしまう。つまり、眼球運動がないところに視覚は生じないのだ。

逆もまた真である。科学者が網膜をライトで照らし、脳に送られた電気信号を記録してみると、光源を動かしたり、光をつけたり消したりするだけで、網膜の神経細胞を刺激できることがわかる。網膜の細胞は、光の性質の変化にだけ注意を向け、変化しない性質には無関心なのだ。眼筋を麻痺させる以外にも、視覚を損なってしまう方法がある。目に指令を送る脳幹の細胞が障害を受けると、特定の眼球運動ができなくなってしまうのだ。驚いたことに、脳幹の細胞が失われている人が目を動かそうとしても上手くいかない。逆に世界それ自体がちらつくように見えてしまう。こうした幻覚が起こる理由は、脳幹が眼筋に運動指令を送る際、同時に大脳皮質の視覚野にも指令を送り、次のシーンの変化を予測するためである。心脳は目が動くことで視覚映像が跳んだりぶれたりすることを防ぐために、こうした信号を使う。視覚の心脳は、脳幹の運動指令を大脳皮質の感覚位置データへと変換することで、像を絶えず補正している。先ほどの患者の例では、眼球運動の補正を行おうとするものの、眼球運動が実際には行われていない。その結果、ちらつきが内側から生じてしまうのである。

覚醒中でも、睡眠中と同じく眼球運動を記録することができる。まず被験者の目の周囲に電極を取り付けて静止した標的に視線を固定させ、標的を動かすのに合わせて目で追ってもらうのだ。覚醒している被験者の記録から、一秒間に二〇回以上も目がすばやく運動することがわかった。動物実験から、この動きには非常にたくさんの脳幹の細胞がかかわっていることがわかっている。その動きはごくわずかなものとはいえ、網膜に届く光をかなり変化させる。これによって脳は画像処理を行えるのだ。

視覚とは二重の幻覚とも言える。世界は固定しているが、目を動かすことなしに自分の目の動きを見ることはできない。逆に目を動かすことで像をちらつかせる。そして再びこれを脳で修正することで、最終的に幻覚が安定するしくみというわけだ!

これでもなお疑問に思うのなら、次のように考えてみるとよい。眼球運動記録装置をセットし、あなたの目の位置をスクリーン上に光の点として映し出してみる。つまり左右の目が動くと、その点も動くようにする。さて何が見えるだろう? スクリーン上を動き回る点が見えるだけだ。しかし、あなた本人にはその点が動いているようには見えていない。複数の点が並ぶように映っている。同じ部屋にいる他の人には点がスムーズに位置を変えて動くように見える。これは「視覚消去《ビジュアル・ブランキング》」と呼ばれる作用で、実際に目が動いている間は、視覚が抑制されることを意味している。

このプロセスを考える際、映画のリールがどのように動くかを思い浮かべてみると良いだろう。黒い枠が画像のひとコマひとコマを区切っている。映写機がリールを一秒間に一二コマ以上の速さで写し出すと、人の目がスクリーン上にその黒枠を感知することはなくなる。なぜなら、黒枠はすばやく消え去っていくからだ。これが視覚消去だ。あなたは、スクリーンに映された物の動きを断続的というより、むしろ連続的なものに感じる。映写機にリールが垂直方向に適切にセットされていない時にテレビ画面に現れる黒い帯も、同様の現象によるものだ。実際、映写技術者たちはこの空白化を「垂直帰線消去《すいちょくきせんしょうきょ》」と呼んでいる。

睡眠剥奪と幻覚

「正常」な視覚は現実世界の複製でしかないという事実を認めれば、どのようにして心脳が完全なる偽りの視覚を創り上げるかが、もっと楽に理解できよう。理解が進めば、自発的に心脳状態を変え、健康増進を図ることだって可能だ。同様に、宗教体験に関心を持つことでも、そうした心脳の変化は可能だ。もし何かしらの「ビジョン」を得たいのなら、簡単な方法がある。

ビジョン、幻覚、夢——何と呼んでも構わないのだが、これらは、精神的な真実を追い求める人々によって積極的に引き起こされるものである。トランスやメディテーション、または何らかの儀式行為の実践から、心脳が特異な状態となって、そうした知覚がもたらされることもある。奇妙で示唆に富む例として、一七世紀のスウェーデンの植物学者で福音伝道者に転向したエマヌエル・スウェーデンボリ（一六八八〜一七七二年）の事例が挙げられる。スウェーデンボリは己のビジョンにしたがい、プロテスタントの一派の新エルサレム教会を創設した。彼は興味深い手法を用いてビジョンを誘発し、自身の宗教的教義を説いたのだ。その手法とは睡眠剥奪である。

スウェーデンボリは「科学」がまだ知識や全知という言葉と同義に使われていた時代に活躍していた。当時、科学者たちは知識の幅と深さによって評価されていた。スウェーデンボリの知識は幅広く、植物学、動物学、地質学、天文学などさまざまな論文を書いた。彼はまた、科学は究極的には神に通じるものだと確信していた。しかし、父なる神が、彼の顕微鏡や望遠鏡のレンズの中に現れることはなかった。

落胆することはあっても決してくじけることなく、スウェーデンボリは内的観察、いわゆる「洞察力」を磨ぐことを目指した。夢が神の啓示であるという中世の科学者たちの立場を復活させ、夢を増感し亢進させるプログラムを体系的に立ち上げた。彼の用いた手法は古典的ながら効果的であった。私も自分の実験でその方法を試すようになった。教祖としてのキャリアを成し遂げようとしている人もいれば、専門家が言うほど夢が頻繁に起こり、時間的にも長いものかどうかを単純に確かめたいだけの人もいよう。ともかく誰もがスウェーデンボリの方法を試すことができるのだ。

ルールはごく単純だ。⑴夢日記をつける、⑵不規則な生活を続ける、⑶眠りの必要性が満たされる前に起きる。ただこれだけのことである。

スウェーデンボリが見出したように、夢に注意を払うとその存在をもっと気にするようになり、見た夢を日記に綴るとますます夢に注意を払うようになる。そうしてもっともっと夢の存在に注意を払うようになる――。日記をつけさえすればいい。しかし、もしも不規則な生活を続けていけばどうなるだろうか。予期せぬ時間に起きてしまう傾向が強まっていき、夢の直後、あるいは夢の真っ最中に目覚めてしまうことも多くなる。

夢の内容にかんして、私はここでは何も触れていない。事実、内容は問題ではないのだ。しかし何か宗教的なビジョンを期待するなら、自分の力でそれを導くこともできる。フロイト派的、あるいはユング派的な夢が見たいとすれば、その夢を誘発することも可能だ。夢の内容は状況にかなり依存している。これが科学では、夢の内容ではなく、夢の形式《フォルム》に注目する理由である。夢の形式は普遍的なため、脳活動を忠実に反映するものだと考えると、合点がいくのである。

ここまでは、夢の頻度を増加させる点についてのみ、話を進めてきた。しかし睡眠を剝奪すると、スウェーデンボリや彼に続く人々が指摘したように、夢の激しさもまた増大する。夢への衝動は、空腹、喉の渇き、性欲などの本能と似ている。しばらく中断すると欲求は増加し、そして満たされた時の充足感も増す。スウェーデンボリは、夜通し起きたり日中に断続的に眠ってみたりすると、夢がいっそう激しくなることを見出した。つまり、彼にとって、宗教論や日々の実践を適切に改革していくために、いったい何をすべきかという神の託宣が、頻繁に下されるようになったのだ。

レッドアイ・ビジョン

夢を見ることとの必要性――というよりも、「内的に生成される刺激を知覚すること」の必要性は、想像する以上に強い欲動である。数年前のある時、私はそのことを自分自身の経験から学んだ。カリフォルニア州アナハイムで五日間ほど多忙な学会に参加した後、通称「レッドアイ・フライト」と呼ばれる夜行便で、ボストンに戻ることになっていた。フライトの間、私はいつものように睡眠をとることができなかった。魅力的な女性の同僚が隣の席だったからだ。会話がはずみ、一睡もできなかったのだ。

エリー湖が朝の光を受けて眩いばかりに輝き始めたころ、ボストンに到着した。その頃ちょうどボストンを覆っていた高気圧のおかげで、ニューイングランドの秋は彩りを増しているようだった。抜けるような青い空、気温は高く、空気は乾燥していた。毎年恒例のバーモント旅行が控えていたので、私は空港で家族たちと合流した。睡眠不足だとわかっていたので運転はせず、私はステーションワゴンの後部シートで、仮眠でもとろうかと考えていた。しかし、道はでこぼこだったし、子供たちがおおいに騒いでくれた上、さらに機中での偶然の同席者もあって、結局一睡もできなかった。

農場に到着したら、まずは薪を並べる作業に取りかかろうと考えていた。おそらく晩に火を起こすことになるだろう。この青い空同様、私の思考も澄みわたっていた。ひとまず仮眠をとってから、雑務に着手するとしよう。気分がいい。良すぎて、興奮気味だと感じるほどだ。疲労感はない。グロッキーな気分にはほど遠く、夢見心地や白昼夢などもない。その時、私の頭は冴えわたり活力がみなぎっていた。

軽めの昼食の後（アナハイム時間、午前八時頃）、私は薪小屋のトタン屋根の下で、束ねた薪をきれいに積み上げていた。小屋の中はいくぶん暗かったが、辺りを見わたせるほどに日は差していた。と、その時突然、呼んだ覚えもない人の気配がした。男は私の右肩越しの背後に立っていた。最初、その姿をはっきりとらえることはできなかったが、明らかに気配を感じた。私は振り返って、日が差し込む方向に目をやった。やはり思った通りだ、男がいる。問題は、使用人など雇ってはいないということだ。いくらフレンドリーなバーモントの住民たちだって、ふつう、人様の家にそんな訪ね方はしない。しかも赤の他人の家だ。その上、私はこの男にまったく見覚えはなかった。まるで伐木機の振動の如く動悸は高まり、私は恐れおののいた。

私は小屋から逃げようとしたはずだったが、覚えていることと言えば、目眩《めまい》、むかつき、混乱などでフラリときたことだけ。そのまま、男を見た場所から五メートルほどの場所に倒れてしまった。我に返って立ち上がると、小屋には誰もいなかった。ほっとした。落ち着きを取り戻してから、薪を並べる作業に戻り、なんとか仕事を終えたのだった。夕食の際、私は家族に未知なる男との遭遇について話した。

息子のクリスはその奇妙な遭遇がどれくらいの間の出来事だったかを知りたがった。たぶん、二秒くらいのことだったと思う。明らかに五秒以上ではない。それからどうしたの?と、クリスに尋ねられても、私は強烈な恐怖と不安を伴う幻視を見たとしか答えられなかった。幻視が先だったか恐怖が先だったかを述べることは困難だった。おそらく同時だったと思う。初めはどちらの要素もごく軽いものだったが、同時に増幅していった。まるで悪夢と発作がひとつに合わさったようだった。思えば、最初から何か不思議な雰囲気はあった。ぼんやりとした人物の気配。そうして私は振り返り、男を見た。一瞬のうちに恐怖を覚え、意識が遠のいた。そしてぐるりと体をねじると地面に吸い込まれるように倒れたのだった。

その幻覚はこれまで経験した中で唯一、幻覚らしい幻覚で、脳波は正常だったことをここに報告したい。私は後にも先にも発作を起こしたことはない。さらに、私を少々変わり者で偏屈者だと思う人もいるかもしれないが、自分では悪い意味での「精神疾患質」ではないと考えている。だとすれば、先の経験をいったいどう説明すればよいか?

すぐに閃いたのはこんな筋書きだ。ロサンゼルスからボストンへの夜間フライトの間、一睡もできなかったことが、脳に過剰な興奮を引き起こす引き金となったのだ。通常なら外因的刺激のみに反応する視覚神経細胞が、まるで制御を失ったかのように衝動的に自然発火していたに違いない。

眠りから覚める時、アミンがアセチルコリンを抑制することを思い出そう。レム睡眠の時では、アミンは夢という幻覚の引き金となるアセチルコリン分子を抑制できない。レム睡眠をとると、翌日、アミンによるアセチルコリンの抑制はいっそう効率を増すのだろうか? もしそうだとすれば、睡眠剝奪を受けて私の心脳ではアミンが休息できなかったため、薪小屋にいた時にアセチルコリンの過剰な重圧に耐えることができなかったのだろうか？　この筋書きは真剣に検討されてしかるべきだと私は考えている。なぜなら、睡眠剝奪の有害な作用を説明するばかりでなく、睡眠それ自体の有効性についても説明するものだからだ。

スウェーデンボリと私の話をまとめると、ある見通しが立ってくる。内因的に生じる電気的な興奮と抑制のバランスが過剰調整されてしまうと、心脳はいつでも発作様の幻覚の縁にあることになる。この理論だと、眠りは興奮と抑制のバランスをとって安定させるのである。それにより、知覚は世界を再生産するものの、まったくのニセ世界を産み出すほど創造的ではない。では、突如、暴力的に、電気的な興奮状態にバランスが傾いた場合、私たちにどのようなことが起こるのだろうか？

発作としての夢

電気ショック治療の手荒さには毎度驚かされるし、恐ろしくさえある。基本的に心脳には、エジソン社のプラグが差し込まれているかのように電流が流れている。そして電流によっては発作を起こしてしまうほど、脳細胞は大規模に活性化する。発作の後はしばらく意識がとんでしまう。私がまだ精神科の研修医だったころ、電気ショック治療を道徳的にも理論的にも受け入れられなかった。ただ手荒に見えるだけでなく、それを扱うこと自体がよくわかっていなかったのだ。発作を起こす筋収縮のリスクを減らすために、ショック治療を受けている患者はクラーレ〔訳註――筋弛緩作用を持つ毒矢の成分〕に似た薬品を投与される。恐ろしい療法に加えて、この薬品は筋肉を部分的に麻痺させるため、呼吸器系が抑制されてしまうリスクまで患者は背負うことになる。

そんなわけで、ある日、うつ病の男性患者が精神病院の外来にやってきて電気ショック療法をしてほしい、と言ってきた時の私の驚きと狼狽《ろうばい》は、容易にご想像いただけるだろう。私は彼に、もっと安全で、電気ショックと同じような効果が得られる薬がありますよ、と助言した。実際には、多くの場合、電気ショック療法では劇的な効果が期待できる。この特別な患者は薬物治療も電気ショック治療もすでに試しており、後者の方が手っ取り早い上、薬物治療のような副作用がないことを知っていた。彼は、うつ状態の恐ろしい泥沼に沈み込んでしまうのを防ぐには電気ショックが三、四回は必要だと主張した。そしてそれを受けなければうつの状態が半年は続いてしまうと恐れるのだった。

私はカルテを確認し、念入りに問診をした後、要求通りにショック治療を行った。男性が言っていた通り、彼の気分には明るさが戻った。今となっても、折に触れ、私はその患者を思い出すことがある。彼の発作がどのようなものだったかここに説明しよう。当時はまだ「レム睡眠」という言葉はなかった。しかし、私には、脳の大規模な活性化が、なぜ、そしてどのように、それほど即効的かつ持続的な効果を人の気分にもたらすのか、不思議でならなかった。

今となれば、人為的に引き起こされた心脳の過剰興奮状態も、薬物によって運動出力が抑えられているとはいえ、レム睡眠に似たものであることが理解できる。逆に、レム睡眠をある種の発作としてとらえることもできる。言い換えれば、この理論はホメオパシー（同毒療法）的だ。覚醒中に発作を起こさないために睡眠中に発作を起こす。つまり、幻覚を起こさないために夢を見るというのだ。

発作を起こしている患者の脳波を調べてみれば、そこにはレム睡眠のＰＧＯ波のようなてんかん症状を示す不気味なスパイク波形が見てとれよう。ただし、発作とレム睡眠では波の起点が異なっている。てんかん発作の波が起こるのは脳の表面にある皮質であるのに対し、レム睡眠では脳の芯部にある脳幹だ。脳幹は心脳状態の制御を行う中心地であり、アミン系とコリン系のせめぎ合いの場である。

ＰＧＯ波は脳細胞の抑制が利いていない状態を電気的に表す。「脳幹電光ボルト」などと呼ぶと大げさではあるが、しかし的を射た表現だ。ＰＧＯ波は突発的に起こる火事のように、脳の領域を広範囲に刺激しながら伝播する。レム睡眠の電気性の発火も同様に、脳の上方の視覚野（ものを見る）、側方の運動バランス系（目をサッと動かす）へ、末梢の運動をつかさどる細胞へと、一瞬で広がっていく。

脳波を調べてみると、てんかん発作がレム睡眠、つまり夢を見ている状態のようであることから、実際の夢の体験とさほど違わぬことがわかる。電気ショックで誘発した発作が、夢の生理学的な体験とそれほど違わないこともわかる。さらに睡眠剥奪を受けると、発作を起こしやすくなる。睡眠には発作に対する防備を回復させる効果があり、大方の人が健康的な生活を日々享受できるのはこのためである。レム睡眠が他の病を予防している可能性も十分ある。たとえば、精神疾患の予防に役立つかもしれない。精神疾患が、脳内の興奮状態のバランス変化に依存する病だと、わかってきたからである。

もしこの理論が正しければ、自然の過酷な試練として、レム睡眠が発作を防げなくなってしまうという事例が当然起こるはずだ。レム睡眠中は脳幹によって運動指令が遮断される。もし脳幹が何らかの障害を受けてしまうと、この遮断は起こらなくなってしまう。そうなれば、夢のシナリオが展開される間中、筋肉に運動指令が伝わってしまうことになる。現在ではそう考えられている。実際に近年、運動指令が抑制されずに夢に見ていることがそのまま行動に現れてしまうという事例が報告されている。

カーブを曲がろうと妻を小突いた男

一九八〇年代の初め、ホセという男性と彼の妻ジョバンナが睡眠障害の相談で私のところにやってきた。その時、ホセは六三歳だった。私は夫婦に、起こったことをすべて記録するよう指示を与えた。次の文章はホセの日誌から引っぱってきた二つの例である。

一　夢を見ていた。夢の中で私は左に急カーブした道を運転していた。なんとかハンドルを切ろうとした時、かみさんが私を起こした。その時、彼女の腕を肘で小突いてしまっていた（強くではないが）。

二　夢を見ていた。その男はその昔、フットボールのクォーターバックだった。周りはヤツに映画のスタントをやらせた。彼が何をするのかわからないが、そこには大きな球体があって（空高くに）、私もそこにいた。金属製の物体がぐるぐる回転していて、私めがけて飛んできたのでとっさに身をかわした。かみさんが私を起こそうとした時、私は起き直って両腕を上げていた。その時考えていたのは、もしその物体がぶつかれば死んでしまう、ということだった。

この時よりもずっと以前、夢遊病はノンレム睡眠で起こり、夢とは関係がないものと考えられていた。夢遊病患者は夢を無意識のうちに行動に移しているのではない。ノンレム睡眠の間、運動活動は遮断されておらず、よって体を自由に動かすことができるのだ。ところが私たちは、通常の場合はベッド上で寝返りを打つくらいのことしかしない。これは、ノンレム睡眠の間、脳活動が減少するためである（夢遊病にかんしては十四章でより詳しく論じていく）。それゆえ、患者やその配偶者から時折寄せられる、劇的で恐ろしくさえある夢行動の報告は、理解に苦しむ。心脳の専門家は、レム睡眠の間、運動出力はたいていの場合、抑制されるものと想定してきたからだ。しかし私たちは二つのポイントを見落としていたことになる。まず、強い抑制といっても、相対的なものに過ぎないという点。運動を指示する脊髄神経は鎮静されているとはいえ、もし興奮が十分に強ければ、スイッチが入ってしまうのだ。二点目は、もしも脳幹の抑制性の神経細胞が病気や老化によって失われてしまえば、抑制の度合いは年齢や体質によって変化してしまい得る点だ。

思い返せば、ホセには夢の典型である視覚運動幻覚やそれに近いものがあったこと、および、彼が夢の中で想像した通りに実際に身体を動かしていたことは明白だ。こうした夢で、ホセが強い脅威や恐れの感覚を感じていたということも、先の例やホセの記述などからも明らかである。ホセは急カーブでの惨事を避けようとしていた（それで妻を小突いてしまった）。または自分めがけて飛んでくる金属の物体を必死に避けようとした。そして実際、身を守るために腕を伸ばしたのだ。また別の夢を見ていた際、彼はベッドから落ちて、床に顔面をぶつけて大けがをしたこともあったという。

ジョバンナが記録したメモやテープから、ホセの夢の行動の表れがレム睡眠で起きていたことがわかった。ホセが胴体や手足をぶつけたりよじり始めたりする前、たいてい眼球活動が生じ、ジョバンナはホセが顔をしかめるのを何度も見ていた。彼女はそれを「発作を起こしているかのように」と表現している。ホセのような患者の記録から、夢想上の運動活動が実際に抑制バリアを破って現れることが確認されている。レム睡眠の運動抑制は、自動車のクラッチにたとえられる。抑制の間、クラッチははずれている。エンジンはうなるが、動力はタイヤに届いていない。もし生理学的なクラッチがないとすればどうなるか？ 夢運動はタイヤとつながってしまい、毎晩のたうち回ることになるだろう。

私たちはラッキーなのだ。そしてホセも。彼の最大の恐怖は、最愛の人である妻ジョバンナを実際にけがさせてしまうことであった。しかし最悪のケースには至らなかった。ジョバンナは眠りが浅いのでホセの激しい身体の動きをかわし、その動きを阻止すべく彼を起こすこともできた。ホセは若いころにアルコール依存を克服した経験がある。その際、レム睡眠行動障害（RBD）を治療するために、当時新たに開発され、実際に効果のある薬物療法をしぶしぶ受けたことがあった。よくあることだが、しかしホセは、薬物に頼らない、次の三つの方法に支えられたのだ。自分が直面している問題の本質をきちんと理解すること、睡眠行動障害を正常な脳プロセスのバリエーション〔変異型〕として受けとめること、瞑想や休息によって睡眠をうまくコントロールすること。ホセがかつて断酒の必要性を認識したように、彼は今、夜型で極度に神経質になりやすいライフスタイル、不規則な睡眠習慣を断つ必要性を真摯に受けとめたのである。

運動パターン発生装置

いったい何が、レム睡眠行動障害（RBD）の原因となるのだろう？　レム睡眠行動障害は治療できるのだろうか？　あるいは症状を軽減できるものなのか？　これらは未だ解明されていない。この常軌を逸した心脳状態には原因がいくつか挙げられる。脳幹の運動抑制中枢に関与する何らかのプロセス、あるいはその中枢から筋肉へと指令が伝わる経路が、不適切な運動を抑制する働きを弱めているのかもしれない。あるいは、脳幹の運動パターンを生み出す中枢

（ここでは「運動パターン発生装置」と呼ぼう）での過剰活動が原因となって、脊髄の運動神経細胞の興奮を増大させる何らかのプロセスがこうした障害を引き起こすのかもしれない。

この障害は、夢が脳幹の運動プログラムとリンクし、駆動されることとさえあるという、もっとも強い証拠となっている。ホセが覚醒している時、私たちと同様に彼の視覚世界は、運動入力――眼球の微動〔固視微動〕――によって生み出されている。時折、ホセが夢を見ている時にクラッチがつながり、脳のモーターは高速で回転してしまう。結果、ホセは夢と共に暴走することとなる。

ベルタルも同様に、運動プログラムに問題を抱えている。強い幻覚によって、ベルタルはしばしば緊張状態に陥った。そうなってしまうと、彼は硬直し、奇っ怪な彫像のような態度をとった。視覚性の興奮が生じたように、彼の運動システムにも何らかの問題が生じていた。精神病院でのひと騒動の後、ベルタルが食堂でしゃがみこんだままじっと壁を見つめているのを見かけたことがあった。彼が丸くなってじっとしている一時間ほどの間、私は彼に何度も言葉をかけた。その間、ベルタルは「僕はどうしてバカなことをしてしまうんだろう？」とつぶやくだけだった。

降下爆撃機の幻覚を見た後、ベルタルは付添人二人がかりで隔離部屋に移された。上司がその部屋に入ってしまった時、ベルタルの運動と視覚システムは正常ではなかった。ベルタルは「敵」が侵入してきたものと誤認して、相手に殴りかかったのである。

ホセとベルタルの症例は、突飛な動作や知覚が心脳状態の変調に由来していることを示すようだ。運動系プログラムがうまく稼働しないと、感覚システムは適切に働かず、その逆もまたしかりである。心脳はひとつの統合されたシステムとして、良かれ悪かれ、その状態で統一されている。

どこかへ行こうと決める際、私たちは自発的に一連の運動を開始する。いったん始まると、その動きは自動的なので、意識による管理を必要としない。歩く、ジョギングする、全速力で走るなどは、脳幹の運動パターン発生装置によって制御された動きである。大脳皮質の指令スイッチをひねるだけで、下位脳が動作を生み出す。指令の中枢は大脳皮質にあり、歩調をコントロールするための中枢は脳幹と脊髄にある。歩行の意志決定は、科学者の間で「トップダウン・プロセス」と呼ばれ、数ある例のひとつだ。

大脳皮質を迂回せずに、直接、脳幹から運動パターン発生を行うために好都合な場合がある。もし突然、車が自分に向かって疾走してくるのに気づけば、私たちはとっさに体の向きを変えるだろう。それはあくまでオートマチックな反応である。危険を察知して、恐怖を感じるのはその後（たとえそれがほんのわずかな瞬間であっても）でしかない。驚愕反応や定位反応もこの近道プロセスの例である。これらの場合、思考するより前に脳幹から信号が発せられるため、「ボトムアップ・プロセス」と呼ばれる。

運動パターン発生装置が自発的〔トップダウン〕制御、もしくは自動的〔ボトムアップ〕制御のどちらを受けるかは、その折々の心脳状態に依存するものである。歩調の制御回路は脳幹にあり、心脳状態を支配する回路と複雑に絡まり合っている。このことをラボで実際に目にすることができる。脳幹の歩調制御回路を、電気的あるいは化学的に刺激することが可能なのだ。

またこれを逸話的にとらえることもできる。夢で車の走行経路を修正しようとするホセの努力は、コントロールを取り戻そうとする「自発的」な努力だった。したがってこれはトップダウンであり、運動出力を抑制する夢の正常なボトムアップ・プロセスを妨げていた。夢で恐怖を感じている時、明らかに私たちは自発的に動いているように感じる。夢の中でも私たちは想像上の攻撃者から逃げようとするはずだし、もし振り返りざまに巨大な金属球がうなり音を上げ、頭めがけて飛んでくるのを見れば、身を守ろうと腕を伸ばすのを感じるはずだ。そのような危機的瞬間、実際には逃げ出そうとしたり、球体を遮ろうとしたりするだろう。夢から覚める可能性が高いのはまさにこの時である。大脳皮質からのトップダウン〔自発性〕の運動指令が、脳幹からのシグナルを無効にする。運動指令が運動抑制を突破すると、たいていは恐怖で目覚め、冷や汗をかいていたりする。

運動の優位

なぜ睡眠中、運動プログラムが作動するのだろうか？　作動しても害はないのだろうか？もしもその境界線が曖昧だとすれば、いったいどうなるのか？　ホセが妻を侵入者と思い込み反撃に出たら、どうやって彼を止められよう。心脳状態と知覚機能の関係に、いったいどのような影響を与えるのだろうか。本章の終わりに答えを示したいと思う。

ここに至るまでの間、外因的、そして内因的な視覚がどのように作用するか、そして視覚は運動とどう統合されるのか、また運動そのものが実際にどのように感覚体験を自発的に体系づけるのかを論じてきた。胎生期の生命がいかに発生を遂げるかを見ていけば、より深淵な命題「運動パターンは脳の基礎単位である」を導き出せるだろう。生得的な運動プログラムこそ胎児の脳が生み出す行動の機能的な設計図だと、私は考えている。胎児は子宮ですごす最後の時期のほぼすべてを、意識がまだ現れていないとはいえ、レム睡眠に似た状態ですごしている。「心と脳はどちらが先か？」という謎は「ニワトリと卵はどちらが先か？」というお題の変形版だ。発達的に言えば、たいていの神経科学者は「脳が心に先行する」と答えるだろう。発達中の脳はダイナミックであり、かつ、すべてのレベルにおいて統制の取れた動きを見せる。DNA複製から、細胞膜を流れ続けるイオンの動き〔ニューロン活動〕まで、また、細長くねじれた胚から、せわしなく動く胎児（世界中の産院の超音波画面）に至るまで、あらゆるレベルにおいてそうなのだ。運動作用には一次的で形成的なものと、二次的で反動的なものとがある。

生命はすべて流動であり、運動である。運動は絶え間ない。行動の定義を、生きている細胞内に絶えず起こる微視的な動きさえも含めて拡大すると、生命の初期的な組織の状態はレム睡眠に近いことが明らかになる。原始的な「私」は、子宮の熱い浴槽の中で痙攣《けいれん》し、身をよじり、動き回り、そしてきょろきょろと目を動かしている。これが運動行為だということを誰も否定できまい。この初期段階に何らかの心理状態があるかどうかは、限りなく重い倫理的な問いであって、現在の知見で安易に評価するわけにはいかない。しかし、たとえ何らかの原始的な意識経験（あるレベルにおいては感じられるかもしれない感覚プロセス）があったとしても、意識という言葉で私たちが了解しているものの本質、「内省的な意識」を備えているということにはならない。

ヒトは生まれる前にレム睡眠に似た状態の中でかなりの時間をすごすものと述べておくだけに留めておけば、意識が厳密にはいつから始まるのかという哲学的な蟻地獄を回避することができる。最新の技術を用いれば、わずか二〇週齢の胎児でさえ、その眼球運動を観察することができる。未熟児で生まれてくる赤ん坊ほどレム睡眠ですごす時間が長い。意識の有無にかかわらず、その状態は自動活性化と運動能力によって特徴づけられる。この一連の観察から、レム睡眠はヒトとしての行動の機能的な設計図だとする考え方を、多くの科学者たちは導き出してきた。胎内では、おそらく最初の神経細胞のネットワークが形成されるや否や生じるであろうオートマチックなプロセスによって、脳の神経回路は配線されテストされるのだ。原始的な運動は行為の基礎単位であり、脳と中枢神経系の配線作業と修理を担っている。

これは自己組織化の典型、つまりカオスから秩序を創り出す複雑系の驚くべき特性だ。子宮で開始され、その後生涯を通じて毎晩生じる周期的な活性化によって、脳はプログラムされている。一度心脳が作動すれば、あとは経験によって形作り、度あるごとに修正していけばよい。これが「学習する」ということだ。学習したものを、脳という自動活性システムの、そのダイナミックな構造の中へと組み込んでいく。人生の初期のある時期、このシステムは豊かな心象と思考の蓄えを獲得し、意識ある覚醒状態を持つようになる。こうした蓄えが増えてゆくと、自覚そのものを自覚できるようになる。さらに自己内省的な自覚が備わると、私たちは完全に意識的な状態となるのだ。

発達モデルの概略を示す中で、まだ注意が必要ではあるが、重要かつ新しい概念が浮かび上がる。心脳状態はきわめて重要な機能単位であるという仮説に、心脳状態の基礎単位を築くのが運動パターンだとする新たな考察が加えられるのだ。レム睡眠では、運動パターンの自動活性化に自己組織化の工程が加わる。この工程によって、システムは連続的かつ漸進的に変化できるようになる。その変化のことを私たちは「成長」と呼ぶ。

さらに新たな概念、手続き知識も加えられる。胎児がレム睡眠に入る方法を知っているとすれば、彼らはすでに手続き知識を駆使していることになる。しかし彼らがそれをどう行うかを説明することはできない。胎児は対話する能力やそれを説明する知識を持ち合わせてはいない。それはともかく、胎児は手続き知識をどう用いるか知っているわけだ。

さらに後、たとえば大人になってからでも、ほとんどの知識は手続き的なものである。私たちは靴ひもをどう結ぶかを知っている。それを的確に人に説明しようと、レポート用紙に五、六ページにわたって綴ることもできよう。しかし、実際には行為で示す方がはるかに簡単だ。誰かに靴ひもの結び方を示す際、紙に書くよりも実際に結ぶところを見せるのはこのためである。

しかし、食べ物などの飲み込み方となると、やり方をデモンストレーションしようなど思いつきもしない。実際にやり方を見ずして、飲み込めるのである。この大切な行為は完全に独学、完全に無意識、完全に手続き的なものなのだ。飲み込み方を学習した時のことを覚えている人などいない。なぜなら、誰に教わるものではないからだ。幼少期の記憶よりもはるか以前、事実、生まれる前から私たちは飲み込み方を知っていた。胎児は「飲み込む」という行為を、親指をしゃぶりながら調整しているのかもしれない。

運動は学習の鍵

赤ん坊が外界で生き延びるためには、特定のものごとをどう行うかを、生まれながらに心得ておく必要がある。赤ん坊にとって食べ物を摂取したり飲み込んだりすることは非常に大切なことなのだ。これは、大抵の場合、手続き知識が総じて「本能的行動」を成すことを示唆している。このように自動式にプログラムされた行為を専門的には「生得行動」と呼ぶ。手続き知識を一覧表にしてみれば、摂食から性行動に至るまで行為にかかわる多くの要素を、誕生の時点ですでに備えていることを改めて認識するだろう。勃起もそのひとつであって、胎内にいる時に始まり、生涯を通じてレム睡眠中に起こるのだ。

赤ん坊だったころ、自分が初めて笑ったのがいつだったかを覚えているだろうか？　母親の愛情に対して笑顔で応える自分の姿を思い出せるだろうか？　実は笑いを最初にとらえたのはカメラのレンズでも母親の目でもない。あなたが生まれる前から笑いは生み出されているのだ。そして生まれてからも、ゆりかごの中で誰に見られていなくても、レム睡眠中に笑いは頻繁に起きている。

幸福な時の笑顔、不愉快な時の渋面、痛みを堪える時のしかめ面などは本能的な運動だ。乳飲み子の親なら誰もが経験するが、赤ん坊はお腹が空くと耳をつんざくような大声で一晩に二度も三度も泣き叫ぶ。彼らは生まれながらに情動を示すさまざまなレパートリーを持ち合わせている。こういった行為は生まれるよりもかなり前から、レム睡眠の間、自己活性化した脳によってプログラムされているのだ。

心脳とその状態変化に自己組織化の能力が備わっていることを理解した今、フロイトが「小児性欲」と呼んだものの概念を、完全に覆してしまえるわけだ。もはや新生児の行動に何らかの意味を与えたり、大人の性欲を重ね合わせたりする必要はない。この歪められた解釈を捨て、心脳状態に組み込まれた自動性を把握すれば、その知識を精神生活のさまざまな側面で応用できるわけだ。

こうした考え方は、何も性は重要ではないと示すものではない。社会的な抑圧や禁制によって性行動が攪乱される事実を無視するものでもない。自己組織化の概念によって、性欲を、数ある重要な手続き知識のひとつとして理解するだけのことである。手続き知識は時間と共に、活発にオートマチックに発達していく。結果、赤ん坊が一人前の人間として完成するわけである。この自己組織化が理解できれば、あなたは胸をはって親にこう言えるわけだ。「ねぇ、お父さん。お父さんの仕事は、自分で思うよりも簡単でしょ？　だって、社会生活で大切な行為を生み出す能力なんて生まれた時には備わっているんだもの。ああしろこうしろと、僕にいちいち説明する必要はないんだ。知識は、自然にひとりでに、僕にも現れる。だから脳に任せておけばいいのさ」

発達の話で私が運動に重点を置く理由――。これは、幻覚が純粋に感覚的なものだったり（薪小屋での私の幻覚）、あるいは認知的なものだったり（精神病院にやってきた時のベルタルの妄想）することの多くは、手続き知識が核となっているかもしれないからだ。現実的であれ幻想的であれ、感覚体験はすべて、行動と思い込み、動きと観念の両方が含まれている。視覚にかんして言えば、眼球運動の決定的で根本的なその役割は明らかだ。同様に、眼球運動は定位反応の核である。そのようにして、眼球活動は、これまで見てきた生命機能である「見当識」と相互作用しているのだ。運動を通じて、私たちは脳を鍛えているわけなのだ。

夢を見るからこそ学習できる

未知の場所にやって来ると、私たちはただちに見当識の図表《スキーマ》を広げ始める。嗅いだり、聞いたり、感じたりしながら、周囲を探索し、突き進んでいく。そうして得た結果を組み込んでいって心脳地図を構築している。このことは思う以上に難しく、なおかつ重要な問いを私たちに突きつけるものである。見当識が自分の脳システムに組み込まれたことを、どのように効率よく効果的に確かめられるのか？　さらに、組み込まれた手続き知識を万が一使わなくても失われることはないことが、どれほど確かだと言えるのか？

ひとつの方法として、新しい情報にさらされている状態〔覚醒〕と、新しい情報が脳システムにある既存プログラムと結合した状態〔レム睡眠〕を持つことである。その状態を引き起こすために、日々かなり長い時間（約一時間半。通常の一晩のレム睡眠の総時間）、脳システムを自動的に働かせる必要があるかもしれない。脳システムを速く働かせたい（一秒間に約六手続き、これは通常のPGO波信号の速度）、クラッチがはずれた状態で働かせたい（よって、システムは出力する必要がない）、さらに、化学的な性質が変化した状態で働かせたい（長期記憶をコード化している覚醒状態とは異なる分子作用）。どれも、無理難題である。しかし、手続き知識の生みの母・レム睡眠の最中に、これらはみな、確実に、効率よく、無意識的に行われるのである！　夢の中では、脳を訓練する運動プログラムを用いて精神の鍛錬を行っているのである。

これまで見てきたように、このプロセスがいつでもパーフェクトに行われるわけではない。プロセスの一部が制御をし損じることもある。十分な眠りが得られなければ、薪小屋で私が起こしたような視覚運動性の幻覚が白昼に起こってしまうこともある。さらに、もしもアミン－コリン性制御系のバランスにわずかでも変化が生じれば、ホセが体験したような運動作用がレム睡眠の抑制を突き破って現れてしまうかもしれない。感覚運動の調節因子にさらに重篤な変化が生じると、ベルタルが精神病院で急降下爆撃を見た時のように、恐怖のあまり縮み上がってしまうかもしれない。

レム睡眠と発作性の徘徊症という、どちらの特徴も持した行為も想像できるだろう。そこでは込み入った危険な作用が付きまとうこともある。実際に最近、いくつかの殺人事件で「夜間殺人」という特別な判決が下された。被告人たちは殺人行為が自動的に、無意識のうちに起きたものと法廷で訴え、陪審員を納得させたというのだ。

こうした驚くような夢の影響力が訴えるのは、ほんの一瞬でも夢に注意を向けられたらば……といった、わかりきったことを強調するにすぎない。夢には、強盗がホテルに侵入することから、気球でパリ上空を飛んだり、急カーブでハンドルを切ったりすることまで、想像力豊かなプログラムで満ち溢れている。レム睡眠は、覚醒中に起こり得るあらゆる状況に備えているに違いない。プログラムはすべてそこ〔脳〕にそろっている。そうして日常の出来事がプログラムを呼び出すのだ。ただし、たいていの場合は、プログラムは作動せずそこ〔脳〕に置かれたままである。

自分たちが適切に調整された一連の心脳状態を備えていることに感謝しなくてはならない。この章を通して、物を見るためには心脳で視覚世界を再現する必要があることを学んだ。物を見るというきわめて技巧的な行為は、眼球が小刻みに揺れ動きながら〔固視微動〕世界を精査《スキャン》することを必要とする。このことは、正確であると同時に気まぐれでなければならない視覚が、脳幹の運動パターン発生装置と密接に結びついていることを意味する。こうした運動の原動力が、長い人生のごく初期の段階で始動するのは当然のことだ。こうして私たちは最高の特権――意識――を勝ち取るのである。この視覚形成プロセスは実世界からの入力で随時更新される必要があるばかりか、夢という修理現場で頻繁にバランス補正されていく必要があるのだ。

第九章
心脳の核心部——情動と本能

サリーというボストン在住の若い女性が、最近見た夢について次のように語ってくれた。

夢の中で、私はどこか大きな街でバスに乗っていました。昼間なのに、なんだか落ち着かず、何か起きやしないかとびくびくしてました。バスの乗客は知らない人ばかり。誰も私のことなど気にかけてもいないし、もし何か起きても、手を差し伸べてはくれないとわかっていました。私が座っていたのは、バスの前方右側、通路に面した席です。車椅子の男性が前にいたので、そのせいか窮屈な感じがしてました。バスは満員、それなのにどういうわけか、後ろの方に怖そうな男がいると気づいたんです。そう、チャールズ・マンソン（六〇年代末～七〇年代頃、ドラッグとセックスで若い女性を隷属させ、拷問にかけ、危害を加えていた精神異常者）似の男です。男がこちらに視線を投げてきたわけでもないのに、なぜか男の注意が自分に向けられていることがわかりました。

車椅子の男性が下車するのでバスがしばらく停車している間、私は男から視線を逸らしていたのですが、視線を戻した時には、男はさっきよりもひとつか二つ前の席に移動していたんです。新聞を読み耽り、微動だにしないのです。もういっぺん男を見ると、なんと私の気づかぬ間に、席がまたこちらに近づいているではありませんか。私はにわかに焦りを感じ始めました。男があと二席というところまで接近してきたので、いっそのことバスを降りようと思いました。けれど、運転手はドアを開けてくれません。それで怖くなって近くの席にいた年配女性に泣きついたのですが、彼女は迷惑がるばかり。男がこっちを振り返ったらどうしようと思って、男の方を見ることもできません。私は声をあげながらバスのドアを叩き始めました。でも、誰も私の身に迫りつつあることをわかってはくれません。男の冷たい手が私の肩に伸びるのも時間の問題でした。

サリーの夢は、現代の都市生活といえども、俗に原始人と私たちが呼ぶ祖先たちの未開のジャングル生活同様、お世辞にも安全とは言えないことを物語っている。今度はサリーに私自身の体験を話して聞かせた。

あれは早朝、ボストンのダウンタウンにある住宅街を歩いていた時のことでした。いきなりどこからか三人のヤク中の男たちが現れたのです。目つきのおかしな輩《やから》に取り囲まれたとたん、恐怖心はピークに達しました。怖いのが先にたって頭が働くどころではない。その時、何が一番恐ろしかったかといえば、ここは住宅街とはいえ、自分が孤立無援の立場に置かれているという感覚でした。都会の街中で暴行事件が起きても、目撃者など何のあてにもならないのだと。そうこうするうちに暴漢の一人が私の肩をとんとんと叩いて注意を逸らしてきました。と、その瞬間に強烈なクロスチョップを受け、私はたまらず道端に倒れ、そのまま一時、気を失ってしまったのです。意識が戻って見上げると、三人から代わるがわる蹴りを入れられてました。夜明けのボストンで、私は、それはもう声を限りに叫びました。骨折り損とはまさにこのことでした。初春のそんな時間に、大声で暴漢どもを追い払ったり、手を貸しにわざわざベッドから出てくる物好きなどいるわけがない。ましてや窓を開ける人だっているはずもありませんでした。

これは夢の話ではないんですよと伝えるまで、サリーはさもよくわかっているような顔をして私の話に耳を傾けていた。私が街中で受けた暴行は実際の出来事だ。ボコボコに殴られて血まみれになりながらも、私は命だけは助けてほしいと叫んだのだった。

大都市に住む若い女性が、現実の出来事に則った不安を夢に見ることは、珍しくも何ともない。サリーは私のように襲われた実体験はなく、ただ想像したにすぎなかった。しかし注目すべきは、彼女がいかにありありと思い描いていたかという点だ。恐れや不安の感情、混乱、そして恐怖のあまり声をあげたところまで、私の体験と一致していた。サリーと私はある一点を除いては、まったく同じ状態にあったのだ。サリーはコリン系が支配するレム睡眠状態にあり、外界からは何も情報を感知していなかった。私はといえば、アミン系が支配する覚醒状態にあり、現実をはっきりと認識していた。しかし、サリーと私の情動は見事に一致していた。情動が、単に実生活での出来事に対する反応ではないことは、二人の比較からも明らかだ。サリーの夢のように自発的に生じる場合の恐怖の激しさは、実際に恐怖に直面した時に起こる反応と同じくらい激しい。情動は、どの心脳状態にあっても、途切れることのない根底的な領域である。サリーは、チャールズ・マンソンの夢の恐怖の中で最悪の事態を想定し、それに備えてまるで予行演習をしていたようだ。

不安を感じることは自然で健全なこと。不安を抱くことは必ずしも神経症的なこととは限らない。不安感はどんなに不快であれ、しばしばよい方向に作用するものだ。脳は「不安放射体」と見なすのが、この認識について私が直観的に思うところだ。心臓のように情動は絶えず鼓動している。情動という心臓が鼓動すると、私たちの警戒心も高まる。警戒心が後の備えとなることもある。心脳が「喜び」「怒り」「悲しみ」「罪悪感」「恥じらい」といったバラエティ豊かな情動の色彩を発することで、自らの身を守り、そして生き生きと責任を持って生活を営むことができるのだ。

情動とはいったい何か？　情動はどこからやって来るのだろうか？　そしていったい何の役に立つのか？　サリーと私はそれぞれ異なる心脳状態にあったのに、なぜ同じ情動を体験できたのだろう？

科学はなぜ情動を遠ざけてきたか

情動は「原始的」である、という言葉の背後には、私たちの進化の源から続く、果てしなく壮大な歴史が像を結んでいる。しかし情動を「原始的」と呼ぶことで、価値を下げる向きもあるようだ。合理的な考えを持つ多くの人にとって、情動はやっかいな問題だ。『スタートレック』のミスター・スポックのように、とことん合理的な人間であるなら、感情など一切持たなくてよい。合理的であるべき科学の分野で、長い間、この種のテーマを扱うことに抵抗があったというのは驚くことではない。ではなぜ、科学が情動と向かい合うことが、それほど重要なのか？それは、感情が思考に影響を与えるだけでなく、知性とは独立して世界を知る非常に大事な手段だからだ。

精神分析学者は情動を常に最優先事項としてきたが、しかし、そんな立派なカウンセラーも、科学的根拠に基づいて情動理論を定式化できたかといえば、石頭の実験主義者と同様、たいした結果は得られなかった。他の多くの分野のように、情動の研究もまた、フロイトの影響で進歩が妨げられてきた。夢の構造についてフロイトが下した誤った解釈は、彼の他の精神理論についても悪影響を及ぼす結果となった。フロイトにとって、夢は根本的に神経症的なプロセスであり、健全な精神を脅かすものだった。心の闇の部分であり、本能をつかさどっている「無意識」から、けがれなき「意識」を保護するための夢の検閲が必要とされた。だから、夢で生じる情動、とくに不安感は、本能的な自己に対する防衛がうまくできていないことを端的に示す、というわけだ。

情動という、太古に起源を持つ、私たちの重要かつ不可欠な要素を、今や新しい視点で見つめる必要がある。情動それ自体が本能であること、したがって、生存にきわめて重要なものとして認める必要があるのだ。

心脳の自発的な活動がひとつも科学的に認識されずにきていたら、情動を現在のようにとらえることはなかっただろう。情動、それは自分自身の奥深くから絶え間なくわき出る生き生きとした情報の流れだ。心脳、それは絶え間なく変化する活性化状態の連続のうちに、心脳それ自身が生起する統合されたダイナミックなシステムである。こう考えれば、情動とは心脳が生み出すものの中でもっとも信頼に足る有益な産物だと、すんなりと受け入れることができよう。名詞「emotion（情動）」は、動詞「emote（～から移動する、動く）」から来ている。運動プログラムが駆動する知覚は、刺激に反応するものであると同時に自発的だ。そして情動も同じく、刺激反応型であると同時に自発的である。

主観的な経験に科学を持ち込むことがタブー視されてきたことも、情動の理解を阻んできた。笑いや渋面といった感情表出にかかわる行動面を記録したり、どんな刺激がそうした反応を生み出すかを追究したりすることが困難だったわけではない。しかし表出に随伴する感情そのものをデータとして扱うことは禁物とされた。「検証できない」とか「暗示や感情抑制によって歪曲されやすい」などというのがよくある理由だった。このような面倒な事態が実験を混乱させてしまうかもしれないが、適切に情報収集と分析を行えば、かなりのレベルまで混乱を抑えられるのである。

情動を意識状態の基礎単位だと見なすことに対し、依然、抵抗があったが、それは単に無知によるものだった。二〇世紀半ばになるまで、状態変化に伴って脳がどのように情動を生み出すかを考えるための情報が乏しかっただけだ。しかし今日では可能になった。検証可能な情動の理論を打ち立てることができるのである。情報が集まり始めると、驚くような事実を期待してしまう。もし情動の遍在性と自発性を扱う理論がなければ、何を探究すればよいかわからないだろう。主観的な情報は心脳状態を探る上で、単に科学的に容認できるだけでなく、むしろ必要不可欠だと私は主張したい。

情動の発生の源と性質を理解する方法、それはレム睡眠を慎重に研究していくことでのみ得ることができるのだ。夢を調べていけば、情動が日常生活で起こる出来事への単なる反応ではなく、心脳状態の不可欠で有用な部分を担うものだということが理解できる。夢は、意識を構成する中心的な基礎単位としての情動をはっきり示すものとしては、他のどんな機能よりも有用だ。夢はほかならぬ、外界からの刺激とは独立して生じるものである。だからこそ、夢の中での情動は、科学者がそのメカニズムと機能を理解する際に強力な捜査手段となり得るわけだ。

情動とは何か？

悪夢を見ている時、誰しも痛烈な恐怖体験にあう。しかし心脳のどこかのスイッチをひねるだけで、夢は完全に異なる情動を帯びたシナリオへと転じる。

私は海岸に向かって歩いていました。そこで私は、短時間ながら上空を飛んだり、「ナンタケット」に舞い降りたりしていました（自分の意志で）。ナンタケットの景色が上空からくっきりと見えます。ナンタケットと呼んでいるその地は小さな島。私は高みから急降下したり、弧を描いて舞い上がりながら、おおはしゃぎで解放感を味わっていました。一人の女性に、「急がないと帰りのフェリー（といっても、いったいどこに帰るのだろう？）に乗り遅れるわよ」と言われました。私は彼女の心配をよそに、空を飛びながら「なんて透き通ってキラキラした海なんだろう」と思っていました。こんな風に感じるのも、私がまだ空を飛び続けたいからでした。でもとうとう地面に降り立ちました。どんな風に着地したのかは思い出せないけれども。そしてフェリーの時刻表を見ました。そこには、午後七時三一分発とありました。時計の針は午後七時二五分を指しています。私はフェリー乗り場までは歩かなければならないし、とてもだが間に合いそうにないこともわかってました。地元の商店街を抜けました。通りに店が並んでいるのです。「最大五割引」をうたうセールをやってるメキシコの家具屋さんの前を通りました。そこではたくさんの絨毯が重なりあってぶら下がっていました。フェリー乗り場に着いた時、すでにフェリーははるか遠くに出てしまった後でした。最終便なのに、不思議に不安はありませんでした。

この恍惚感を伴った空飛ぶ夢を体験したのは、キャロルという私の被験者だ。彼女が語ってくれた夢は、まさに感覚上も「ハイ（高い）」だと言えるだろう。サリーが夢の中でバスから必死で降りたがったように、キャロルは夢の飛行を続けたがった。彼女は鷹のように悠々と、ナンタケットの空高く舞った。不愉快で不安な夢を見ることで緊急時に備えるのと同様、有頂天な夢を見ることで高揚感や生の喜びに備えるのである。サリーの夢と同じように、キャロルの夢でも視覚、運動、情動の領域は密接に結びついていた。

サリーとキャロルの夢は、私が同僚のジェーン・メリットと共同で集めた膨大なサンプルから選んだものだ。この二つの夢に、夢を見ている間の情動を同定し評価を行う実験を用いた。マイナスの感情もプラスの感情も、夢の中では強さこそ同等だが、マイナスの感情の方がはるかに頻繁に生じることがわかった。被験者にまず、夢の内容を書いてもらう。そして、今度は一行ごとにそこに登場する情動がプラスかマイナスかを判断してもらう。さらに情動の強度を三段階で評価してもらった。サリーはチャールズ・マンソンが自分の方に移動してきた時と、叫びながらバスのドアを叩いていた時の情動「恐れ - 不安」に3＋をつけた。同じく、キャロルも、水面をかすめたり急降下して飛んだり、水面に幻覚に似た視覚を抱いた際の情動「喜び - 高揚」に3＋をつけたのだ。

研究の構想中、私たちはいくつかの疑問に対して熱く議論を重ねた。ここでそのことにふれたいと思う。最初に論じたのは、「情動とは何か？」という問いだった。

誰しもが、情動とは自分たちが「感じていること」だと知っている。情動はまず第一に自分自身のシグナル〔自己信号〕だ。つまり心脳の一方から一方への伝達なのだ。他人と日常的に会話を交わす——たとえば「ご機嫌いかがですか？」と挨拶する——際に、社会的に推奨されるある親しみをもって会話に応じるものだが、私たちは情動のおかげで、よりいっそう自分に正直に答えることができる。友人に「調子はどうだい？」と聞かれたら、たとえ本音は「すっかり落ち込んでいてね」（悲しい時、罪の意識があるような時）や「最高の気分さ」（嬉しい時、有頂天になっている時）であったとしても、たいていの人なら「まずまずさ」と答えるだろう。

悲しさや喜びの他に、ふだんあまりおおっぴらに表に出さない情動は不安と怒りだ。友人に「調子はどうだい？」と聞かれて、「耐えられないほど不安なんだ」と答えることはそうない。不安は、覚醒した意識に絶えずつきまとうものなので、もし不安レベルが抗しがたいほどの混乱状態にない限り、私たちは通常「まずまずさ」と答えるものだ。同様に、あからさまに相手に怒りを伝えることも嫌う。第一、気遣ってくれる友人を怒らせたくはないし、そもそも、そんな感情を秘めた自分というものを潜在的にも認めたくないためである。また、愛情や性的魅力のような強烈なプラスの感情も隠す傾向にある。何気なく「調子はどう？」と声をかけ、相手から「激しく君を抱きしめたいんだ」とか「何だかムラムラするんだ」などと返されたらどうなるか。普通なら、返答に困ってしまう。

しかしながら、どんなに頑張ってみたところで、自分の感情を隠しおおせないこともままある。自分で自分の感情を把握できないでいるのに、他人にあっさり見抜かれてしまうこともある。「今日はいったいどうしたというんだい？」と聞かれ、「な、何でもないよ」と答え、内心「しまった、今の、バレたかな」と思うこともある。

このように、感情は自分だけに向けた信号でないことは明白だ。感情は私たちの心脳状態を他人に伝えるメッセージであり、メッセージは行動としてコード化されているのである。情動は、近づきやすさ、親しみやすさ、愛想のよさを、言葉よりもしばしばはっきりと直接的に伝える。親しい関係になると、情動を抑制するものはなくなる。情動こそ親しい人間関係を築く要素なのだ。

こうして見ていくと、情動は心脳状態の重要な側面だということがわかる。社会的にも生物学的にも重大な連合と分離を決定しているのだ。情動のスペクトラム——さまざまな感情の手がかりとして放出する信号の強度——は、私たちが「個性」と呼ぶものに他ならない。もしも我々人間にかんする何がしか重要なことを理解したいというなら、さしずめ情動と真面目に向き合わなければならない。

情動はどれほど多様なのだろう？　学者はたいてい、六〜一二ほど情動の項目を挙げる。夢の情動実験の際、被験者に報告文を一文一文確認してもらい、その時に感じていた情動の種類を次の七項目から選ばせ、判別を行った。「怒り」「不安‐恐怖」「恥じらい‐罪の意識」「悲しさ」「喜び‐高揚感」「愛情‐性愛」「驚き」の、以上七項目である。

たとえどのような情動の一覧表を作ってみたとて、完璧なものにはならないだろう。たとえば、「嫌悪」という項目がこの中には抜け落ちているが、これは嫌悪が本当に情動かどうか、専門家の間で見解が一致しないためである。ある者は、嫌悪は顔の表情から簡単に読みとることのできるもので、情動の合図だと主張する。しかしまたある者は、悪臭を嗅いだ時のように、嫌悪はある特定の刺激を必要とする反射だと主張する。では、たとえば悪しき政治派閥に対する不快感のような、高等な感情はどうだろう。夢でよくあるような嫌悪感よりも、ずっと分別を要する感情のように思える。

先に掲げた七項目に、私たちはこれまた意見が割れる「驚き」を含めている。私の考えでは、驚きというのは情動よりも定位反応に関係するものと思う。つまり「驚き」とは、受け取った一連の情報を評価するというより、新奇性や矛盾を認識するものだと考えているのだ。いったん驚きとして判断すると、情動反応は驚きを別のカテゴリー、たとえば恐れや喜びなどへと分類しているのである。

情動はどこからやって来るか？

顔の表情やボディ・ランゲージ、さらには不安によって動悸がしたり手のひらが汗ばんだりといった「行動」から、情動の状態が身体に伝わることがわかる。しかしこの身体的な変化は情動を感じるために必須なのだろうか？　もしそうであるなら、情動は本当に身体の中に存在するのだろうか？　あるいは身体とは独立して情動中枢なる場所がほかにあるのだろうか？

一八九〇年代、心と脳の統一理論を打ち立てたアメリカを代表する哲学者ウィリアム・ジェームズ（一八四二〜一九一〇年）は、自律神経系によって媒介される多くの身体現象は、情動として心脳に読み解かれるものと考えた。自律神経系は心臓、血管、胃など（筋肉は除く）の器官を制御する。一方で、胃収縮や高心拍数がしばしば不安の信号となっていることは明らかだが、これらの身体的感覚は私たちが不安を感じるための必要条件ではない。あなたがもっとも怖いと感じた夢を思い起こしてほしい。悪夢を見ている最中、自分の鼓動や胃の収縮、その他の内蔵の動きが気になったことはあるだろうか。残念ながら、私にはそのような経験はない。

もちろん、サリーがチャールズ・マンソンの夢を見ている時にポリグラフを用いれば、心拍数や血圧の上昇、呼吸の乱れを検出できたかもしれない。しかしサリーはこうした異変を感じることはなかった。あらゆる身体的な感覚はレム睡眠の間、遮断されていたのである。彼女が正反対の感情が伴う夢を見ていたとしても、これとまったく同じ身体状態だっただろう。

夢を見る時、脳幹は二つのメッセージを同時に脊髄に送る。ひとつは「出力はありません(あなたは動けない)」と伝え、もう一方は「入力はありません(あなたは感じられない)」と伝える。夢の情動が身体的感覚と関係がないのは、報告文を読めばはっきりしている。情動の身体感覚が夢の中では完全に失われているのだ。マンソンの悪夢を見たサリーの報告でも、マンソンが徐々に彼女に接近するにつれて呼吸が速まり、動悸を感じ、冷や汗をかいたなどという記述は出てこない。なぜか? 彼女はそのような身体的な信号を感じていなかったためだ。彼女は心脳の中で感情としての恐怖は感じていたものの、身体にかんしては完全に無感覚だった。

ジェームズの情動理論は、さらに生理学によっても論破されてしまった。反射学説の権威チャールズ・シェリントン(一八五七〜一九五二年)とウォルター・キャノン(一八七一〜一九四五年)の二人は、神経と身体の行き来を遮断しても、情動を表象する能力は残ることを動物実験で証明した。情動は、脳を刺激すれば簡単に引き起こされてしまうのだ。

キャノンは身体から送られる信号が、自発的な情動にとって必須ではないことを科学界に認めさせると、彼やフィリップ・バード（一八九八〜一九七七年）は脳の中で、情動を中心的につかさどる部分を突き止めることに着手した。彼らは視床下部《ししょうかぶ》か扁桃体のどちらかを刺激すれば、動物の恐れや激怒といった情動を誘発できることを示した。扁桃体が除去された動物は従順で大人しくなり、扱いやすくさえなってしまった。

私たちも最近の研究から同様の結論に達した。扁桃体こそ、脳の情動中枢なのだ。扁桃体の神経細胞は絶えず活動し、あらゆる心脳状態において、それが正常であろうと異常であろうとお構いなしに情動を引き起こしている。

脈拍や血圧の範囲が遺伝的に決定されているように、おそらくは情動もまた、遺伝子によって決定されている。人間は、脳の情動がどのように登録されているかによって、一人ひとりがほとんど決められているようなものだ。しかし、成長と共にある程度この登録を調整することはできるが、奏でられる情動の音色は、指紋のように人によって異なっている。音量が低い時、あなたは一人でその音色に耳を傾けている。音量を上げれば周囲の人たちまで、あなたがどんな状態にあるかを察知できるようになる。扁桃体はピアノ奏者のようだ。日々、自ら書き上げた曲を練習している。夢とは情動音楽のリサイタルなのだ。そこではすべての箍がはずれ、鍵盤は猛烈に叩きつけられるのである。

残念なことに、情動の研究はまだわずかしか進んでいない。重要な科学的問題に真っ向から取り組み続けた数少ない科学者の一人、コーネル大学医学部のジョセフ・ルドゥー（一九四九年〜）はこう嘆く。「最近の認知科学の進歩は目覚ましく、意識を心理学的に適切に扱うようになってはいるが、情動にかんしては単なる認知の一過程であると言ってすましている」

情動と認知が結びついていることは確かだが、しかし二つは同じものではない。サリーはチャールズ・マンソンを見る前に、彼が近づいてくるのを感じている。夢の中で、認知的な知覚――サリーがあえて振り向いた時に見るマンソンのイメージ――は、高ぶった恐怖感から生み出されているのかもしれない。もう一度繰り返すと、脳が、神経のランダムな発火を関連づけてストーリーを作り出しているのは、この場合、イメージの意味を理解しようとしているからではなく、情動を意味づけるべくイメージをでっちあげようとしているためなのだ。情動と認知がひとつではないことは、私がコロンバスのホテルで目覚めた一件でも明らかだった。寝室の外から聞こえてくるカチャカチャいう音を聞き間違ったことが不安を募らせ、その不安感からますます誤った想像を膨らませてしまうのだ。

夢の情動研究から、私たちは脳を感情放射装置だと結論づけている。認識を、その基盤となっている感情から解放するために、あえて感情を無視する科学的合理主義者がいる。一方で、しつこくつきまとう合理性の声を振り払い情動を必要以上にもてはやす、空想好きの芸術家もいる。しかし、いずれにしても情動の基本的な実体は変わらない。情動は外界に対する単なる反応ではない。それは自発的で、なおかついつもそこにあり作用し続ける主観的体験の構成要素だ。そしてまた、情動は私たちそのものである。他人がそれに目をつけ、読みとり、「個性」

としてとらえるのである。身体は情動信号を増幅したり誘導したりしながら、伝達している。しかし、情動はあらゆる活性化した心脳状態にとって欠くことのできない、独立した部分なのだ。夢の情動をもっと慎重に調べていけば、人間性の基盤となる側面への理解は一段と深まるだろう。

恐れより喜び

夢を見ている時、そこに自発的に生じる情動のスペクトラムにはどんなものがあるだろう？たいていの場合、不安が首位打者であることに驚く人はいないだろう。二〇〇もの夢の報告文を採取し、被験者に一文一文、その折々に感じた情動を判別してもらい、さまざま情動の平均発生率を算出してみた。打率首位に輝いたのはやはり不安で、三割二分一厘だった。ちなみに、被験者が何らかの情動を感じた箇所は全部で八〇九。うち二六〇箇所が不安か恐れの情動を示すものだった。喜び‐高揚感は、打率二割五分五厘で第二位。このことは、夢の情動の半分以上（五七パーセント）がプラスとマイナスの両極端の感情で占められていることを意味する。つまり、情動状態は快か不快のどちらか一方に傾くというわけだ。

しかし、全体としては不快の方に傾斜している。なぜなら、怒りが第三位についているからだ。すべての情動率を眺めてみると、全体に対する不快な情動の割合は六八・一パーセント、つまり全体の三分の二以上を占める。「楽しい夢を見たい」と望んでも、三回に一回しか見ることはできない。この調査結果は、夢を願望の達成だとするフロイトの見解を明らかに否定するものだ。

ドリーム・チームの中で、打率最下位のバッターは愛情‐性愛で、その平均値は六分四厘だ。これが本当のバッターなら、ポニー・リーグに降格間違いなしだ。プラスの情動――喜び、高揚感、愛情、性愛――は合計しても全体の三一・九パーセントでしかない。

このことを発見したのは、実は私たちが最初ではない。同様の結果を示す研究がすでに三つある。ではいったい何が従来にはない発見だったのか。私たちが今回、新たに示したのは情動の「量」である。被験者自身に報告文を分析してもらうことで、過去の研究より一〇倍も高い情動発生率を得たのである。単に夢の報告文を提出するように言われると、被験者は情動よりも、夢のあらすじや光景を記述することに膨大な時間を費やしてしまう。しかし、夢の中である出来事を経験した時に、何を感じていたかについてじっくり思い出してもらうようにお願いすれば、被験者は情動についていっそう詳しい回答を寄せてくれるもの。そもそも、心脳はほとんどいつも何らかの情動を放射しているのだから。

夢情動を正確に客観的に測定する技術の精度が向上したから、たしかに研究の励みにもなったが、他方、私たちを立ち止まらせることにもなった。夢でどれほどの情動を感じているかを直接知る方法はないのだ。同様に、覚醒時の感情の量を知る手段もない。あなたがたった今感じている感情は、どのような種類でどれほどの情動だろうか？　あらゆる意識状態の中で、情動が具体的にどのように知覚されるかにかんして、有効なデータがまったくない。この点をもっと注意深く研究していく必要がある。

私たちには、より正確で客観的な尺度が必要なのだ。扁桃体、または扁桃体に関係した側頭葉がさまざまな情動をどのように媒介するのか、現在のところ見当がついていない。ルドゥーは、恐れが扁桃核《へんとうかく》によって媒介されることを動物実験で示している。しかし、ルドゥーにせよ他の研究者たちにせよ、現在では説得力のある解剖学や生理学の技術を駆使できるにもかかわらず、不安以外の情動は研究されていないのである。情動という基本機能を動物モデルだけで解決しようとするのは、所詮無理な話かもしれない。

しかし今では、ヒトの脳活性をマッピングする新しい画像化法があり、こうした研究に着手することが可能だ。画像装置やスキャナーは、診断用に撮影したレントゲン写真にコンピュータ処理を施したことのある研究者にはなじみ深い。頭に脳画像装置を取り付けて眠りながら、サリーがチャールズ・マンソンの悪夢を、キャロルがナンタケットの上空を飛行する夢を見ているところを想像してみよう。美容院でパーマをかけながらまどろむのと同じ感覚で、脳スキャナーの中には頭に取り付けても簡単に眠ってしまえるものもある。仮に、その機器を使ってベルタルが夢に見た降下爆撃機への恐怖と逃避、私が見た薪小屋の見知らぬ男に対する恐怖と逃避を、それぞれ取り込んで比較することができるとしよう。その際の私の疑問とはこうだ。サリーとキャロルの夢（両極端の情動）、もしくはベルタルと私の心脳（同じ情動を持つのに、状態が異なる）の活動は似ているのだろうか、それとも異なるのだろうか？　もしそこに違いがあるとすれば、スキャナーでそれを感知することはできるのか？　近い将来、それは可能になるだろう。実際、ハーバード大学の私の同僚が脳スキャナーを取り付けたまま寝ていたら、脳の情動中枢である扁桃体が、レム睡眠中に反応を示していることがわかった。こういった次々に開発される機器や装置をあれこれ、分析に役立つよう使いこなすのが目下の課題である。

悩ましきかな、男と女

私は時折、講演会に招かれることがあるが、そのような場でこんな質問をよく受ける。「男性が見る夢と女性が見る夢に違いはありますか?」質問者たちは、私の口から、彼らが持つ性差にかかわる固定概念に沿うような答えが飛び出してほしいと期待するようだ。「女性の方が男性よりも感情的ですよね?」「女の人は子供を持つと、もっと自由に愛情を表すようになりませんか?」「母親になった女性って、競争心の強い男性に比べると、怒りが減るみたいですが」とんでもない! 特に夢の情動となると、これらの質問に対する答えは「否」である。夢の情動の測定で、男女間に著しい違いはまったくない。男性と女性の数値は似たようなもので、特記するほどのことはなかった。

これをいったいどう説明するか? おそらく、男性も女性も、深い部分においては、さして感情に違いはないのかもしれない。チャールズ・ダーウィン(一八〇九~八二年)の、「情動のレパートリーは適応の結果である」という結論は、真摯に受け止められるべきだと私は確信している。情動のスペクトラムは性差にかかわらず、人類にあまねく共通なのだろう。

また、月経周期や妊娠期に見られる睡眠障害などといったわずかなばらつきを除けば、男女の心脳状態の振り幅が正確に一致することは明らかである。睡眠-覚醒変量の研究において、性差にかんしてはこれまで報告がない。このことは、レム睡眠のメカニズムが細胞機構や化学的伝達のレベルで性差がないことを示唆するものだ。レム催眠に入るにせよ出るにせよ、男女共同じ情動が喚起されるし、相対的な比率も変わらないのである。

夢ではなく覚醒状態の情動を調べてみても、やはり驚くべき結果が得られるのだろうか？私はそう睨んでいる。しかしこれは、生物に性差による役割分担がないという意味ではない。実際に男性は（平均的に）女性より大きくて強いし、女性は子供を生む（これは平均とは関係がない）のだから、必要以上に二つの性を同一視することには慎重になる必要がある。にもかかわらず、純粋に内的状態を反映しているレム睡眠中に、扁桃体が情動というピアノ曲を演奏すると、男女共きわめてよく似た音色を立てていることがわかる。

夢の情動が第一に教えてくれることは、感情がヒトの心脳活性の重要な構成要素だという点である。そして第二に、情動のスペクトラムはマイナス方向に強く傾いており、この傾斜は男女に共通している。つまり、プラス思考になるにはこれに打ち勝たねばならない！　しかし、なぜそんな風に構成されてしまっているのか？　不安や荒々しい感情を持って生きることの利点とは何か？

情動は何の役に立つのか？

もしダーウィンが『種の起源』（一八五九年）の著者として名を馳せていなければ、『人間及び動物の表情』（一八七二年）と題された別の著書で認知され評価されたことだろう。情動は動物が他の動物に心脳状態を正確に伝える大切な信号だということを、ダーウィンははっきりと見抜いていた。見知らぬ人と対峙する際、まずは「定位、すなわち、止まれ、見よ、聞け！」と内的に警告が発せられ、これに強い身体信号が伴う。侵入者はその反応を見て、相手の情動を汲むのである。相手の毛が逆立ち、耳がぴんと立ち、目は大きく見開かれ、身体をこわばらせている。侵入者は認識され、注意深く見定められている。お前は敵なのか、それとも見方か？

これらの身体変化は脅威の評価（情動の感覚的な側面）に備えるだけでなく、次の運動に備えるものである。もっとも慎重な反応は逃走、つまり「回避」だ。これは筋肉への血流が増加することで促進される。心臓の動悸は激しくなり、血圧は上昇し、呼吸数が増える。もし「回避」できず、戦うことになった場合、同様の生理現象が戦闘体勢を整える。

この最初の反応を、ウォルター・キャノンは後年、「闘争vs逃走」選択と呼んだ。そして彼は、その生理機能が交感神経系、心臓、血管、肺を制御する自律神経系の下位集合によって媒介されることを示した。交感神経の活性化が、脳幹のアミン作動系からの強力な信号によるものであることを私たちはすでに発見しており、これは通常、覚醒状態と関係のあるあらゆる機能を高めることによって、心脳を行動へと備えているのである。ノルエピネフリンとセロトニンが脳の内的な警報装置となっている。

警戒心が高まると、情報をより速くより慎重に処理するようになる。これは、心脳が高度に活性化されるためだ。同時に、私たちはより正確に定位するようになる。分析力が高まるだけではなく、将来に備えて、遭遇した脅威の相手とその関連要素を、通常よりもくっきりと記憶に留めるようだ。というのも、短期間だけの増感ではなく、長期にわたってこの脅威の記憶を保持する必要があるためだ。

そのための能力を、私たちは生まれつき備えている。まさに本能的という言葉が意味する能力だ。心脳パラダイムによれば、不安とは注意力の喚起と関係する本能的な情動の能力であり、常にある一定のレベルで作動している。不安情動の最たるものだ。なぜなら、それがもっとも重要な情動だからだ。不安は、フロイトが決めてかかったような、二次的なもの、性的で攻撃的な本能の派生などではない。不安はごく健全で、生存にとって欠かすことのできないものなのだ。

「闘争vs逃走」選択は、おそらく自動的に決定される。将来的に起こり得る脅威に対して、夢が私たちに予行演習をさせるというのは、まさにこの点である。チャールズ・マンソンがじりじりと近づいてきた時、サリーは身体をこわばらせ逃走に備えた。敵に追い込まれ、戦いに勝てないことを悟っていたのだ。私が暴漢に追い詰められた時に同様の反応を起こしたのも同じ理由からである。

サリーの悪夢は、バスの扉を拳で叩き、叫び声をあげた時に終わった。もしも夢状態が、サリーの大脳皮質を活性化し目覚めさせる力強い「覚醒」に遮られることがなかったら、彼女は夢の中でマンソンに猛反撃していたかもしれない。私の心脳も、リアルな街中で暴漢に追い回される、そんな悪夢が生じた場合に備えて、夢の中で何度も私を訓練してくれていたのだろうか。ボクシングや柔道の経験はなかったが、自分の生死にかかわる事態であることが判明すれば、手続き知識により、戦い方を知っていたのである。

幸いにして、そのような戦いを通常なら回避できる。しかし回避できない場合に、戦いを軽減するにはどうすればよいかを心得ておくことは重要なのだ。ダーウィンが認識していたように、決闘を避けるには二通りの方法がある。ひとつは恐れの合図を出し、どちらか一方が譲歩、または服従する。もうひとつは平和的解決の条件を示しながらも、戦う意志があるという合図を出す。

恐怖で身体をこわばらせたり戦ったりするより、できることなら、私たちは心地よさ、温かさ、性的な充足感を望んでいる。そして、これを実践するにはどうしたらよいかもわかっている。誰と、どこで、いつそれを行うかということに慎重になりさえすればよい。これによって想定される可能性を狭められるわけだ。死命を制する情動の領域においては、心脳状態は控えめに設計されているようだ。私たちは生まれながらに恐れや不安を備えており、さらに怒りや攻撃性の中に身を置き育まれるため、用心深さや警戒心を持ってお互いに接するのである。「命に至る道は狭い〔訳註——新約聖書、マタイ七章十四節〕」だ。私たちが、愛情と性愛にかくも高い価値を付与するのは、それがきわめて甘美で、得難く、また、手放さずにいることがきわめて困難であるからなのだろう。

生きることの予行演習

生物学におけるダーウィン進化論は、その後、大きく二つの道へと分かれていった。ひとつは広く知られている分子遺伝学だ。この学問は、「レム睡眠は遺伝的に書き込まれたデータと経験によって得られたデータを統合するための時間、場所、適切な化学作用を提供する場」だと主張する「心脳理論」と、密接にかかわっている。もうひとつは「動物行動学」だ。生存と生殖の二つを目的とする観点から行動に注目していく学問である。

動物行動学では、たとえば交尾、巣作り、縄張りなど数々の行動を、遺伝的に内蔵された行動プログラムの一貫だと見なす。魅力的な雌、赤ん坊の泣き声、好戦的な雄などといった特定の刺激によって行動プログラムにスイッチが入ると、しかるべき行動を発動する。生得的な行動には定義ともなる特性がある。まず、生得行動には練習がいらない。次に、生得行動が最後に発現してから時間が経っていればいるほど起きやすくなる。さらに、生得行動は「全か無か」という性質なので、発現すれば完遂に至るまで止むことがないのである。

食べること、飲むことは、生得的な行動のわかりやすい例だ。食べることも飲むことも生存上の高い価値を持っている。こういった行動は、学習や練習で身に付くものではない。重度の認知障害にあっても、これができなくなることはない。食べ物を消化してから時間が経過するほど、食べる‐飲むという行動は起こりやすい。また、これらの飲食行動は主体の状態に依存している。覚醒している時には頻繁に起こるが、夢の中では著しく抑圧されるのである。食べる‐飲む、睡眠‐夢の二つは、それゆえ、相互に排他的とも言える生存戦略と見なすことができる。生物は水や食料を探すことにエネルギーを消耗するより、活動と探索を減らし、水分と栄養を保存しようと眠るのだ。こう考えてみよう。飢えと乾きはどちらも視床下部（いつ寝ていつ起きるかを命じている脳の部位）によって調整されている。フランス人がよく使う"Qui dort, dine"（寝ることは食べること）という表現は、おそらくこのためなのだろう。

動物行動学では現在、脳幹をこのような生得行動を生み出す脳部位だと考えている。運動パターン発生装置を考察する過程で、私たちはそう考えるに至った。そして、睡眠それ自体を本能だと結論づけている。また、睡眠には、その他三つの本能のための中枢プログラムが含まれている。第一は、危険を喚起することで、生存を維持する不安と定位反応。第二は、必要とあらば敵の攻撃に抵抗し、命を守るための戦いに備える怒りと攻撃性。第三は、種の存続にとって大切な愛情、親和欲求、達成願望である。

やがては動物行動学者たちも、心脳状態が持つ、日常生活における重要な機能を認識するのに、さほど抵抗を覚えなくなるのではないか。レム睡眠は欲求だ。睡眠をとらなければ、眠ろうとする欲求が増すのを感じるだろう。睡眠が不足すれば即座に、そして必ずや補われる。レム睡眠は固定的だ。レム睡眠中に心脳が自動的に活性化し、本能プログラムが作動する。そのために本能プログラムはいつでも鍛えられ、必要に応じて効力を発揮できる。その上、このプログラムはレム睡眠中に新しい経験データによって更新される。本能的に情動的な相互作用が引き起こされた場所や時間、人物が、夢に鮮明に反映されるのはこのためなのだ。

情動は記憶を結合することで、つまり特定の人物や経験や場所について実際にどう感じるかによって記憶を補完する。情動は知覚手段であるばかりでなく、環境世界へと人を導く手段でもある。それほどに色濃く、深く、目的と強く結びついている。もし仮に、夢にその燦然《さんぜん》たる姿を覗かせることがなければ、私たちは情動の存在に気づくことなく生きていくのだろう。しかし実際には、夢の中では、本能的な自己、あるいは生物学的な宿命から身を隠す場所などないのである。

第十章
止まれ、見よ、聞け――注意と注意散漫

友人の麻生花児《あそうかじ》（一九三六～二〇〇六年）は多くの才能に恵まれた人物だ。彼は水墨画の巨匠であるとともに、ガラスをも砕くような力強さと情熱でもってイタリア・オペラを歌う。これだけでは不十分だといわんばかりに、彼にはパーラーマジック（観客参加型の奇術）で私たちの童心をくすぐる才能もある。彼のレパートリーはみな、巧みな手の動きによるものだ。口に入れたピンポン球を右耳から取り出したり、白いナプキンでこしらえたネズミが掌から肘にジャンプしたり、といった具合。花児はこれらのマジックで、観客の注意を意図的に逸らしたり、彼らの心脳に誤った予想を抱かせることで、うまく煙にまいてしまうのだ。

花児が何度トリックを繰り返しても、私たちはだまされてしまう。しかしながら、「手は目よりも速し」というのは見当違いである。花児の手はそんなに速く動いていない。そしていつも――あるいはほとんどいつも――彼の両手は私たちに丸見えである。花児の手の動きの速さが、観客をあざむく手口の本質ではない。観客の注意をとらえ、マジシャンが影でこっそり何かしているのではないかという予感を観る者に抱かせるのは、次に予想される展開について

ニセの合図を送っているからなのだ。アメリカの有名な興行師P・T・バーナム（一八一〇～九一年）が「いいカモは世の中にたくさんいる」と語ったのは、生の瞬間瞬間において、人間の注意システムは紛らわしい合図によってだまされるものだ、ということに彼は気づいていたのだ。

意志を持っていることを確認できるもっとも確実な方法のひとつは、自分が注意を払うべき対象や、自分の関心を引く情報を選択できる、と気づくこと。しかしながら、選択的に注意を向けるというこの能力は、周囲の雑音や混乱、また私たちの内面から生じる感情や思考によってより複雑なものになる。注意を向けたり逸らされたりすることは、外的な刺激と同じくらい、内的な力にも依存している。自分の思考に焦点を合わせ、集中し、選択し、方向づけることを決定するためには、ほとんど超人的な努力を必要とする。ある一定の筋道に沿って考え、その他を排除すること、これこそまさに意志の力の本質であると主張しておきたい。他に誇るべき人間らしさとは、意識を特定の方向に向ける能力に由来するものばかりだ。芸術や科学、学習、生活をめぐる道徳においても、この能力は欠かせないものだ。

この意志の力を働かせることは、しかしながら、いつでも簡単にいくわけではない。毎年秋になるとこのことをバーモントの農場で思い知らされる。うっとうしい暑さから爽やかな気候に一変すると、どこから忍び込むのか、蚊が温かい室内に侵入してきて露出した私の肌のありとあらゆる部位を刺そうとする。つい先日も、私が油絵の最後の一筆を入れているちょうどその時、この邪悪な小モンスターたちが私の足首へ攻撃を開始した。彼らは私の脳に注意を乱す信号を送り、私の目と手の動きの調和をぶち壊した。私は絵筆と蚊のどちらに集中すればよかったのか？ 同時に対処することなど、とてもできない。かといって、この迷惑な相手を無視してやりすごすこともまたできなかった。修行を積んだ仏教の瞑想家ならひょっとしたら集中力を維持できたかもしれないが私には無理だ。西洋的な私の脳は一度にひとつの情報に集中するのが関の山だ。絵筆を置き、私はやっかいな奴らを追い払わねばならなかった。我慢ができなかったのである。

意識を向ける能力（注意）と意識を逸らされる能力（注意散漫）のせめぎあいに、どう折り合いをつければよいのか？ 信号にどう集中すればよいのか？ 注意散漫を斥けて、集中したい信号をどう選択すればよいのか？ 私たちはなぜひとつの考えや行いに囚われることがあるのか、またそこから自由になることができるのはどうしてなのか？ 朝のうちは集中できるのに、時間が経つと共に簡単に集中力が乱されてしまうのはなぜだろう？ 心の活動に必要な文脈を構成する記憶、計画、参照といった処理を無意識において行う一方で、私たちが意識的に環境からの情報を処理できるのは、どのようにしてなのか？ 注意を向ける能力とあるいは注意を逸らす能力、それぞれが置かれる状況によってどう異なるかを説明するために、第一部で提示した脳の化学現象とＡＩＭモデルを使ってみよう。

外界への集中と内面への集中

注意を向ける能力がいかに脆くなり得るか、私たちはみな知っている。ほんの少し睡眠が足りなくなるだけでも、ただちに薄らいでしまうのが注意力だ。たとえば仕事中に問題が生じた時。あるいはささいな刺激に気が逸らされる時。心はとるに足らない出来事や、現実と空想の間を行ったり来たりする。道筋に沿って何かを考えたり、目的に向かって方向性を維持したりすることはおろか、落ち着いていることすらままならなくなってしまう。

注意を払うためには、自分が処理している情報の帯域幅と、外界と内面双方の情報源に対して一定の位置を間断なく調整しなければならない。注意を払うには強い意志が必要とされるばかりでなく、限られたひとまとまりの対象に心脳のすべてを傾ける必要があるのだ。ひとつの物事に注意を向けることは、必然的に他の多くのものを無視することである。これは精神エネルギーを消耗させ、経験上の犠牲を伴なう。

その反面、思わずある対象に注意が固定されてしまうこともある。気が逸らされるというよりむしろ取りつかれてしまうこともあれば、あてもなくというよりはやむにやまれずとってしまう行動もある。旅行で自宅を離れる際、旅券を忘れやしまいかという心配が強いあまりに、持っていることを何度も確認せずにいられないことがある。運がよければ、過度に心配している自分に気づいて、わかりきったことを無益に再確認してしまうことから解放されるだろう。

もし、ふるまいがある節度を持った進行を保っていれば、注意力はそれを逸らそうとする力と取りつかせようとする力の間で強度を持った緊張状態にあるに違いない。

注意力の獲得を図る感覚情報は無数に広がり、その中から必要なことを瞬間瞬間で選択している私たちの能力には、測り知れないものがある。私たちには選ぶべき八つの様態《モダリティ》がある。体外の情報（五感——視覚、聴覚、触覚、味覚、嗅覚）と体内の三つの情報（姿勢、動作、苦痛）である。八つもあるというのはやっかいと言えばやっかいだが、私たちは様態をきちんと選択できるのである。まず私たちは、明けてから暮れるまで、自分の意識の扉を叩く何百万ビットもの情報に優先順位をつけ、認識されたビットから何をすべきか決定するという作業を行っている。

こうすることで視覚が私たちの処理能力に課している膨大な要請を排除し、たとえばキスという繊細な感触を味わう体験により多くの資源を費やすのである。キスが終わって、再び目を開け、意識集中を高める視覚情報を認めたら、官能的な喜びはより高められるだろう。第一のプロセスは、ステレオでラジオ局に周波数を合わせるように、入ってくる情報を選択し調節することである。第二は、音楽のボリュームと奥行きを増すためにもう一セットのスピーカーを加えるように、強度を高めることと似ている。

感覚のチャネルを選ぶことによって即座に得られるものは、快の増大と痛みの減少である。私は意識内容を自分でうまく選択できるようになるまで、歯医者に行くのが怖かった。神経ネットワークにあれこれの入力を割り当ててやることで、かつて拷問部屋だった歯医者でも、今ではくつろぐことができる。ドリルが動き始めても、私は目を閉じることも筋肉をこわばらせることもない。どちらも、痛みと不安を確実に増大させるものだからである。代わりに窓から空を眺めてみたり、イプスウィッチ〔訳注――米マサチューセッツ州域北東部に位置する町〕のきらめくクレーン・ビーチやバーモント州にある実家の裏手の木々が紅葉するのを思い浮かべてみるのだ。

歯医者での分離状態にあった私が行っていたことは、単に情報チャネルを選ぶという行為以上のことであることに注目しよう。入力情報源を外界から内面へ切り替えていた。外界からの感覚情報処理を行っている意識から気を逸らし、空想と呼ぶところの内なる精神活動を行う無意識の方へとシフトした。一般に催眠として知られる心脳状態に首尾よく近づくことができるのだ（催眠については第三部で詳しくふれるつもりだ）。

注意力を自在に変えられることについては、考察に値するものがほかにもまだある。たとえば私は、意識に上る内面の表象のモードと強度を変えることができる。私たちが空想と呼ぶような精神活動は、もっぱら言葉が中心のものから、部分的に視覚が混ざるもの、あるいは強烈に幻覚に近いものなどがある。外界から、あるいは、独自の思考からもたらされる情報にどの程度意識を向けるかはだいぶ幅がある。

外界から内面へと焦点を変えることによって、人は夢見の領域や精神疾患の領域に近づくわけだ。他の心脳機能と同じく、注意力は状況に左右される。ここでの主要な変数は意志作用である。覚醒時のみ、注意力を自発的に変えることができる。睡眠中、注意力は内面から生み出された情報にひきつけられる。今や、覚醒から睡眠への移行が脳幹によって遂行されていることが判明しているのだから、移行を可能にしているボトムアップ・プロセスを探究すれば、注意力それ自体をもっと理解できるのではないか。注意力は強力に自発的な側面を備えているため、心脳状態を支配するボトムアップ・プロセスを、トップダウン・プロセスがいかにして抑制しているのかわかるかもしれない。こうした問題は、注意力を選択的に向けることを通して、自然にまたは科学的に意識を制御する方法を見出すことで解決できるかもしれない。私たちが探している宝とは、自己催眠、苦痛緩和、そして前向き思考というわかりやすい、従来から言われている能力である。

注意力を測る

行動を通じて注意力を測定することは簡単だ。こうした実験データは、認知科学の復興に格好の契機を与えている。注意力の分析でとりわけ成功を収めてきた科学者に、オレゴン大学のマイケル・ポスナー（一九三六年〜）がいる。

彼の行ったことのひとつに反応時間の測定がある。彼は、反応時間の計測を入念に行うことで、注意の際に生じる動作の基礎となる一連の心脳現象を再編成した。被験者にコンピュータ画面の中心の光点に視点を定めるように指示する（瞼《まぶた》の上に取りつけられた電極がこの視点の位置を測定するのである）。被験者が凝視している間、ポスナーは光点を画面の右側や左側に点滅させた。被験者はできるだけすばやく的確に、キーボードのキーを押して、光点の出現を認知したことを示す。コンピュータは、画面上の標的の動きと、被験者がキーを押す反応の時間差を算出する。

もし自分がこのコンピュータに座っているとしたらどうだろうか。リラックスしていようとしていまいと、あなたの中の何かがこの課題をうまくやってやろうと思うだろう。すばやく反応したくなるのだ。このシステムを負かす方法を知りたいとすら思うかもしれない。光点を待ちかまえている時、あなたはむやみに気が張っているのを感じるだろう（ほんの少し不安ですらある）。

あなたの意欲をそそろうとして、ポスナーは時々、次にスクリーンのどちら側に信号が表れるかという手がかりを示す。ただし、その手がかりは方向のヒントになっていないこともある。しかしフライングを防ぐために、実験と実験の間隔は予測できないように変化する。それだけではない。このテストの意地悪な点は、ポスナーが出す合図のうち、あなたが正解できるのは八〇パーセントだけなのだ。つまり、二〇パーセントは間違った方向指示が与えられる。矢印は右を示すが、実際に点は左側に現れたり、また逆の場合もある。手がかり（正しい手がかり、間違った手がかり、無意味な手がかり）は無作為に提示される。

想像がつくように、無意味な手がかりを与えられる時よりも、正しい点の場所の手がかりを与えられる時の方が反応時間は速い。当然、想定外の視野に現れたら、認識にしばし時間がかかるだろう。なぜなら正しい側へと切り替える前に、間違った側で点を探すことに時間を取られてしまうからである。このように、正しく合図を与えられた点探しは、ランダムに探す時よりも速い。しかしランダムに探す方が、間違った合図のもとに探すよりは速い。すでに過去の例からもわかるように、誤った仮説がいったん立てられると、それを覆すのは、何も知らない人に教えるよりずっと多くの努力が必要なのである。

この三種の手がかりによる反応時間の差は注目に値する。正しい手がかりが与えられた場合、何も合図を与えられない時よりも反応時間は平均して八五ミリ秒速い。この差は、正しく予想された注意力による「有利」と言うことができる。もし間違った手がかりで正しくない方向に導かれたら、手がかりのない時よりも反応時間は三六ミリ秒も遅くなる。それが誤って予想された注意力による「損失」である。その時間差は、八五＋三六＝一二一ミリ秒、つまり〇・一二一秒である。これはもしあなたが運転中ならば生死を分けるかもしれない。もしこれがランチタイムに二杯のマティーニを飲んでいたり、眠い時だったら、当然差は大きくなるだろう。

心理学ではこうした基礎反応時間の測定実験は時代遅れであるが、新しい技術を併用することでより強力なデータとなる。病院で日常的に使われるCATスキャン（コンピューター体軸断層撮影法）のような画像技術や、研究で使われるPET（ポジトロン断層撮影法）やMRI（磁気共鳴画像法）で、脳内で何が起きているかをリアルタイムで観察することができ、認知科学に劇的な変革がもたらされている。今や、ビデオ画面上で一匹の犬を見たり、無作為な光点を探しながら、心脳の活動を可視化することができる。ポスナーのような認知科学者が、注意力の背後にある一連の脳活動にかんする仮説をテストできるのは、こうした技術のおかげである。

被験者の頭をPETスキャナーに設置してラジオアイソトープ（放射性同位元素）を血中に

注入すると、心脳活動の様子を画像に撮影することができる。神経細胞は活発な時、そうでない時よりも血糖と酸素を消費する。活動が大規模になればなるほど消費は増える。したがって、血液によって運ばれたラジオアイソトープは活性が高い場所に集まる。脳のいずれかの部位のアイソトープ（同位元素）から放出されたプロトン（陽子）はスキャナーで感知され、その領域内における網状の神経活動を正確に反映する。反応時間ゲームであなたが躍起になっている間、コンピュータは明るく色づけされた心脳画像を提示する。活性化された脳部位がスキャナーの画面上で「点灯」するのである。

PETスキャナーを反応時間テストやその他のテストと連携して使うと、注意力の側面それぞれが皮質の特定の場所から生じていることがわかる。ポスナーが画面上に光を点滅させると、視覚を処理する皮質の後側領域（後部）が最初に点灯し、その後に、空間分析が行われる皮質の中央領域が続く。判定が行われる皮質の前側領域（前部）が三番目に点灯する。後側システムが「どこ？」（右か左か）という質問に答えると、前側システムが「何？」（光点）という問いを発する。

この二つの質問が、長い間、知覚データを処理する主要なステップとして認識されてきた。私たちは定位反応「どこ？」と見当識「何？」の議論で、すでにこれらの問題については検討済みだ。見当識は脳幹によって媒介されるので、脳幹はまた注意力も媒介していると認知科学者が考えたとしても驚くことではない。

外界の情報に対しても内面の情報に対しても注意を向けるために、心脳は十分に活性化されなければならない。そして、外界あるいは内面のいかなる対象も心に留めておくように、私たちはその活性化を維持できなければならない。第五章で注目したように、活性化エネルギー(A)、入力情報源(I)、制御モード(M)はみな、脳幹とアミン‐コリン作動系に依存している〔p. 111図参照〕。

ポスナーは注意力の解剖学モデルを提唱した。その中で、二つの上位脳(皮質の後側と前側)は信号に注意を向け、場所を割り出すための見当識を請け負っている。また、下位脳(脳幹)は、二つの上位脳の活性化と方向づけを請け負っている。どこかで聞いた話だと思うだろうか。確かにそうなのだ。脳幹は、受け取られる外界のイメージについて注意力を駆動させるが、それは外界の現実を夢の中でシミュレーションしているのとは違う。ポスナーによれば、モード(M)の役割を果たす三つの化学物質のうち、注意力にとって必要不可欠とされるのはノルエピネフリンである。

自己観察によってこの結論を試してみることができる。眠くなると(あるいは飽きるくらいでもよい)必ずノルエピネフリンのレベルは低下する。この状態では何かに注意を向けることは困難である。就寝時に本を読んでいてどこを読んでいるか見失ったり、深夜の運転中に道を誤ったりしてしまう。「点灯」状態を維持するための燃料が皮質に調達されていないのだ。夢では細部に注目しようと動作を止めたりしないことを思い出してほしい。注意を向ける能力は効かなくなっている。すでにおわかりのように、夢を見ている間、皮質はノルエピネフリンとその制御を欠いている。

自分の夢――あるいは幻覚を観察する

訓練をすれば、夢の中でもいくらか制御が効くくらいのノルエピネフリンを引き起こすことができる。まれに、いわゆる明晰夢《めいせきむ》と呼ばれる体験をする。まだ夢の中にいるのに、自分が夢を見ていることに気づき始める。この自覚は通常一瞬で通り過ぎ、たいていは目を覚ますが、瞬間的とはいえ自分が夢を見ていることがわかる。同僚エド・ペーススコットのような特別な人は、時々、夢見の間、頭を冴えた状態にすることができる。エドはこれが上手くいくと、注意力の制御を取り戻す。彼はこれを二通りの方法で行う。ひとつは、夢見の明らかな特徴である突飛な不連続性と不調和に注意を払うことである（通常、私たちはこのような手がかりを無視してしまう）。二つめは、普通なら眼球は無意識に前後に動いているところを、自分自身に目の随意運動をするように言い聞かせるのである（つまり、制御を得るため）。

エドに刺激を受けて、私はすっかり明晰夢への関心をかき立てられてしまった。そこで、同じ二段階の方法でさっそく試みたのだった。まず、自分が夢を見ているという事実に注目し、夢で見ている物事に対応するような行動を自分に命じてみるのだ。もし夢で自分が飛んでいるなら、腕を上下に動かすように自分自身に言い聞かせるというように。

腕が実際にベッドの中で動くことはないが、私がしていることは意志を伴っている。意図的に運動プログラムを始動させているのである。つまり、そうすることで前頭皮質に化学的作用がもたらされるように働きかける、というわけだ。脳幹が反応していくばくかのノルエピネフリンを放出する。これによって私はレム睡眠と覚醒の間のまさに切っ先に置かれた状態になる。組織にもっと強く働きかければ覚醒するだろう。逆に弱く働きかければ再び夢に戻るだろう。

おそらく脳スキャナーでこのことをとらえることができよう。通常、脳幹は夢を支配し、前頭皮質は筋(プロット)を無理やり与えることで追いつこうとする。しかし明晰夢では、皮質は追いつき指揮をとり始める。あるいは、映画を監督したり鑑賞したりするように、少なくとも自分の行動を遠目から傍観しているのだ。たとえ脳幹を強く光らせるには十分でないにしろ、明晰夢では前頭皮質はかすかに点灯するであろう。

明晰夢が可能だという事実は単に楽しいばかりでない。きわめて重要なことなのだ。なぜならば、これは精神疾患を解く重要な鍵となるからである。私たちはすでに夢見を精神疾患と結論づけてきた。夢を見るのは健全な精神疾患である、と。もしこの類似点を適用できるなら、精神疾患の人にも「明晰精神疾患的」な状態があるはずである。ところが実際、あるのだ!しかも回復への第一歩なのだ。患者がそのような洞察を得る時、自分が精神疾患だということに気づくのである。依然、病に苦しむとはいえ、彼らは病を制御し始めるようになる。

ベルタルでさえ(時折、彼の体験談は過激であるものの)、それを察する瞬間がある。精神病院の食堂で丸くなってしゃがみ込むベルタルの姿を私が見つけた時のこと振り返っていただきたい。ベルタルは幻覚を起こした後、我に返るより先に「僕はどうしてバカなことをしてしまうんだろう?」とつぶやいた。自分の幻覚や行動が不健全、または危険だとベルタル自身が気づいているように見えることが何度かあった。

明晰な自己観察力は一九六〇年代に、私の勤める精神病院に入院していた患者、ハリエット・ノースによって実証された。彼女も精神疾患だった。しかし彼女は自分に問題があることに気がつき、問題を制御する方法を見出した。幻覚が始まると、彼女は自宅の書斎を思い描くようにした。想像上の本棚を眺めて、本一冊一冊に集中しながら本の数を数えていった。すると、やがて彼女の幻覚は治まった。ハリエットの場合、自己観察によって精神疾患が治ることはなかったが、それでもこの書斎トリックは効果的だった。書斎を思い描くことと本を数えることは、自発的な運動行動だった。つまり、彼女は自分の視線を本にやり、数を数えるという理性的な練習を実行したのだ。彼女は目的を持って皮質を点灯させた。その結果、私たちが認識によって夢から覚めるように、彼女もまた自己認識によって下位脳から這い上がり、幻覚から解放されたのである。

焦点を変え、注意を払う

誰かが部屋に入って来て、ふと視線を本から上げる時、何が起きるだろうか。注意力を切り替えるだろう。

皮質の頭頂葉、とりわけ脳の右側に損傷を受けた人にとっては、注意力を切り替えることは容易ではない。右半球損傷の患者にとっては注意力を逸らしたり変えたりすることが困難である。彼らは視空間の片側半分にある事物に注目し、もう半分は無視する傾向にある。彼らにとって、世界は半分に切り取られてしまっているようなものだ。しかし、残り半分を失っていることにまったく気づいていない。

「注視」という行為は視床《ししょう》という脳内の深い中枢組織によって制御される。視床はメッセージを皮質領域に広く伝え、強いフィードバックを各領域から受け取っている。視床は脳の中心にあり、相関的な発火パターンを持っていることから、不必要もしくは予想外の情報が来た時に、これを遮断するのに理想的な位置にある。注意力の選択性は、関連ある情報を増幅するだけでなく、無関係な情報を抑圧する。視床は抑圧を得意としているのだ。視床に禁止信号を与えると、皮質の大部分の領域で入力が断たれる。ラジオにたとえると、心脳にとって視床は非常に効果的な調整ダイヤルのようなものだ。

これを直接サルで確かめることができる。幸いにもサルは、ポスナーの反応時間ゲームを習得できる。サルはこの単調な作業を、ほんのひと舐めのジュースという慎ましい報酬のために何度でもやってくれる。おかげで、サルがゲームをしている間、脳細胞の活動を記録し、視覚情報を処理する神経細胞に注意がどう影響を与えるか記録することができる。もっとも驚くべき発見のひとつは、信号が後頭皮質の前方から前頭皮質へと二つの異なる経路で処理されると、脳内に視覚が「生じる」という事実だ。イメージがどのくらいうまく生じるかは、サルがどれほど熱心に注意を払うかに大きく左右される。

その上、サル（私たち人間も）が注意を別に向けると、皮質は今の対象から離れ、新たな対象に再度集中するために、視床と連絡を取り合うというのだ。この一連のスムーズな動きが無意識のうちに一秒間に八回から一〇回起こる。あなたはこの本からすぐに注意を解き放つことはできるだろうか。もちろん、できるだろう。では、部屋に入ってきた人に再び注意することはできるだろうか。造作もないことだろう。

注意力を固定したり逸らしたりできる必要性がある一方で、一度何かに照準を合わせたなら、注意を保ち続ける能力もまた必要とされる。高校、大学とあなたが学業をうまく修めることができたのは、注意散漫に抵抗する能力、つまり図書館のような場所で勉強しているところにいきなり他人がやってきても、構わずに読んでいる本に注意を保ち続ける能力のおかげだった。勉強中に友人が話しかけたりちょっかいを出したりする時も、あなたは鋭い注意力とそれを持続させる力の両方を持っていた。となれば自分の集中力にプライドを持っていてもそれは当然だが、しかし、もし見知らぬ相手がみんな元秘密警察の一員であるような地域にあなたが住んでいたとしたら、注意力を持続させるのは、とんでもなく大変なことになるだろう。モスクワの地下鉄で地元の乗車客と目を合わせるのが難しいのはまさにこうした理由からである！　彼らにとって見られることとは、悪しき社会的暗示となっているのだ。

注意力を維持したり切り替えたりすることとは、私たちが受け取る入力チャネルや支配できる出力チャネル（運動指令のように）を合わせたりはずしたりすることによって決まる。どちらの入力の時でも、不要な雑音が注意システムの限られた資源を使い果たしてしまう。

「チューニング（調節）」という言葉は、視床が適度な緊張レベルをどう維持するかをよく表している。電子工学の技術者たちはこの処理を信号の鋭化と呼ぶ。科学者たちは、注意力のチューニングに、脳幹のノルエピネフリン細胞が決定的な役割を果たしていると主張している。ノルエピネフリンは雑音に対する信号の比率を増大させるというのだ。

この理論はリスザルの聴覚能力の神経生理学的研究から生まれたものである。動物が注意を払わなくなる時、またはうとうとし始める時はいつでも、ノルエピネフリン細胞とおそらくは脳幹、視床、皮質中に放出されたノルエピネフリンの活動が低下していた。「ボーッとしている」状態の時、脳幹のノルエピネフリン供給は十分に上昇していない。警戒している時、このシステムはよく働いている。ストレスでまいってしまうような時はノルエピネフリン供給が過剰になっているのである。

警戒の喪失

脳が生み出すノルエピネフリンが減ってくると、うとうとしたりぼんやりしたり、あるいは注意散漫になる。ノルエピネフリンの放出は夢見の間、最低レベルまで減じる。では、夢の中では注意力はどうなっているのだろうか。内面に対する注意力は選択的だろうか。何かに照準を合わせることは可能か。その注意力は長続きするだろうか。考えることはどうだろう。心に浮かんだ考えやイメージを維持することはできるか。

答えはみなノーである。注意力は夢の間は失われる。私は夢のイメージ、感情、発想、行動を制御できない。ニューオリンズのホテルで見た夢で、警備員が上階の侵入者を発見しようとしていた時、私は集中、調整、評価する状態とはほど遠かった。感覚、情動、行動の渦に巻き込まれて、私の考えも明らかに不自然だった。

一方で、私の連想力は、夢の中ではずばぬけたものになる。想像的な作り話に、批判することもなく浸っている。つまり、「何?」と問う私の脳システムは、どんな問題が浮上しようとも、それを受け入れてしまうのだ。夢で実生活の問題を解決できるとは到底思えないが、心脳がその巧妙な手腕を誇示し、まるで日常的な経験をしているかのように見せる雑多なトリックに、私は強い感銘を覚えるのだ。

覚醒、あるいは夢を見ている間にノルエピネフリンが不足すると、注意力を維持することが困難であることを示す実験が二つある。ひとつは、覚醒時に薬によってノルエピネフリンを妨害し、ポスナーの反応時間テストをやらせて何が起こるか観察するというものだ。もうひとつは、睡眠から起こしてすぐにポスナー試験をやらせ、日中の成績と比べてみることである。両方のテストが行われた結果、どちらの実験からも同様のデータが得られた。睡眠から起こされた時の方が、日中覚醒している時よりも注意がほかに逸れやすい。ノルエピネフリンが低い時、被験者は相当な速さで注意力を失ってしまう。これは被験者が夢で経験したこととぴったりあてはまる。

注意欠陥障害（ADD）の子供たちを見ればわかるように、注意力がすばやく消失してしまうことはよいことではない。数十年の間、学校で、注意を払わない子供は「過活動的」と考えられてきた。同じ子どもたちが、ぼんやりした眼で大人しく黒板を見つめる代わりに、そわそわしたり、椅子の上でもじもじしたり、びんぼうゆすりするから、というのが結論だった。ここで言う「過活動」とは「落ち着きのなさ」のことだが、これはあくまで運動活動であることに注目しよう。黒板に視線を照準することや、集中力(意志力)を維持することもまた運動プログラムによって行われている。そうした子供たちの問題は、彼らが何事にも集中できないということではない。そうではなく、すべてのことに注意を払ってしまっていることが問題なのだ。すべてに注意しようとして、与えられた物事からすぐに注意が離れてしまうのだ。子供たちは運動信号を十分に抑制できないため、彼らが集中できるのはほんのわずかなことだけだ。

今日、このような子供たちは弱いアンフェタミンという、ノルエピネフリンに似た分子を持つ薬(アンフェタミンはアミン系の覚醒剤であることに注意)が処方されている。この療法の進歩のおかげで、子供たちは注意力を散漫させる運動動作を抑制させ、集中力を向上させることができるようになった。同じ問題を抱える大人も、この治療薬が改善に役立っている。

要するに、健常者のレム睡眠時に起きようと、ADD患者の覚醒時に起きようと、注意力の欠損は共通の化学的原因を有しているのである。すなわち、ノルエピネフリン出力の減少である。つまり、睡眠は注意力とどんな関係があり、また役に立つことがあるのか、そして、これが何によって媒介されているのかという一見とらえ所のない問題を、少なくとも実験的によってならとらえることができるということだ。これは、正常な状態の機能を説明する際の心脳パラダイムが、異常な状態で同じ機能に生じている問題解明への糸口を与えてくれる好例だ。

しかし倫理的な論点もある。心脳パラダイムを用いて得られた洞察は、薬物治療がなぜ効果があるかを説明づけるからこそ重要なのだ。医師たちはここ数年、臨床試験を基に、アンフェタミンがADDの治療に役立つことに気づいてきたが、その理由についてはわからなかった。これは危険なことだ。もし理由がわからなければ、治療の効果を予測することはできない。そうなると、アンフェタミンは短期的には子供を救うが、長期的には悪化させるなどということもあり得るかもしれない。実際当時は、もし悪影響があったとしても、それを知るすべはなかった。幸い現在では、そんな悪影響はないことがわかっている。ただし、原因がわからなければ、別の治療方法を開発することは難しい。その薬が効かない子供だっているはずだ。心脳理論によってなぜ障害が起こるかが説明できれば、論理的に他の治療法を確立することができるだろう。

たとえば、私がベルタルを助けようとしていた時も、こうした理解があれば非常に有益だっただろう。ベルタルと、注意すべきことと無視すべきことを選択できない子供たちの間には、いくつかの共通した症状が見られた。精神病院で母親がベルタルの幼少期について語った時、息子のことを「はみ出し者」であると説明した。学校の成績はお粗末だった。九学年の時、授業中の注意散漫、同性愛や火遊びへの関与を疑われて、学校を中退させられた。授業中の注意散漫！　そんなことが理由！　不運にも、ADD（注意欠陥障害）が認知されるだいぶ前、一九五〇年代のことだった。

注意欠陥の心脳理論はまた、なぜクロルプロマジンがベルタルに作用したかを説明してくれる。ベルタルが外界と内面の情報に激しい反応を示した時、彼を落ち着かせるためにクロルプロマジンを投与した。クロルプロマジンがコリン作動系を抑えることは当時知られていたが、その後、ドーパミン（脳内のアミン）とも相互作用することがわかった。ドーパミンは意識の制御には直接関与していないが、ノルエピネフリンとは化学的に近いもので、行動の動機づけを媒介するのに重要だ。こうして、同様の根本原理が、夢を精神疾患とみなすモデルと、ベルタルの覚醒時の精神疾患とその化学的現象を結びつけるかもしれない。アミン作動系やコリン作動系のバランスを変える条件（または薬物）は、心脳状態を良くも悪くも変えるのである。

注意散漫の利点

注意を引くシグナルをきちんと評価するためには、心脳をその拘束から解き放つ必要がある。反射性の動物では選択できる行動が限られている。身の安全を確保するために、たいていはその場から逃げる。この方法はたしかに安全かもしれないが、決して経済的ではないし、もちろん柔軟な対応とは言えない。はっきり言うと、経験から得た優先順位にしたがって、できる限り広範な記憶に、即座にアクセスする必要があるわけだ。高い集中力と豊富な分析という二つの対照的な課題を、心脳はいったいどのようにして同時に処理しているのだろうか。再び記憶と情動について考えてみよう。

覚醒時、アミン作動系が優性とはいえ、コリン作動系も依然活動している。時間が経つにつれ、コリン作動系は強まってくる。経験を符号化するためにはアミンが必要で、記憶を固定するためにはアセチルコリンが必要であったことを思い出して欲しい。アミン作動系とコリン作動系の力学的なせめぎ合いの中、注意を伴った選択（アミン）と随意性（コリン）は戦略的なトレードオフの関係にある。この二つ力の対照性は、前景意識（直に接している外界から間断なく得られる情報の流れ）の処理能力と、意識下（計画、記憶、参照の枠組み）の処理能力という二つの概念とぴったりあてはまる。それは、覚醒時と夢を見ている時の意識の違いにもあてはまる。

鋭敏な注意力を伴う覚醒時では、アミン作動系が心脳を支配しており、集中と反応に重点が置かれる。もっとくつろいだ覚醒状態では、コリン作動系の影響が現れ、より幅広い内的動態（思考、記憶、願望、欲望）に目下起きている出来事が反映されてくる。睡眠中はアミン作動系とコリン作動系の両者が静まり、集中と広範性はどちらも極端に抑制される。夢を見ている最中は、アミン作動系が止まるにしたがって集中は失われるが、コリン作動系の抑制がはずれ、反応の広範性は増大する。

ＡＩＭモデルによって、なぜ日中に注意力が持続するかの説明がつく。午前中、心脳はしっかりと目覚めている。注意力は明瞭で研ぎ澄まされた状態だ。比較的簡単に集中でき、注意を向ける対象を切り替えることができる。一度にいくつもの作業を平行して続けることができる人もいる。これを可能にするためには、アミン作動系が最高頂になければならないのだが、それはレム睡眠で十分に休息をとることで可能となる。これは、覚醒時の区分でいうと、ＡＩＭ

モデルの〈上、奥、右〉にあるということになる〔p. 111図参照〕。

午後、あるいは夜になると、注意力は、意識に上ろうとせめぎあう外界からの情報と内面の情報、いずれともそれほど強く接続しなくなる。心はとりとめのないことを思い、まどろんでくる。注意散漫になりやすくなる。ネクタイを締めて問題解決モードだった朝から、より風変わりで、現実逃避的で、官能的な空想モードへとシフトする。家族や友達、恋人に会いたくなり、何か楽しいことをしたくなる。この注意力の移行は、アミン作動性の影響力が徐々に失われていくことと一致しており、それに付随して、拡張、想像、自由連想といった能力をつかさどるコリン作動性が増加してゆくことによる。こうしてAIMモデルの中央に点が下がるのだ。

日々、この曲線を滑降することで、私たちは夢というコリン作動系の世界に突入する準備を徐々に開始するのだ。論理性は脇に置かれるが、翌日、朝刊や表計算シートを手にする時には再び回復される。そう、ノルエピネフリンが回復されるように。ひとたび眠りについてノンレム睡眠の空白地帯を旅し始めると、記憶と感情の無批判で荒っぽいレビュー（復習）に切り替わる。心脳アセチルコリンのコルク栓をポンと開けると、AIMモデルは〈下、手前、右〉に下降し夢の世界に耽溺する。注意力は消え、ありとあらゆるものを見、これまで見たことのないものを思い描く。やがて連想力の途方もない拡がりが元に戻り、注意能力が回復される。そして目が覚めるのである。

第十一章
浮き沈み――活力、気分、健康

わざわざ旅行に出なくても時差ボケを体験してみることは可能だ。夜通し寝ずに起きていて、翌日自分がどうなるかを見てみればよい。もっとじっくり体験したいのなら、日中に少しだけ仮眠をとって、あとは数日寝ずにすごしてみるのだ。そうすれば活力と意識の状態に奇妙な変化を体験するだろう。これは非常に劇的で時差ボケ効果よりも圧倒的だ。私自身も研究室で幾夜も人の睡眠や脳波を観察し続けて、こうした経験を繰り返している。

駆け出しの頃、メリーランド州ベセスダの国立精神保健研究所で夜通し睡眠研究をしていた時に、自分自身でそのような活力の変化に気がついた。私にとって夜が昼となり、夕方が朝となった。午前七時頃、実験を終えると病院を巡回し、指導教官と翌夜の実験計画について相談し、それから国立大聖堂に近いワシントンDCのアパートまで車で帰った。相当に疲れていたので、部屋に着くなりブラインドも下ろさず、車の行き交う騒音も消防車のサイレンも気にせず眠りにつくことができた。午前十時まで私は意識を失っていた。大聖堂学校で教えている妻のジョアンが、仕事を終えて帰宅するのを迎えられるよう、午後四時に目覚ましをセットしたものだった。

社会とのかかわりを維持するために、私たち夫婦はできる限り夕方は一緒に出かけるようにした。ともかくも、一九六〇年代初めのころ。私たちはケネディ政権時代の希望に溢れたワシントンに住んでいた。まだ若く、ボストンに移り住んだばかりだった私たちは目を輝かせ、なんとか世間の時流に乗り遅れまいとしていたのだ。しかしそんな意気込みもうまくいかないことがしばしばだった。身体の方が悲鳴をあげるのだった。「嫌だ！　行きたくない！」

身体がダメ出しをしたのだ。かったからである。落ち着いて朝食をとり、ゆっくり新聞に目を通し、気持ちを集中させて分析的に考えをまとめようと準備していたのである。騒々しく熱気に満ちたカクテル・パーティなど、私の心脳がおよそ耐えられるようなものではなかった。私は熱狂した客を、リチウムを与えて寝かせつけなくてはならない精神疾患者でも見るかのような軽蔑の眼差しで眺めていた。逆に彼らの目には、私が電気ショックが必要なうつ病患者に見えただろう。

もちろん彼らは躁状態ではないし、私もうつ状態ではない。単に互いの活力レベルの足並みがそろわないだけである。同様のことが、いくつもの時間変更線をまたぐ長時間フライトの後に起こる。到着しても活力、体温、睡眠リズムは現地時間通りにはならない。

私たちはみな、活力が浮き沈みするのを知っている。活力が上向きの時、世界は自分の思い通りになるように感じる。何でもできるような気になる。下向きの時は、すべてが荒涼として陰うつである。ベルタルのように、「ベッドに入っていたいのに」と言うかもしれない。いずれも、次のことが明らかだ。上向きの時は健康だと感じ、下向きの時、感染症に対する抵抗力も気分と同じように弱まっている。

心脳について私たちが知っている知見を、心脳の枠を超えて身体にまで広げることはできるだろうか？　実際、それは可能だ。心脳が活力、気分、健康を制御しているからである。しかし、睡眠サイクルはどのように、そしてなぜ、活力レベルに影響を与えるのだろうか？　健康のために十分な眠りが必要なのだろうか？　うつ病などの活力や気分の病とは、心脳状態の一機能なのだろうか？　そうだとすれば、こうした疾患は心脳状態を変化させることによって克服できるのだろうか？　これから確かめていくように、ほぼ確実にできるといってよいだろう。

心と身体をつなぐ

神経系は心と身体をつないでいる。神経系は大きく二つに分けられる――中枢神経系と末梢神経系だ。中枢神経系は脳と脊髄から構成されている。皮膚と器官の神経線維からの衝撃を受け取り、筋肉と腺《せん》に運動指令を送っている。末梢神経系は顔、首、脊椎《せきつい》を制御する神経と、心臓、肺、胃、その他の器官を制御する、いわゆる自律神経によって構成されている。

自律神経は活力、気分、健康の鍵となる部分だ。これは二つに分けることができる。交感神経系と副交感神経系だ。交感神経系は心臓と肺に信号を送り、循環系のギアをチェンジアップする。その指令はノルエピネフリンのようなアミン分子によって伝えられる。アセチルコリンによって伝えられた指令を受けて、副交感神経系は心臓と肺のペースを緩める。心脳理解をそのまま身体にも直接あてはめることができるのは、次のことが重要な根拠となっている。つまり、これまで見てきた脳内におけるアミン作動系とコリン作動系の分業が、身体においてもアミンとアセチルコリンの分業という形で反映されている点だ。

交感神経系は心臓と肺の出力を増すように指令を送ることで、私たちに身体のエネルギーを使うように要求する。これは「エネルギーを発生させる」という意味で「エルゴトロピック（ergotropic）」と呼ばれる。一方、副交感神経は器官の出力を減らすように指令を送ることで、私たちにエネルギーを保存するように命じる。これは「エネルギーを保存する」という意味で「トロフォトロピック（trophotropic）」と呼ばれる。

覚えておきたいそれぞれの関係を次にまとめておこう。

覚醒	←→	睡眠
アミン	←→	アセチルコリン
エルゴトロピック	←→	トロフォトロピック
交感神経系	←→	副交感神経系
エネルギー高出力	←→	エネルギー低出力

生理学用語を使うことが可能となった今、このことの何がいったい問題なのか、結論を下す

ことが可能になってきた。脳においても身体においても、高いエネルギーを必要としている状態はいつも、神経細胞から放出されるアミン系ノルエピネフリンに左右される。夜、睡眠をとることでノルエピネフリンが増加すると、私たちは目を覚ます。覚醒している間、ノルエピネフリンは高い状態に留まっているが、再び眠りにつくとアセチルコリン量に圧倒され、ノルエピネフリンは低下する。ノルエピネフリンとアセチルコリンが覚醒と睡眠という主要な心脳状態を調整していることから、エネルギーの流れを心脳状態の基本的要素と見なしてよいだろう。基礎的な枠組みは、陰と陽という東洋の観念に非常によく似ている。

今世紀前半の生理学者たちは、自律神経系は脳と連結し脳によって制御されているものと考えていた。しかし彼らはまだ、脳それ自体にコリン作動性神経細胞があることを知らなかった。私が医大生だった一九五〇年代後半、アセチルコリンが脳の枢要な神経伝達物質だという直接的な証拠はなかった。現在では、エネルギーが保存されるレム睡眠をアセチルコリンが媒介していることがわかっている。将来のエネルギー需要に備えて出力を抑え、ノルエピネフリンを温存するのである。

アセチルコリンには心臓の鼓動を緩やかにする作用があるということは生理学者たちもすでに知っていた。実際、オットー・レーヴィ（一八七三〜一九六一年）によって発見されたアセチルコリンは、心拍数の調節にも応用されている。これは心臓麻痺を引き起こした際のような、生死を分かつ問題にもかかわってくる。コリン作動系の活動が極度に高まると、心臓の拍動は極端に低下し、いわゆる「ブードゥー〔西アフリカなどで信仰される宗教〕死」のような心拍停止が引き起こされると考えられていた。この呼び名は現在では使われないものの、今日でも生理学者の間ではアセチルコリンによる心不整脈が突然死の原因となり得ると考えられている。

タイやカンボジアの中心部では、若い男性の間で睡眠中の突然死症候群が見られる。他の疾病と同様、こうした睡眠中の突然死は、心臓のリズムを変えるアセチルコリンの正常な作用と何らかの関係があるだろう。遺伝的性質や食事など、生理学上の要因が、アセチルコリンを異常なほど敏感にしてしまうのかもしれない。睡眠中の突然死は地元タイ人の間では「Lai Tai《ライターイ》「ぽっくり死」」と呼ばれており、嫉妬深い未亡人の亡霊が夢の中で男性をそそのかし、不貞への報いとして殺すのだと信じられている。

脳と身体の陰と陽は、脳幹神経細胞から生じるアミン作動系とコリン作動系の相互作用によって維持されるものと結論づけることができる。脳と身体のアミン-コリン作動系もまた、脳幹神経細胞と直接関連づけられている。エネルギーを出力する覚醒状態とエネルギーを貯蔵する睡眠状態の規則正しいサイクルは、脳幹によって制御されているのだ。

あたり前のように感じられるかもしれないが、あたり前ではない。睡眠とは活動を止めて休息することなので、睡眠中はエネルギーを保存しているという考え方が常識であった。十分な眠りから目覚めると、神経が鋭く研ぎ澄まされたような気分になる。しかし睡眠はコリン作動系の急速な活性化によって起こるのである。アセチルコリンは少なくとも日中と同じくらい活発に、夜間も働いている。コリン作動性脳細胞はレム睡眠の時にもっとも活発になり、そうしてほぼすべての脳神経細胞にスイッチが入る。この発見は常識と反する。なぜならこの発見は、精神の回復が、脳を休めることによってではなく、ある特別な脳の活動によって果たされていることを意味しているからである。これは人間の主観経験というものがいかに誤解を与えやすいかを示唆している。脳の機能を心理学から知ることはできない。つまり、生理学の知見に頼る必要があるのだ。

体温調節

心脳状態の変化にとりわけ敏感に反応するエネルギー機能とは体温である。その重要性ゆえに医者はこれを「バイタルサイン（生命徴候）」と呼び、入院患者の体温を四時間ごとに記録している。体温が上がったり下がったりすると、私たちは激しい不快感を覚え、健康が脅かされていることがわかる。

哺乳類は狭い範囲内で体温を維持している。冬眠という珍しい状態を除けば、哺乳類の身体温度は通常、約一・五F（〇・一八℃）というかなり小さな幅でしか変動しない。普通、覚醒し活動的になると体温は高まり、眠ったり休息したりすると低下する。身体の体温もまた、こうした「エルゴトロピック‐トロフォトロピック」のエネルギーサイクルによって決まってくる。となれば、ベッドで布団をかぶって横になっているより起き上がって活動している方が、体温を維持するためのエネルギーをより多く消費するのは当然のことだ。

哺乳類の生理機能は厳密な体温調節によって大きく左右されるため、レム睡眠中の哺乳類が本質的に体温調節を放棄していると知った時は非常に驚いた。この予想外の発見は、レム睡眠中、脳のサーモスタットが一時的に停止することを示している。体温がこの間に落ち込んでしまうことがないのは、睡眠という行動が熱を失わないようにしているからである。哺乳類は温かい巣、あるいはベッドで眠る。もしも寒ければ眠らない。十分に防寒の準備ができていない探検家が予期せずして極寒の地にとらわれてしまったら、夜通し眠らないように意識するだろう。実際、過去に多くの人がそのような条件下で眠ってしまい凍死しているからだ。この理由を今や理解できよう。

温度調節はノルエピネフリンによって調節される交感神経系、すなわちエルゴトロピック系の活動に依存している。ということは、レム睡眠中にノルエピネフリンを生み出している細胞に何が起こっているか想像がつくだろう。ほぼ活動がゼロの状態まで弱まっているのだ。エネルギー流動と体温調節の二つは強く関連する処理過程だが、アミン作動系がこの二つを結び付けている。これが起動している時、人は覚醒し、温度が調節される。起動していない時、人はレム睡眠状態にあり、体温制御されていない。

風邪をひいて熱が出ると、睡眠は浅く断続的になるかもしれない。この理由はひとつには、上昇した熱がレム睡眠と夢を抑圧するからである。何度も睡眠に入ろうとするが失敗し、夢は途切れ途切れとなり、心はノンレム睡眠の脅迫的思考にとらわれる。どれほど睡眠を欲しようとも、アミン作動性が体温調節という緊急防衛に使われてしまって、コリン作動性の活動を回復させてしまうので、睡眠を充分にとることができない。

レム睡眠中、心脳はいったいなぜ、体温調節の放棄という不安定な状態に身体をさらすのだろうか？　ひとつの考え方としては、レム睡眠が単にエネルギーを貯蔵する機能だけではなく、エネルギー流動を正しく調整する能力さえも温存する機能を持ち合わせているのかもしれない。アミン作動系、すなわち体温維持をつかさどる能力をもっとも効果的に回復しているのはレム睡眠の間である。脳内のアミン－コリン作動系について、同様の結論に至ったことを思い出していただきたい。アミン作動系は、それがもっとも必要とされる時、つまり覚醒時に、アミン作動系自体とその機能が適切に回復を図れるよう、レム睡眠の間は活動を中断している。

レム睡眠がエネルギー調整システムを回復するためのものなら、睡眠がかなり長期にわたって損なわれると、いくつかの潜在的な障害をもたらす。ひとつには、体温調節機能が失われるだろう。二つ目に、身体が利用するエネルギーが欠乏する。そして三番目には、心脳のいくつかのエネルギー機能が低下を見るだろう。こうした結果は動物実験ですでにある程度は証明されており、疾病やうつ病、そして死でさえも睡眠不足によって引き起こされ得ると考えられている。最近の実験から、長期にわたって睡眠が不足したラットは例外なく死に、睡眠剝奪を受けたラットも感染病で死んでしまうことがわかっている。

睡眠と免疫系

充分な睡眠と充実した健康との関連ほど、民間心理学で広く信じられ高らかに謳われるものはない。事実、大昔から、母親は子供に「よく眠りなさい」と言い聞かせているのだろう。一九七〇年代のはじめ、カリフォルニア人口集団研究所で行われていた研究から、寿命と明らかに関連のある行動がいくつか確認された。睡眠は中でもリストのトップにくる重要な行動であり、運動がその後に続き（運動は睡眠を促進するものでもある）、朝食をとる（通勤族はメモの準備を）、間食をしない（冷蔵庫の乗っとり屋は要注意）と続く。体重の維持、禁煙、適度なアルコール摂取なども、健康にとってはプラス材料である。

カリフォルニア人口集団研究所ではこの研究がその後も続けられ、この七つの行動リストのうち六つを実行している人は、実行していない人よりもだいぶ長生きであることが判明している。しかし長生きだけがその成果を測る尺度ではない。幸福感、あるいは「気持ちよくすごす」こともまた七つの要素と関係している。こうしてみると、命だけではなく健康状態もまた、よい眠りによって促進されるようである。

「されるようである」とあえて言うのは、このような希望を与えてくれる疫学研究がまだ完全には因果関係を立証していないことを強調しておきたいからだ。たとえば、十分な睡眠と健康の充実はあくまで運動の産物であって、必ずしも直接的な関係があるわけではないということもあり得るのだ。あるいは、健康な人がたまたまよく寝られるだけかもしれない。幸福感や愉悦感や達成感を持つには、エネルギーやプラス思考が必要であるのは確かなようである。そして元気のない人がエネルギーを欠いていて気分に問題があるのも、もっともなように見える。

しかし、エネルギーと気分を高揚させるしくみを明らかにしなければ、幸福感を安心して享受することも、元気のない人に手を差し伸べることもできないだろう。充実した良い健康とは、交感神経系の覚醒を制御するノルエピネフリンと、睡眠と副交感神経系を制御するアセチルコリンの流れを決定づける心脳状態によって媒介されているのだろうか？　では最近の研究の成果を見ていこう。

流感にかかるとある共通した経験をする。午前中、「休んでいる」時は気分が良い（いちばんマシな気分と言うべきかもしれない）。午後になる頃には症状は悪化し、夕方になるともっとひどくなる。しかし、十分に睡眠をとるとまた良くなる。私を含めて多くの人たちは流感には睡眠が一番だ、と口をそろえて言うだろう。しかし睡眠で感染を積極的に抑えることができるのだろうか？　実際に免疫系を高められるのだろうか？　テネシー大学のジェームズ・クルーガーが一五年にわたって調査し、導き出した結論がまさにそれだ。彼は、ウサギ、ラット、マウス、果てはヤギまで持ち出して睡眠剝奪の影響について研究したのだった。ヤギは、睡眠にかかわる脳内物質を調べる上で脳脊髄液《のうせきずいえき》を十分に採取することができるため、実験対象に選ばれたのである。

本来は興味深い話だがここでは要点だけを述べよう。睡眠が剝奪されると「ジムラミルペプチド」として知られるタンパク質が髄液中にたまる。このペプチドは脳内で生じるものではなく、体内のバクテリアで作られる。この事実は、睡眠剝奪されるとバクテリアが増殖し、逆に十分な睡眠をとるとバクテリアの増殖が阻止されるという可能性を示唆するものである。

さらに興味深いことに、このペプチドはノンレム睡眠（レム睡眠ではなく）を強めている。また、熱を引き起こす。この二つの効果はしかしながら別々に生じ得る。つまり、睡眠効果は、熱とは独立した事象なのだ。さらにペプチドが興味深いのは、脳と身体の細胞を刺激してインターロイキン-1の産生をうながすことだ。インターロイキン-1はバクテリアや腫瘍細胞の破壊をうながす強力な免疫系分子である。インターロイキンはウイルスを殺す抗体を生み出すBリンパ球を活性化し、微生物の侵入を撃退するTリンパ球の増殖を促進することで、非常に重要な、望ましい健康作用を引き出す。結果として、身体の防衛力が総動員されることとなる。

まるで睡眠研究が不意に非常に重要な何かに出くわしたかのようだ。クルーガーが動物から睡眠を奪うと、彼らはより感染症にかかりやすくなり、このことが免疫系を刺激して彼らの睡眠がうながされた。この事実に気づいていたので、多くの免疫タンパク質が実際に睡眠を促進することを発見することができたのだ。風邪をひいたら睡眠を処方するということが、ますます良いことに思えてきたのではなかろうか？　注射は不要。薬もいらない。免疫系の状態を変えるには、睡眠さえとれば十分なのだ。

それではじめの問いに戻ろう。なぜ感染すると眠たくなるのか？　おそらくインターロイキン-1が原因だ。感染に対する正常な身体的反応の役割を持つこのタンパク質は、同時に鎮静作用の効果を持つ。ジムラミルペプチドのように、インターロイキン-1はノンレム睡眠を強化し、ノンレム睡眠様の脳波の大きさも増大させる。つまり、身体の重要な部分が微生物を撃退しようとすると、眠りの長さと深さのどちらも増長されるのである。結果として、免疫反応と睡眠の間に、相乗効果が生まれる。睡眠は免疫系を強化し、免疫系はまた睡眠を強化するのである。

ウイルスは四六時中、身体を襲撃している。これは冬季や、病気になった時や、ウイルスが地域に蔓延する時に限ったことではない。このことは、健康の安全範囲――感染や癌への抵抗力の程度――は、睡眠がいかに免疫系を高めるかによって決められている可能性を意味している。したがって正常な心脳状態を日々持続しているかが、その人の健康を決定するのである。

感染と戦うために身体が生み出す化学物質によって強化されるのがノンレム睡眠だ。なぜレム睡眠では免疫反応が起きないのだろうか？　定かではないが、レム睡眠中では温度制御が失われていることと何か関連しているのかもしれない。病気にかかると体温は激しく上下するので、レム睡眠に入って体温の調整ができなくなるのはリスクを負うことになるからだ。

超睡眠としてのレム

これまで、ノンレム睡眠が感染から身体を防ぐ闘いにいかに役立つかを確認してきた。しかしながらいったん健康になると、どうやら今度はレム睡眠がこの闘いで優位に立ち続けるための鍵となるらしい。これまで、レム睡眠はエネルギーシステムを回復するためのものと考えてきた。記憶の議論の中で、レム睡眠の間に記憶は固められ、持続性が築かれると論じたことを思い出していただきたい。レム睡眠という独特な心脳状態の間、神経回路はきれいに整備され、バッテリーは再充電される。朝、目を覚ますと、前日の晩には解決できないように感じていた問題にとり組むための洞察力とエネルギーを得ているというわけだ。

レム睡眠ではノンレム睡眠の二倍以上効果的にアミン作動系を温存できる。ノンレム睡眠中はノルエピネフリンやセロトニン系の神経細胞の発火頻度は覚醒時のレベルの半分まで落ちるが、レム睡眠時にはさらにもう半分に落ち込む。レム睡眠時には、ノンレム睡眠より少なくとも五倍以上、つまり覚醒時の一〇倍以上、アミンが保存できる。

この計算は、化学物質の放出が神経細胞の発火頻度にちょうど比例していて、かつ、細胞がまったく発火しない時は何も放出されないという仮定に基づいている。どちらの仮定も直接的には証明されていないが、ノンレム睡眠や覚醒時よりレム睡眠の際に放出されるアミンはかなり少ないという一般的な結論が、脳内アミン濃度を測る実験から確認されている。同様の実験によって、アセチルコリンが相反的に増加することもわかっている。

レムはいわば超睡眠のようなものである。その第一の理由として、通常レム睡眠は毎晩の総睡眠時間のわずか二〇パーセントしか占めていないにもかかわらず、ラットを死に至らしめるのに、完全に睡眠を剝奪しても四週間かかるのに比して、レム睡眠のみを奪えばたった六週間しかかからないことが挙げられる。レムもノンレムも等しく効果があると仮定すれば、レムが睡眠時間の二〇パーセントを占めるという事実から、レム剝奪のみでは五倍の剝奪時間が必要とされると予測できよう。こうした関係から、一分間のレム睡眠は五分間のノンレム睡眠に相当することがわかる。

レム睡眠を超睡眠だと考える二つめの理由は、うたた寝癖のある人にとって魅力的な説である。もしレム睡眠の確率が高い時にうたた寝をすれば、短期間のうたた寝でも驚くほど有益なものとなる。日中のうたた寝はじかにレム睡眠に入り込み、うたた寝の続く限りその状態にあり続ける点で、夜の睡眠とは異なる。眼球運動（ＲＥＭ）がもっとも生じやすくなる時間は、夜が明けてだいぶ経ってから最大となるため、この時うたた寝をするとレム睡眠となる傾向がもっとも高い。その後、夜間の睡眠が開始されるまでの間（約一二時間後）、この傾向は低下していく。つまり、日中の適切な時間に睡眠を少しだけとることが、そうでない時に同じ時間だけ眠るよりも有用だということになる。

三番目の理由は、わずかにレム睡眠を剥奪されただけでも、すぐに完全な「払い戻し」が生じることである。レム睡眠を剥奪された被験者は、正常な眠りが得られるや否や、拡張されたレム睡眠期間に入る。最近の薬理実験から、レム睡眠が阻害されると、その払い戻しには「利子」がつくようだ。つまり、失った以上のレム睡眠が払い戻しされるのである。

もちろんこうした考察には、レム睡眠中もアセチルコリンの上昇から利益を得ている可能性が考慮されていない。残念ながら、アセチルコリンがどのようなトロフォトロピック効果を持っているのかはまだはっきりしていないのだ。可能性としては、高レベルのアセチルコリンに曝《さら》されると、細胞の代謝に作用することが考えられる。もしそうなら、心脳状態と遺伝子の関係という科学的に興味深い可能性が浮上する。

心脳分野の研究は、必然的に分子生物学との連携にも踏み入ることになる。レム睡眠とＤＮ

Aは共に一九五三年に発見されていることを考えれば、この連携の開始は遅すぎる蜜月と言っていいだろう。ノルエピネフリン、セロトニン、アセチルコリンなどの神経修飾物質は細胞表面の膜に作用する。一方、遺伝子は、細胞核の奥深くにある巨大な分子であり、細胞膜から核へと情報を渡すメッセンジャー分子を介して情報の伝達を図る。この伝達系に神経修飾物質が関与していることを示唆する証拠がある。もしこれが事実ならば、ノルエピネフリン、セロトニン、アセチルコリンも遺伝子間の情報伝達に作用している可能性がある。また、これらは心脳状態に影響を与えるため、遺伝子とヒトの状態の間に関連性を与えている可能性もあるのだ。

このように、睡眠と遺伝子という生物学的に非常に関係の深い連結について考えを巡らせることができる。DNAやREM睡眠の分野でフランシス・クリック（一九一六〜二〇〇四年）とジェームズ・ワトソン（一九二八年〜）、ユージン・アゼリンスキー（一九二一〜九八年）、ナサニエル・クライトマン（一八九五〜一九九九年）といった偉大な功績者たちが見事な連携を見せてくれたので、科学界にすばらしい後継者集団の出現が期待できそうだ。

私や他の多くの睡眠学者の仮説にしたがえば、三つの主要な心脳状態――覚醒、睡眠、夢見――は非常に深いレベル、つまり遺伝子発現レベルでは、完全に異なる状態だとわかるだろう。遺伝子は酵素を作ることによって作用し、酵素はノルエピネフリン、セロトニン、アセチルコリンを合成するのに欠かすことができない。そう考えると、アセチルコリンが、遺伝子に情報伝達を行っているメッセンジャー細胞に相互に作用することで、レム睡眠の間ノルエピネフリン分子を合成する酵素が製造されるよう遺伝子にスイッチが入るのだと思われる。同様に、レム睡眠時にノルエピネフリンが欠乏すると、遺伝子に対し、ノルエピネフリン分子を製造する酵素をもっと作り出すように信号が送られることが考えられる。いずれにせよ、目覚めるまでに十分なノルエピネフリンが製造されるため、アミン作動系の作動準備が整うのである。今や科学者に求められているのは、睡眠の遺伝子生物学の研究方法を切り拓くことだ。遺伝子と心脳理論が統合されれば、心脳状態がエネルギーや気分、健康にどのように作用するかをもっとうまく説明することができるだろう。

うつの状態

そうする一方で、エネルギーレベルと直に関係があると思われていたいくつかの精神疾患の解明に、大きく貢献する研究が現れた。たとえばうつ病の人はうまく眠ることができず、しばしば疲労感を訴える。常に眠りたいのだが、眠っても気力が回復しないのである。体は「重たく」感じ、注意力は欠け、ぼんやりとした半意識的とでも言うような状態になっている。うつ病患者は、この悪循環を食い止めるのには運動が有効であることを心得ているが、体を動かす気力が持てない。第一に、体を動かすためのエネルギーを奮い起こすことができないのだ。トロフォトロピック系はこのような人を、徐々に深く、深く、深く意気消沈と無気力の泥沼へと無抵抗のまま引きずり込むように作用しているようである。食べ物もおいしく感じなくなるため、エネルギー供給はさらに低下する。体重も減少する。性欲や活力も失せてしまう。うつ病患者は「生ける屍《しかばね》」となる。

うつ状態の時、脳幹の状態管理センターでは何が起こっているのだろうか？　心脳状態はどのような影響を被っているのだろうか？　どうすれば悪循環から脱することができるのだろうか？

うつ病患者は睡眠リズムにおいて二つの顕著な変化を見せる。ひとつは、一日二四時間を軸にとった場合の休息と活動のタイミングの変化、もうひとつは睡眠中の最初のレム期のタイミングの変化である。両方とも、共通した現象が原因である。それは、覚醒時は脳の回転を高め、睡眠時はアセチルコリンを激しく放出させるアミン作動系の効力が、うつ病では低下することに起因しているのである。うつ病の患者は脳と身体の化学能力の衰退を直に体験している。

ひとつ目の問題である睡眠と覚醒の乱れは、自然な睡眠－覚醒サイクルが二四時間でないために生じる。これは被験者から時間の手かがりを剝離する実験によって科学者たちの知るところとなった。地下室に被験者を隔離すると、自然なサイクルは二四・三時間から二五・〇時間になったのである。したがって、もしこのまま放置すれば、私たちは毎晩少しずつ遅く床につき、毎朝少しずつ遅く目覚めることになる。

しかし通常、私たちはこの睡眠の遅れに流されることはない。なぜなら心脳は、社会的な手がかりや時計を使い、仕事時間を厳守し、行動を介して睡眠サイクルのリセットを行うので、日々二四時間にうまく収まるのである。生理機能もまたこうした順応を助けている。生活サイクルを管理する体内時計は脳下垂体のすぐ上の視床下部にあり、二つの視神経の交叉地点のすぐ後ろに位置している。視神経は視床下部と直接つながっている。この神経繊維が、毎日脳内時計がリセットされるように一日の長さにかんする情報を運ぶものと、科学者たちは考えている。

このようにして、心脳状態を適切に扱い管理することによって脳内時計を巻き戻すことができる。うつ病の人は脳内時計を適切にリセットすることができないのだ。人工照明を用い、時には睡眠剝奪まで行って脳と身体を正しい状態に戻せば、意気消沈した気分を改善する効果が得られることがわかっている。

うつ状態の人の二つ目の問題はレム睡眠のタイミングだ。皮肉なことに、うつ病の人は常に疲れていて眠りたいにもかかわらず、睡眠を多くとることが自分自身にとって最大の敵でもあるのだ。レム睡眠はうつ状態を悪化させ、逆にレム睡眠を剝奪するとうつ状態が改善される。なぜこのようなことが起こるのか？

睡眠ラボに入れられたうつ病の被験者には二つの異常な特徴が見られる。ひとつ目は、彼らが深いノンレム睡眠状態に陥らないという点である。なぜそうであるかは定かではないが、このことから、眠りは浅く、回復につながるような質の睡眠ではないということがわかる。つまり、ノンレム睡眠をさらにとってみたところでうつの改善にはつながらないのだ。

二つ目の異常な特徴とは、最初のレム睡眠期が通常よりも早く起こり、長く続き、そしていっそう鮮烈な点である。まるで、一方では通常レム睡眠を抑制するプロセスが弱められ、他方ではレム睡眠を駆動するプロセスが強められているかのようである。通常、レム睡眠はノルエピネフリンとセロトニンによって抑制されている。たとえノルエピネフリンとセロトニンが夢を見ている間に低下したとしても、完全に休んでいるわけではなく、コリン作動系に少しは作用しレム睡眠を制御しているのである。アミン作動系の効果がうつで減じているだろうということは不思議ではない。身体のエネルギー損失は、交感神経系の抑圧、すなわちアミン作動系の抑圧に起因している。身体のアミン作動系に起こっている衰弱が、脳のアミン作動系でも起こっているわけだ。身体と心脳は共にアミン作動性の無効力に蝕まれている。こうしたアミン作動系の故障にはさまざまな原因が考えられる。脳幹が十分量のノルエピネフリンやセロトニンを合成できないこと、合成できたとしても迅速に標的細胞に送ることができないこと、送ったとしても標的細胞に受けとられないこと、などである。

アミンが適切に受けとられないと、結果として不安を引き起こすのかもしれない。不安は過度なアミン伝達を引き起こし、過度なアミンが受けとられることとなる。やがて、細胞はこれに追いつかなくなる。継続的にアミンを受け取る能力が疲弊してしまうのだ。

原因が何であれ、ともかくアミン作動系を活性化させる必要がある。これには何らかの刺激が必要である。刺激によってエンジンをかけ、高いエネルギーをほとばしらせるのだ。おそらく電気ショックがうつ病治療に時に効果があり、適度にスカッシュをやったりエアロビクスを行うことが気分を「アップ」させるのはこのためである。運動するとアミン作動系の出力が増える。心拍数と呼吸を速めるためにより多くのノルエピネフリンが必要とされる。同時に、脳内でもノルエピネフリンが増大する。定期的に運動するとアミン作動系が鍛えられ、レム睡眠をよりよくコントロールできるようになる。すると、うつ病の患者も適切な睡眠サイクルを取り戻し、病のどん底からゆっくりと引き上げられるのだ。覚醒剤はアミン作動系を刺激するものであり、このことからも覚醒剤にたしかに効用があることがうかがえる。つまり、それらはノルエピネフリンの反応を模倣し、活気づけるのだ。言われもなく「アッパー（興奮剤）」と呼ばれているわけではない。

レム睡眠の剝奪によって、アミン生産細胞は強化されるだろうか？　一見、そのように思えるかもしれない。レム睡眠が妨げられるとコリン作動系が抑制されるので、アミン作動系を回復させることができるだろう。しかしこの効果は長くは続かない。なぜなら、コリン作動系に緊張が張り巡らされ、ある地点で心脳を危険な状態にしてしまうからだ。思い出して欲しい。これこそがまさに、私が薪小屋で幻覚を引き起こした理由だった。動物実験でもレム睡眠の剝奪は動物を死に至らしめていた。うつ病をレム睡眠剝奪で治療するのは最終手段なのである！

たとえば昼寝をして、もっとレム睡眠をとってみるのはどうだろうか？　何の役にも立たない。うたた寝から目覚めるとうつが悪化していることさえある。不思議だ。レム睡眠が「超睡眠」だとすれば、うつ病患者はエネルギーを貯めることができるはずではないか？　そうではない。うつ病の人はすでにアセチルコリンに対して過敏に過ぎるのだ。うつ病の脳細胞にとっていちばん避けたいのは、レム睡眠によってアセチルコリンの氾濫が起きてしまうことである。

研究室ではアレコリンと呼ばれるコリン作動性薬物を用いて、その効果を試してみることができる。正常な人に睡眠時にアレコリンを投与すると、ノンレム睡眠の時でも夢が現れる。この「コリン作動性の夢」は意図的に化学物質を介入させることで引き起こされた心脳状態だ。すると、この薬物によってノンレム睡眠時に夢を引き起こすことで、うつ病患者のアミン作動系を回復できるかもしれない。しかしこの計画は裏目に出てしまう。なぜなら、誘発されたレム睡眠でもコリン作動性の脳細胞が活性化してしまうからだ。つまり、すでに過敏過ぎるところに、さらなるアセチルコリンを生産してしまうのである。このように、うつ病では細胞分子レベルにおいても悪循環を生じてしまうのである。

抗うつ剤

もしアミン作動系の効果が上向きのまま保たれるならば、何かもっと決定的なことが生じるはずだ。近年の発見によれば、DNA、つまり遺伝子に注目すべきものがあるという。そこに、抗うつ剤が実際にどう作用するか、また患者の回復になぜ時間がかかってしまうかという問いへの手がかりがあるかもしれない。

機制がよくわからないにしても、うつ病に苦しんでいる人は抗うつ剤がたしかに効くと知るだけで勇気づけられる。今や、抗うつ剤に類する膨大な薬剤のすべてが、アミン系の脳細胞を強化する好適な効能を備えている。

抗うつ剤の多くはアミン系を促進するだけでなく、抗アセチルコリン性をあわせ持っている。抗うつ剤はアセチルコリン生産細胞を阻害するが、うつ状態ではアセチルコリン過敏になっているため、これは望ましいことなのだ。かといって、問題がないわけではない。アセチルコリンは脳や身体の多くの機能を媒介しているが、抗うつ剤の作用は選ぶところがない。アセチルコリンが活動するところならどこでも作用してしまう。これが、口渇《こうかつ》や失神のような副作用の原因となるのである。したがって、長い目で見れば、詳細が解明されること、つまりうつ病における細胞のメカニズムを明らかにすることが本当に役立つことなのだ。

うつ病患者が抗うつ剤を飲み始めると、ただちに特有の睡眠異常は改善する。しかしすぐにはうつ気分は改善しない。長期間の回復プロセスが必要である。

この長期プロセスを想像するには、一国が防衛部隊を総動員するのに要する時間を考えてみるとよい。宣戦布告され、国民は警戒態勢に入る。人々はただちに軍需工場を二四時間フル稼働させ、化学工場を硝酸塩肥料の製造からニトログリセリン製造に転換する方策をたてる。鋤《すき》を剣に変えるだけとはいえ、生産の頂点に達するには数ヶ月、数年といった月日がかかるはずだ。脳でも二、三週間はかかるのだ。

エネルギー、気分、健康を回復する

睡眠と抗うつ剤は同じ扉を開く鍵のようである。睡眠によって風邪を克服することは、抗うつ剤によって気分を変えることと多くの共通点を持っているのかもしれない。エネルギーや健康、幸福の感覚を呼び戻すのにかなりの時間を要する点で、脳と免疫系は一致している。

免疫系の場合、微生物の侵入を克服するまでに時間を要する理由を想像するのは難しいことではない。抗体工場を稼働しなくてはならず、また、急速に増殖しているバクテリアやウイルスの成長を遅らせるのに十分な抗体分子を製造しなくてはならない。抗体が防御壁を築いていく間にも、感染体は増殖し――まるで侵入軍のように――身体の奥深くに進入していくし、撃退されにくくなってしまう。戦争のように感染が拡大していくのだ。

うつ病の患者はエネルギーが低いだけでなく、どこにも足を踏み出すことができないという考えにとらわれている。思考は暗くなり、将来に対する展望もすさんでいるので、何かに着手したり、医者に相談したり、処方薬を飲んだりすることの意義を理解することにも消極的だ。絶望の沼に浸るのは夜だけではなく、日中でも泥沼から這い上がることは難しい。脳細胞の代謝状況を変えない限り、こうした長期的な作用は起こり得ないのではないかと私は考える。脳細胞は薬物によって変化する時でさえ、ゆっくりと上昇し、ゆっくりと下降する。この話題は第三部で再度触れるつもりだ。

デリアとベルタル

うつ病はエネルギー疾患である。うつ病の第一段階は全般体的な気分の落ち込みが、さまざまな原因によってもたらされる。愛している人の死や破産など、あらゆる理由に起因した感覚の喪失も原因になる。不安からもうつは発病する。不安を克服できないでいると、それにとらわれ、打ち勝つことができないと感じ始めてしまう。すでにうつ病への危険な坂道を滑り落ちているのである。心は「私にはできない」と言い、身体も「エネルギーが足りない」と言う。心理的にも生理的にも生じる平行反応である。脳と身体はアミン作動系によって結びついているため当然のことだ。

もしこれが本当で、また、本書の基盤を成す前提―正常と異常は同じものの変異型である―を適用するなら、うつ病の原因は、正常な人にも精神疾患患者にも似たような症状を引き起こすだろう。これを対比するための二人の被験者はすでにそろっている。デリアとベルタルだ。デリアが夢日記をつけている間、彼女も他の人と同様、不安にとらわれるような時があった。私が彼女を理解するようになって、その不安は彼女の独り暮らしと関連しているらしいことがわかってきた。デリアは不安を自分でおさえこめた。しかし時にデリアが難しい局面を思い出すと、気持ちを踏みにじられた気分になり、起きて仕事に出たくなくなり、ベッドから出たくないと感じるのだった。

この一過性の憂うつ――心理的な落ち込みと身体的な疲れ――は彼女の覚醒状態だけでなく、夢状態にも現れていた。つまり、夢の情動には多くの人々が共有する一貫した側面があるものの、生活の中で個々人がストレスを受けると、情動に重大な変化が生じるのである。たとえば大事な人を失った場合に、夢の内容や情動に苦痛が反映されることが予想できる。

デリアの動画の夢

動画の一幕を観てました。私の視点は、木々や空、静かな池がある手の込んだ庭園のような場面を漂っているんです。その一場面にひどく感心してました。一見、水彩絵の具で描かれているみたいだったのです。視点が刻々と変わるということは、一連の動画の中で画は使いまわされていないと見えて、一枚一枚別々に描き起こされたものに違いないと思いました。その手法だとしたら、短編を作るだけでも膨大な作業が必要だったでしょう。場面は、煉瓦造りの建物や通行人に囲まれた、路地のような、古めかしい街路へと変わります。私は改めて、その細部を目にして感心してました。本物ではないとわかっているのに、そこにいる人たちはまるで本物みたいです。どのようにしてそこまで精緻な動画ができたのか検討もつきません。静止画像を使って作られたみたいなのです。音が場面と一致しているか確かめようと、レンガの壁を叩いてみたり、唇を指ではじいてポンと音が響くかやってみたのです。なるほど、一致している。これはコンピュータ・アニメーションに違いないと、私は思いました。

夢は変わり、今度は父と母のオペラ公演となりました。別の男が母を連れ去ろうとしています。父が母を連れ戻そうとするんですが、母は男の元へ駆け戻ります。父は母を引き戻し、母を殴ろうとしたのです。その時、私が割って入りました。父はドカドカと足を踏み鳴らしながら男の部屋に消え去り、母はトイレに逃げ込みます。オペラは別の言語で歌われていたので、登場人物たちが何を話しているかはわかりません。でも私は、オペラは不愉快だったと、映画を一緒に観るつもりでその場に居合わせたラリーに愚痴をこぼしてました。

この夢の翌日、デリアは非常に落ち込んでいた。夢のせいだけでなく、心身共に彼女は打ちひしがれた気分だった。不安感が、精神的な出来事——両親の結婚についての夢——を引き起こすほど強まっていたのである。この夢の後、デリアは前にも増して落ち込んでいた。

これはベルタルの体験したことと同様のパターンだ。ベルタルが電子工の職場で昇進した直後、母親がベルタルを精神病院に連れてやって来た。彼は昇進によって増した責任にうまく対処することができなかった。ベルタルは敗北者のような気分になり、自尊心は打ち砕かれた。不安感が彼の中で増幅した。母親がベルタルを説得してようやく車に乗せた（それで彼女は彼を精神病院に連れて行くことができたのだ）。その日からさかのぼること二週間、ベルタルは来客からも、兄弟からも、果ては母親からもますます引きこもるようになっていったのだ。食が細り、体重が落ち始めた。精神病院に着くと、彼はますます不安に駆られ、精神疾患の発作（幻覚）を示し始めた。発作が起こるたび、彼の症状は手に負えない状態に陥った。幻覚が起きた後のベルタルが食堂の床にうずくまっているのを私が見つけた時のことを覚えているだろうか？　彼はそこで一時間ばかりじっとしていた。仮に彼が動きたいと思っていたとしても、動けなかった。

パニックに陥っている時、ベルタルは性と暴力への執着を示す短くて意味不明の言葉をつぶやくだけだった。

「S・O・S」

「テレサが出産する」

「共産党員」

「ショック療法で脳が破壊される」

「暴力で赤ん坊は壊れる」

「コーテックス〔訳註――生理用ナプキンのブランド名〕」


その後数日間、ベルタルはひどく気落ちしていた。ベッドにいる時間が長くなり、予定されていた私との面談にも姿を見せず、食べ物をほとんど口にしなかった。

ベルタルの徴候はデリアよりももっと極端だが、しかし、デリアと同じ精神的な理由に端を発し、同じ経過を辿って心身に同じ変調を来していた。デリアもベルタルもベッドから起き上がり日常に戻るとうつ状態から解放された。このことはアミン作動系を再稼動させるという新しい、しかしながら扱いやすくなじみのある問題を提起するものだ。

アミン作動系に化学的な刺激を与えることによって、エネルギーシステムを活性化しやすくできることが現在明らかになっている。本書の最終章で、これに対する賛否両論を検討しよう。薬物にまつわる問題点はあるものの、脳のアミン作動系の効果を増大させるがゆえに、新しい抗うつ剤は大いに魅力的なのである。

第十二章　意識とは何か？　心とは何か？

第一部で、基本的な脳の化学的作用（アミン－コリン作動系）の特徴を述べ、生活上のあらゆる瞬間に自分の状態を決定する三つの力（活性化エネルギー、情報源、制御モード）を私は明らかにしてきた。心脳状態はこうした変数によって制御され、また、変数が変わることによって心脳はある状態から別の状態へと推移する。

直前の六章では、私たち人間が持っている主要な能力が、心脳状態に依存していることを明らかにしてきた。目覚めている時と眠っている時——あるいは精神疾患の時、幻覚を見ている時、パニック状態の時——では「知覚」はまったく異なっている。

心脳状態がどのように生じ、それが経験の全領域にどのような影響を与えるかを記述できる今、心理学と神経学においてもっとも根本的な二つの問いに、答えていきたいと思う。意識とはいったい何か？　また、心とはいったい何であろうか？

自分が自分であるという感覚、位置感覚、時間（見当識）、環境の表象（知覚）、生の営みの中で経験したことの筋道や信念（記憶）、情動の状態や傾向（情動や本能）、知覚や考えを方向づける能力（注意力）、生に対する幸福感や熱意（活力）など、こうしたものがすべて心脳状態から生じているとすれば、ここで二つの定理を示したい。⑴心とは、脳内情報のすべてである。⑵意識とは、こうした情報を部分的に脳が自覚することである。

意識を新たに定義する

一見したところ、この二つの定理はまったくあたりさわりのないものに見えるかもしれない。しかし、この定理をよくよく考えてみると、まさに自分は誰かという感覚を、この私〔著者自身〕が切り捨ててしまっていることに気がつくだろう。心理学者、精神科医、神経学者、哲学者によって用いられてきた心と意識の定義を捨て去っているのである。そもそも従来の心と意識のとらえ方は、本末転倒で非論理的なのではないだろうか。

科学者を含む大多数の人々は、心は意識から生じるという考え方を共有している。眠る時、意識のスイッチが「切れる」から心が休む、という言い方をする。精神的に病んでいることを「心を見失う」と言うが、これは自分自身と周囲の環境に対する認識の不在を意味している。

私たちは脳のどこかに「意識の在りか」があるとさえ信じている。この考えは、ルネ・デカルトまでさかのぼる。彼は松果体《しょうかたい》が、つぼみ型の構造をしており、かつ脳の中央部に位置しているため、ここを意識の所在地、魂のある場所だと考えた。心脳状態に作用する化学物質を制御しているからといって、橋《きょう》を意識の所在地だと考えるならば、現代の私たちもデカルトと同じ過ちを犯すことになる。意識は脳内のどこにも、皮質にさえも、局在しているわけではない。意識は脳の多くの部分に——あるいはそれを超えて——広く分布しているいるのだ。

なぜこう考えることが挑戦的であると感じられるのか？　意識が心脳のどこにでも（身体にさえ）在ると言われては、人は不服なのだろうか？　熱いコンロに触れたら、神経終末は「わぁ！　なんて熱さなんだ。そこから離れた方がいい」とメッセージを送るだろう。手が火口に触れそうになれば、脳を介さない反射作用によって手をさっと引っ込めるだろう。どちらの場合も、私たちは周囲の状況に気づき反応しているのである。これは意識ではないのだろうか？

私は、断じて意識である！と強調したい。感覚神経それ自体には環境を表象する能力がないとはいえ、感覚メッセージを受け取る相互に連絡し合う細胞には、その能力がある。この低次元の神経線維の活性化でさえ、意識の必要不可欠な構成要素なのだ。どんな心脳も意識を持つ。だがそのレベルと種類は、心脳が持つ無数の神経細胞の機能と、神経細胞同士で相互に行われるやり取りの数と、その際の計算レベル、そして計算が行われる状態の質によって変化する。

私やあなた、デリアやベルタルのように、ここにどんな個人名が挙がったとしても、その人の意識は、脳内で行われるいわば単純な処理結果として、また外界から感受したり内部から得た情報の結果として、絶え間なく変化している。この変化は、昏睡状態から悟りの状態、精神疾患から詩的な心、柔軟で示唆に富む反応から融通がきかない頑迷な反応に至るまで、状態は無限に想定し得る。こうした視点に立てば、同種のあるいは種を超えた個体間で、意識がどのように発達してきたかを考えることができる。娘のジュリアが赤ん坊だったころ、原始的な意識状態に属する「怒り」を感じていることがわかった。当の感情を名づけたり、うまく扱ったり、説明できるようになるずっと前のことである。犬や猫でさえも恥じらいを感じたり、私を彼らの仲間と認識できたりする。恥という概念を知らなくても、また私が一人の人間として認識されている一個の実体であることを知らなくても。

同種内で、あるいは種を超えて意識の変遷を追っていくと、しばしばきつい制限を与えてしまう言語という拘束にとらわれずに意識を論じることができる。たしかに、言語は会話を交わす生物の意識にある独特の性質を与えている。なぜなら、他者との意思疎通だけでなく、内面的な表象をも命題的、抽象的に処理できるからだ。人間にとって言葉を持つことは、豊穣で複雑をきわめ、創意工夫に満ちたレベルにまで意識を引き上げることとなった。このことが、人間と他の生物との間に〔人間にとって〕優越感に裏付けられた境界線を引かせることとなった。しかし、「私のペットは、意識はおろか分別さえ持たない」などと言う飼主はまさかあるまい。それどころか、「うちのペット、嬉しそうな時や寂しそうな時があるんですよ」と言うかもしれない。人間と「その他の動物世界」の境界線は、人間の独自性という独断的な視点から、また生物界の壮大な組織図に占める人間の地位強化を目的として引かれているに過ぎない。

この視点には欠陥がある。人間の思い上がりに言及していないからだ。意識は同じ種の間で、また異なる種同士で、状態に伴って変化する。そして、脳はこれまで見てきたように決して「オフ」になることはないし、休むことさえない。脳はどんな時でも情報を処理しているのである。

新しい心の定義

脳内の無数の情報の部分的な自覚こそ意識なのだとすれば、では心とはいったい何なのだろうか？　単純に言ってしまえば、心とは脳内の情報すべてである。この定義にしたがえば、心は意識よりずっと基礎的である。なぜなら、脳内情報のほとんどはどの時点を取っても意識上では知覚されないからだ。どう呼吸をするか、いつ眠るか、どう思い出すか、もちろん、どう考えるかでさえ、それぞれのプログラムを感知できないのである。それはひたすら生じているだけなのだ。できることと言えば、せいぜい自分のためにこうした能力をどう利用すればよいか、把握するくらいである。

これは読者の多くの方にとって、引っかかりを感じる部分かもしれない。呼吸をつかさどる神経発火のような基本的な脳活動をも、「心」に含めるのは受け入れがたい。しかし、少しばかり謙虚になって、無意識的な脳活動も心の範疇に含めることに同意下されば、傲慢さと優越感から自由になり、あなたは死活的に重要な知的自由を得ることができるだろう。

生後に習得あるいは「学習された」情報だけでなく、遺伝的に決定された脳内情報にまで心の定義を広げたいと言えば、多くの読者を侮辱するばかりか、心理的危機感を抱かせることになるだろうか。定義を広げてしまうと、「心」という言葉が無意味になってしまうのではないか？　なぜなら実質上、脳内にあるものはすべて、ある意味、蓄えられた情報であるからだ。この考え方に準ずれば、「精神的」なる言葉も格下げを被ってしまうからだ。私たちは自分たちを精神的存在、他の動物を非精神的存在と見なしているのである。精神機能と思考を同等だと見ている。しかし、脳の内側では、数学の問題を解くこともフロイトについて論じることも、心臓を動かすことと何ら変わりはない。いずれの作用においても、神経細胞はまったく同じように他の神経細胞と伝達し合っている。単に脳の異なる場所で異なる神経細胞が発火しているだけなのだ。

私たちがここで追究したいのは、心が意識を生むとか、逆に意識が言語を生み出すといった人間中心的な視点ではなく、心の概念をめぐるより正確で有用な視点である。

尾に伝わる刺激と角《つの》へのちくりとした刺激を結びつけることを学習するカタツムリの例を考えてみよう。この学習によってカタツムリは、角(触覚)に痛みがあろうとあるまいと、尾の刺激だけで角を引っ込めるようになる。これは典型的な条件づけ、つまり基本的な学習パラダイムである。古典的条件づけは、思考、感情、行動が経験からどうやって形成されるかという細胞、分子基礎を解明する上で役立ってきた。カタツムリには意識がないのだから、当然心もないはずだし、そんなものは精神活動ではない、とあなたは言うだろうか? それとも、学習はカタツムリの脳内情報の状態を変えるので、学習はすべて精神的だと言うだろうか? 精神状態は、それが意識的であるかないかにかかわらず、脳の情報処理の結果である。

もう一度、デリアの夢を考えてみよう。デリアの夢は彼女の心脳に意識のある状態で見られている。覚醒中には起こり得ない経験をしているにもかかわらず、である。このことは、覚醒時のような意識がなくても、心に一貫性があることを示している。デリアの夢に登場する人物、話の筋、情動は、彼女の覚醒している生活上の人物、話の筋、情動から直接持ち込まれている。彼女の心──覚醒時に働いているものと同様の心──は夢を見ている際にも働いているのだ。

デリアはいつ頃から夢と呼ばれる心脳状態を経験し始めたのか？　話せるようになる前だろうか、それとも後だろうか？　つまるところ赤ん坊は心を持っているのだろうか？　赤ん坊に大人の言語感覚と似た何らかの意識があるかどうかを知ることは不可能である。たいていの人は肯定的に「もちろん、赤ん坊だって心を持っているさ」と答えるだろう。しかし、明らかに、赤ん坊は自由に操ることのできる言葉を持たないのである。だとすれば、デリアの精神活動が本当に始まったのはいつなのだろうか？　生まれる前からすでに心を備え、何らかの夢を体験していたのだろうか？　事実、母親の子宮内に漂っているころにはすでに頻繁にレム睡眠を経験している。では、デリアの夢はいつ始まったのだろう？　はっきりと線引きすることはできるのだろうか？　私はできないだろうと思う。

カタツムリの例と同様、次のような疑問が生まれる。脳の発達のどのレベルで、「心がこの時点から生まれた」と言い切れるだろうか？　そんな時点などありはしない。心は、脳内の情報にほかならない。そして夢はその情報が活性化されたものにほかならない。つまり、脳の活動はすべて、深い部分では本質的に精神的なのである。

こうした議論が、「人間の心は受精と共に始まるので妊娠中絶は禁止されるべきである」と主張する人たちに、その主張の根拠として乱用されてしまう可能性があることを私は十分認識しているつもりだ。

彼らに対し、私ならこう言いたい。そのような決定は、意識や心がいつ始まるのかという科学的に解決できない問題とはかかわりなく、将来子を持つことになる夫婦らに委ねるべきだ。決定的に言えることなど何もないのだ。さらに言えば、脳に先行したり脳が生存をやめた後も生き続けるような分離したもうひとつの実体――それを心とか魂と呼んでも構わないが――など、私の理論のどこをとっても入り込む余地はない。たとえどんな心や魂があろうと、それは脳と共に生まれ、生き、そして死ぬのである。実際は、脳はまだ生きているのに心が死に、自己活性化できなくなってしまったという症例もあることはある。このように永久的に不活性となった状態を、私たちは専門的にも法律的にも「脳死」と呼んでいる。

意識と非意識

意識というのは、心脳が持つ情報を部分的に自覚していることだと説明してきた。さらに説明が必要だろう。まず専門用語を明確にしたいと思う。意識とは何なのか(あるいは何ではないのか)、もしくは精神活動とは何なのか(あるいは何ではないのか)にかんして見られる混乱の多くは、想定される心の層の記述に用いられる、矛盾だらけの用語にこそ起因している。

意識、潜在意識、無意識、非意識、前意識、抑圧無意識などという言葉を聞いたことがあるかもしれない。しかしなんてやっかいなのだろうか! このうち二つの言葉さえあればいいのだ。その二つとは意識と非意識である。

歴史的に心理学者や作家たちは、無意識と潜在意識を類義語ながらも別ものとして扱ってきた。「潜在意識」は意識の下に隠れているものを意味するようになり、無意識は否定的な意味、つまり意識がまったくないことを示すようになった。もし頭にレンガをぶつけられたら、おそらくあなたは倒れて無意識に陥るだろう。医学用語としては何らかの有用性があるが、ただそれだけだ。フロイトは無意識や潜在意識を、意識にアクセスできる「前意識」、あるいはアクセスできない「抑圧無意識」などと細分化することで事態をいっそう複雑にしてしまった。フロイトの精神理論は、夢や精神疾患を含めてすべてこの構図に基づいている。こうした分類は、言うなればみな、人為的なものなのだ。

こうした問題点を顧慮しようともしない現在の潮流を考えると、脳内の情報はほとんどが非意識にあり、どのような情報が意識にのぼり、どのような情報が意識にのぼらないかを偏りのない目で見つめることが、いっそう賢明であるように思われる。そう言えるのには、単純明快な理由がある。つまり、仮に脳内情報のすべてが心であるならば、その情報はアクセスできるもの（意識）か、アクセスできないもの（非意識）かのどちらかだということになる。つまり、意識と非意識以外の情報は存在し得ないのだ。

これは厳格な区分ではない。情報は一方の状態から他方へと変化し得る。長い間意識にのぼることがなかった私の幼少期の友人ディック・ティンゲリーが、ある夜、五二年ぶりに夢に現れたことを思い出していただきたい。彼は非意識状態の心の底にずっと埋もれていたのだが、しかしある晩、意識の中に飛び込んで来たのだ。考えることや意志を持って行った行動は意識的である。その一方、考えや動きを制御する運動プログラムは非意識的である。しかし、身体が麻痺してしまった人が、時に意志の力だけで身体の動きを回復することもある。深いトランス状態に酔うことができる人は、どのようにしてかは知らないが、時に心臓の鼓動を遅めることもある。日常生活において空想や夢に耽って「一線を越える」ことは、もはや神秘現象とは呼べないかもしれないが、それでもなお印象的だろう。

結論は至って単純明快だ。脳内の情報は、意識にあろうと非意識にあろうと、有機体の適応に役立ったり、生存と生殖という生の目的を達成することを促す点において、すべて精神的なものなのだ。

非意識から意識へと移行できる情報には、いわゆる記憶が多く含まれている。記憶は、心象として引き起こされる知覚、ほとんどの情動、ほとんどの本能、そして膨大な手続き能力から構成されている。こうした情報を表象するのに必要な脳内プロセスの多くは、意識の届かないところにある。このような脳情報の総体を「非意識的な心」と呼ぶことを提案したい。非意識的な心は、直観的に知ることはできない。観察、推論、実験によってのみ、その存在を知ることができるのである。

心を意識と非意識に区分することには、今もはびこる時代錯誤の精神分析モデルにはない重要な利点がある。この新しいモデルにおいて重要かつ新規な利点は、フロイトが一八九〇年に着手しながら後に放棄することとなったプロジェクト、科学的心理学をまさに達成できるという点である。新しいモデルは、想定される心の層に生じるなんらかの相互作用が、夢や幻覚、妄想の秘められた原因だなどと主張して、余計な負担を増やしたりしない。ある単純な構図を提示するだけだ。夢における心象や情動は、いつも私たちの非意識にあり、そして覚醒時から夢へと状態が変化する時、こうした情報は意識にのぼって来る。夢は不可解な現象ではなく、意識ある状態での出来事なのだ。こう考えてみればよい。簡単な試験がある。私たちは夢の中で生起することに気づいているのだろうか？　もちろん気づいている。それゆえ、夢を見ることは意識的な経験なのである。

情報がこのように自由に流動するためのしくみを提供しているのが、心脳であることに注目していただきたい。絶え間ない変化が、非意識から意識へと情報の流動を可能にしているのだ。この現象は脳処理と複雑に結びついている。意識的あるいは非意識的な心における情報がどんな現象を生み出すかは、脳の状態によって異なってくる。

したがって、あらゆる精神情報とあらゆる心理学的概念は、究極的には脳の物理的および化学的性質に由来するというフロイトの主張を、私は強く支持する。現在の多くの分析家たちは、患者に高額な治療費を請求したり、補助金を得ようとして裏づけのない理論を正当化するために、難解な専門用語や証明不可能な主張を操ってごまかしているだけだ。

こういった輩が心理学を破滅に追いやってしまうのだろう。科学的事実が心理学的推測に置き換わり、彼らは解釈学という文字面だけの研究成果を盾にして、そこに隠れているのだ。自らの主張や診断を検証せずに、自分たちは科学的でなければならないと主張したことはないだとか、自分たちはフロイトのテキストや精神疾患者の発言について研究したり解釈していただけだ、などと言う。まるでそれが精神疾患の治療に役立つと言わんばかりに。他の方法による実験も証明もいらず、解釈学だけでこと足りるという主張は、論理的に間違っているし、倫理的にもよろしくない。研究成果の文字面だけで病気を治療できるという主張――大部分は宗教学者、大学教授、心理学者など――や、実験的検証を超越した高次知識が必要だと主張するのもまた間違いである。意識と非意識にかんする新モデルは、発展目覚しい脳の研究(神経生物学)と心の研究(認知科学)、もしくはこの二つの統合分野(認知神経科学)とまったく矛盾しない。このモデルは実験によって検証可能なのである。

心は因果的か?

科学や哲学が根本的な原理として要請する因果関係にかんして、心の新モデルを検証することは重要である。原因と結果という枠組に収まらないような物質的または形而上学的世界が通用しないことは言うまでもない。アイザック・ニュートン(一六四二～一七二七年)が苦心して解明したように、リンゴが木から落ちるのは引力のためである。質量が互いに引っ張り合うから引力は存在する。陽子、中性子、電子の間に働く力によって質量は引っ張り合うのだ。引力とはそういうものだ。

心の新モデルは因果的関係を満足させる。心脳の働きも物理化学法則という、それ自体因果的なものに基づくためである。アミンの増加が覚醒を引き起こす。一日中覚醒しているとアミンが弱まるので、アセチルコリンの増加が可能になる。これによってノンレム睡眠が引き起こされ、さらにアミンが急落してアセチルコリンが高まると夢を見る。このことがアミンに休息と再編成をもたらし、再び覚醒が訪れるのである。同様にして、覚醒時脳は意識上に新しい情報を受け取ることが可能であり、睡眠時には非意識上に記憶の長期化と固定化が可能となる。そしてレム睡眠中に夢を見ていても、また空想に耽っていても、さらに他の意識状態に変化しようとも、受容された情報は個々の状態の閾《しきい》を越えてやりとりが可能である。

反論を覚悟で言うのだが、レム睡眠の状態は非意識的な心を意識的な心へと押し上げる原因となり得る。言い換えれば、非意識レベルでの出来事——コリン作動系の発火——が夢の幻視を引き起こすのである。

近時記憶を蓄える脳細胞がノルエピネフリンやセロトニンを利用できないため、当然の結果として、夢で起こったことは記憶として固定〔定着〕せず忘れ去られてしまう。

もっとも解決困難な課題は、意識から非意識へと閾を引き下げる因果関係——たとえば明晰夢——が存在することである。夢を見ている自分に気づきたいとしよう。レム睡眠の際に夢を見ていることを認識するためには、眠る前に心構えをする。これには忍耐が必要だが、しかし大方はうまくいく。そうしたら次に夢から覚めてみよう。これも意志の力でできるはずだ。意識的な意図は特定の化学的なプロセスとして示されるが、これがレム状態を弱め、夢をはっきりと、しかも大部分を記憶したまま起きることが可能である。

心理学と神経学を再編成する

異常な状況に直面した場合はともかく、思いのままに非意識を呼び出すことができないとすれば、非意識をどのように研究すればよいだろうか？　私たちにできることはせいぜい、他人の非意識を客観的、実験的に研究し、その研究結果を自分に当てはめてみるくらいのことだ。他人の脳幹神経細胞の活性化パターンを自分で感知することはできない。他人の脳神経細胞の活動を観察することでかろうじてモデルを構築することができる。そして自分の脳も同じ法則にしたがっていると仮説を立てるというわけだ。つまり、他人の脳の観察を通じて、初めて、自分の脳にも脳幹があることが想像できるわけである。自分の脳幹にはレム睡眠時に発火を抑制するアミン作動性神経細胞が含まれている、とする。さらに、コリン作動性神経細胞が活発に活動し始めると、視床がアセチルコリンによって活性化され、夢を見るのだと想定できる。しかし、このように明確にプロセスを記述できても、私はこのプロセスを現実味を伴って知覚しているわけではない。自らの意識状態に引き起こされた効果だけが知覚できるのである。

非意識的な心は自分の内面を見つめるだけでは永久に知るすべがないのだ。この原則は、フロイト一派の浅はかさをいっそう浮き彫りにする。フロイトは「無意識」が内省によって観察され得ると信じていた。自由連想法に熟達した精神分析家の助力があれば、人は奇妙な夢の起源を、抑圧された本能的な欲望にさかのぼることができるとされた。今では夢が単に脳の化学作用から生じるとわかっているが、フロイトは夢に取って付けたような説明（そのほとんどは性的なもの）を与えて、野蛮なよろいを着せてしまったのである。フロイトは、夢を「無意識へ至る王道」だと言い切り、実際に夢に関与するもののうち、意識上に現れるのはごくわずかな部分でしかないという事実を認識し損ねてしまった。誤った方針を採用したために、結局はフロイトの解釈学的なスキームは袋小路に陥ってしまった。私の最初の著作『夢見る脳』の中で詳しく指摘したように、フロイトの「王道」という迂路を避け、神経生物学が切り拓いた非意識という大通りを歩むことで、夢の事実上すべての側面を明瞭かつ詳細に、また効率よく理解することができる。

この議論の重要な点は、意識というものは優雅にして複雑な現象であるとはいえ、それ自体を理解することには自ずと限界があるということである。科学者たちは、内省というものがいかに誤解されやすく、また、それゆえにいかに信頼できないかを、繰り返し指摘してきた。もしこの指摘に従うならば、日常生活のあらゆる側面を内省によって無理に説明せずに、内省が実際に役立つわずかな事柄のために（たとえば心脳状態の主観的側面を記述するいったことなどを通じて）、利用することができるだろう。

心脳パラダイムの立場からは、意識に何もかも責任を負わせる必要がなくなる。心脳パラダイムによる化学的な説明はいっそう力を得ることとなり、現代テクノロジーによって実証されることにもなるだろう。こうして、精神分析や分析哲学では心の理解がひどく限られてしまう理由がわかってくる。心は、心そのものによっては存在を確証〔明示〕できないためにとらえどころがないだけではない。内省によっては明らかにできない脳細胞や心脳状態の奥底にこそ立ち現れるからだ。

バートランド・ラッセル（一八七二～一九七〇年）やアルフレッド・ノース・ホワイトヘッド（一八六一～一九四七年）に代表される近代の分析哲学者らが、心に言及することを禁じて、代わりに数学的な論理を用いて哲学的問題を解決してきた理由が、まさにこの限界〔内省による明示の不可能性〕にあったのだ。これは精神分析家が次第に自らを解釈学へと追いやってきたことと同じである。こうした戦略的ともいえる後退は、知的には興味深いかもしれないが、実世界に生きている人々にとって期待はずれなのである。なぜなら、分析哲学者や精神分析家は、自分たちの研究を何かに役立てようという目的を放棄したと感じられるからだ。健全な心はどう作動していて、病気の時にはどのように不調が起きるのか理解しようとさえしないのだから。

内省によっては知ることのできない心脳状態を非意識と定義すると、急に展望が開け、心理学や哲学や精神分析といった広範な分野を、統合的・科学的な根拠をもって扱えるようになる。現代では、科学的心理学、科学的哲学、科学的精神分析はすべて、神経生物学を構成する枠組みとして扱うことができる。

こうした発想は、頭の固い心理学、哲学、精神分析の専門家たちに衝撃を与えるだろう。自分たちの研究が神経生物学に還元されてしまうので、脅威とすら感じるかもしれない。個人の業績としても危うくなるし、場合によっては大学の学部が統合され廃止されることもあり得る。

動揺する人々に対して、私から二つだけ助言しておきたい。ひとつは、これら三分野は非意識を科学的に受け入れれば、むしろ強化されるだろう、と確信していること。二点目は、結果的にそれぞれの分野が再編されることになっても、研究者の憂慮する隷従とは反対に、解放を意味することだ。

心理学、哲学、精神分析の再編に対する私の考え方は、神経生物学を勉強するためにもう一度学校に戻るなんてごめんだ、という人にとって、二つの点で非常に魅力的なのではないか。ひとつは、科学的にも評価し得る心の現象学をさらに発展させるために、膨大な研究が手つかずのまま残されているという点。内省による考察をやや控え目にし、精神のプロセスをより注意深く記述していくことが必要なのだ。MSE(精神機能検査)の枠組みと目標に添いながら、精度や期間の点でMSEをしのぐ資料目録が必要だ。そこには、正常な精神状態も異常な精神状態も記載されることだろう。たとえば、生涯にわたる夢日記やその分析内容がそれにあたる。六〇年間、私はまだそのような日記を見たことがない。心理学、つまり内省も、適切に用いれば、強力なツールとなり得る。しかし心理学は心理学を包括するプロセスの一部として認識されなければならず、心理学それ自体を究極の目標とはしがたい。

二つ目の魅力と必要性とは、各分野にふさわしいツールを活用し、新たな心脳パラダイムに適応することである。非意識の心と神経活動の活性化を同一視することは何を意味しているのか? こうしたパラダイム・シフトの機会をとらえ、しかるべき役割を担うために、脳研究はどう変わらなければならないのか? 精神プロセスとはそもそも神経細胞間における物質的相互作用であると認めることで、道徳的に、また倫理的に暗示されることは何だろう？　それぞれの観点に人道的にも適切な枠組みがあるとすれば、それはいったい何なのだろうか？

命を天運に任せる

なぜ心理学、哲学、精神分析は、同一の学的な根拠〔大義〕に固執するのだろうか？　これらの学問はみな、人類の生存の根拠を確信できないでいるからである。たとえば、世界の創造主が描いた計画のうち、人間はどの程度を担うものなのだろうか？　過去を知ることで未来はどの程度予測可能になるのだろうか？　その時々の思考は、先行する精神活動にどの程度由来しているのだろうか？　そして、もし聖書の宇宙論、ニュートン力学、フロイトによる精神分析——これらはすべて厳格な決定論の形式を保持しているが——を放棄するとしたら、その後釜に何をすえればよいのだろうか？　ひとことで答えるなら、創造性と自由はどちらも無秩序性に依存している、ということになる。とりわけ無秩序は、脳機能の本質的な側面である。

現代の科学概念の中でもっとも受け入れ難いもののひとつが、生命の起源を含む、宇宙の全現象を支配するものが、無秩序であるという事実だ。神学者たちにとっては恐るべきことに、生命は神の啓示なしに偶発的にカオスから生じた。世界の起源において、神の言葉はなく、ただ宇宙が生じる音だけが存在していた。私たちの生、特に精神活動のどこをとっても、偶然の気まぐれに支配されているのだから、誰しも大きな不安を抱くはずだ。

私たちは、こうしたプロセスがすべて合理的な――そして自分よりもずっと賢い――設計者による厳密で、因果関係が明示された規則に従っているのだと考えたがる。精神分析が驚くほど人気のある理由のひとつは、確実性や細部への洞察といった印象を与えてくれるからである。決定論的な規則に基づいて人生ゲームに参加すれば、なるほど安全が保証され、不測の事態や制御不能を斥けることができる。すべての夢は、究明可能で理解可能、制御も可能な衝動を根底に持った願望となってしまうのだ。

しかし、世界に始まりも終わりもないとしたら？　心はそもそも直接的には知り得ないとしたら？　そんな不確実な世界を、どうして私たちは快適にすごせるだろうか？　自分は言うに及ばず、神でさえも制御できないとしたら、いったい誰が責任を引き受けるのだろう？　私たちは物理的ではないが、かと言って意識によって把握もできないメカニズムを信頼しなければならないのだろうか？　そんなものの見方にはどうしてもついていけない。

自由恋愛を支持する私たちが、偶然によってのみ保証される自由に抵抗を感じ、他方、心理学による精神的決定論に安心を覚え、つゆほども疑わないとは皮肉なことだ。心脳パラダイムは、信頼性の高い細胞プロセスを描出してその安定性を明示し、同時にこのプロセスが持つ、やはり本来的な予測不可能性を提示することで自由を保証している。もちろん、呼吸プログラムが突然停止し、睡眠中に死んでしまう可能性は常にある。坂道を下っていて、突然気が狂い出してしまう可能性だって否定できない。しかしその可能性はきわめて低い。

そんな可能性にあなたは尻込みするだろうが、これは良いこと、むしろ不可避なことなのだ。

精神現象が、すべて設計済みで常に完璧に機能する予測可能なマシーンによって生み出されると想像してほしい。そのような自動装置から創造性が生じ得るだろうか？　およそ新しいことが起こり得るだろうか？　もちろん起こり得ない。母なる自然は、突然変異を経ながら創造し続けているのだ。突然変異という偶発的な事象こそ自然の創造力なのだ。ほとんどの突然変異は、私たちの思考と同様、宿命的に不完全さを伴う。それはひどく残酷な力でもあるのだ。

精神生活の中で、夢ほどはっきりと偶然が果たす役割を見てとれるものはない。このことを直視すれば、夢はあらかじめ組み込まれた予測不可能性を伴っていることに気づくだろう。非意識的な心脳は、その本性上、基本的に高い信頼性を示すが、夜間はかなり予測不可能になる。

夢は、それぞれが少なくとも一万個の神経細胞と結びついた、一千億個の神経細胞の活動によって創り出され、一秒間に最大一〇〇のメッセージを交わしている。それはまさに、予測不可能以外の何ものでもない。注目すべきは、夢には、それを見る人の生活において疑いなく重要な主題が頻繁に現れることだ。ほぼ正確に生活を再現する夢もある。この矛盾にどう対処すればよいだろうか？ 夢のどの部分が決定論的であって、どの部分がそうでないのだろう？

唯一の答えはカオスである。複雑系——心脳はまさに複雑系である——はすべて、カオス（予測不可能性）と自己組織化（秩序）の狭間の、不断かつ劇的な相互作用によって特徴づけられる。秩序を目にすると、そこには秩序しか存在しないと思い、速断してしまう。私たちには生来、決定論を受け入れやすい傾向がある。

水の流れや焚き火の炎を観察し、秩序正しい流れが不規則な流れにとって代わられ、再び秩序に戻るのをよく見てみよう。同様に、意識の流れも流動し、途切れ、渦巻き、再び集結する。覚醒している間であろうと夢を見ている間であろうと、意識の流れが途切れる時、そこには必ず何らかの意味があるものと思い込む。しかし、証明できない以上、それが不確かな思い込みであると認めなければならない。連合と同様、分離もまた心脳の規則であることを理解しよう。これはむしろ感謝すべき事態なのだ。創造性は、私たちを他の大方の動物たちと隔てている一方、非意識的な心に見られる分裂的で無秩序な性質に深く根差しているのである。

連合と分離

心脳状態が自然に分離することは正常なことであり、望ましくさえある。情報は本質的に不安定で騒々しく、かつ非連続的であるので、心脳の状態に関係なく情報処理もまた分離しがちである。心脳を作り上げている記憶や認知といった機能も同様で、矛盾や予測不能な変化に支配されているのかもしれない。何らかの警告やはっきりとした刺激があったわけでもないのに、ここ数年間会うことも話をすることもない人の名を、私は突然思い出すことがある。そしてその人物の顔をかなり鮮明に思い描くこともできる。

覚醒した意識をどのように意識の前面、または背面へと分離処理するか、私たちはすでに見てきた。鏡を見ながら「調子良さそうだぞ」と独り言を言ったり、会議で交わされるやり取りをつぶやいたりを意識の背面で行う一方、意識の前面では、髭剃りのような機械的な動作や今日の予定に思いを巡らせるという知的な動作に同時に意識を集中することができる。意識の前面は、知覚的な情報処理から成り立っている。背面は空想を生み出すことから構成される。空想の内容は、言語的なもの（打ち合わせでの会話）から抽象的なもの（自分のイメージ）まで広範にわたる。心脳の多様かつモジュール的な性質が、あらゆるレベルにおける分離と関係している。個々の状態を制御するシステムの統一性と一貫性――アミン－コリン作動系――だけが、この無秩序的な処理がひたすら悪化していくことを阻止しているのである。

心脳が「分離」され得ることも、私たちは理解している。右半球は類推や感情を伴なった処理を行い、左半球は発話や叙述に論理的な形式《フォルム》を与えている。二つの脳半球は通常、調和がとれているものだ。しかし両半球をつなぐ巨大な線維束である脳梁《のうりょう》を切断すると、二つを分離することができる。脳梁を切断された人は、右脳に見えている対象の名前を、左脳で言い当てることができない。心脳はまた上下にも分離され得る。夢遊病では下位脳は覚醒しているが、上位脳である皮質は眠ったままである。

こうした分離は非常に不都合なので「障害」と呼んで差し支えない。しかし今や分離を異常ととらえるべきではない。カオスが認知的自由や創造に必要不可欠であるように、分離能力を健全さの維持に活用すべきなのだ。たとえば、催眠や瞑想は、分離の効能があるから効果的だ。被験者を覚醒状態のまま外界の「スイッチを消す」ことで、ストレスが軽減できる。有用であればこそ、脳は自発的に状態を変化させるのだ。

眠っている時私たちは意識の制御を放棄し、心脳の非意識系が勝手に作用するがままにさせている。非意識の心脳が瞬間ごとにどのような「決定」を下すか知ることはできない。ここでもまた、意識に現れる情報の内容から非意識を推論できる、という考え方を放棄すべきなのだ。意識の情報内容は、非意識とは完全に分離した現象である可能性があるからだ。

フロイトによる心理学的還元主義の欠陥を認め、心脳のモジュール一つひとつを、あるいは神経細胞一つひとつを系統立てて科学的に研究すべきだ。個々の研究において、他のやり方では到底知り得ない、本質的で驚異的なものに触れるまたとない機会が得られるはずだ。そう思えば、研究は飛躍的に向上するだろう。心脳パラダイムによって、心理学、精神分析、神経生物学の統合が進む。諸要素を正しく組み合わせる必要があるが、これは少しばかり肩の力を抜いた方がよい。実際、現在の研究の進展から考えて、この作業にはまだまだ長い時間がかかるだろう。非意識的な心が研究されるようになってまだ四〇年しか経っていないのだ。一〇〇〇億個の神経細胞のうちのせいぜい数千個、ごく一部しか研究がなされていない。生きているヒトの脳に至っては、ほとんど研究が及んでいない。先は長いが、方向性に狂いはない。

意識的な決定

一方で喜ぶべき事態も生じている。脳で何が実際に起こっているのかが少しずつ解明されているからだ。私たちは心脳状態の具現化であり、心脳状態は私たちのすべてであることが最近になって理解され始めている。心脳状態が心身機能を制御しているのだが、他方、心脳状態を意識的に制御することもできるのだ。

意識の過大評価に陥らないように注意しながら、それがいかにうまく作用しているかを語ってきた本章の議論を締めくくりたいと思う。私たちは、深遠な自己の研究を続けるかどうか、自らで選べる。心脳パラダイムの採否も決定できる。私はどちらの誘惑にも魅了される。しかし、それを受け入れるか拒むかは各人の自由だ。

心脳パラダイムを採用すれば、意のままになる強力なツールを手にすることになる。そのツールを利用すれば、自分の精神を健康なものに改善することもできる。非意識的な心脳と意識的な心脳を最良の状態に制御できれば、食べて寝て成長する生と、認識主体としての生のどちらをも、高め、実り多いものにすることができる。そのためには、いずれか一方の側に心脳を定位させ、できる限り長くその状態を維持するのがよい。睡眠時間を増やすべきか減らすべきか？　瞑想、催眠、トランス状態になるべきか？　同様の方法で、精神科医、とりわけ心の専門家は治療目的であれば患者の心脳状態を左右できる。ベルタルの抱える問題、夢遊病、うつ、中毒などの患者を治療するための最善策とはいったい何だろうか？　続く第三部ではこの問題を取り上げていく。

第三部　心脳を変える

第十三章
心脳の自己治癒力

心脳状態の変化が心身の諸機能にどのように影響し、わずかな変化がいかにして正常と異常を決定しているか、これらを今や十分に理解したので、今度はこの理解を自分自身に役立ててみよう。第三部ではその方法を示していく。

本章では、心脳は自らをどうケアしているのかを説明したい。心脳システムには治癒力が内蔵されている。この治癒力によって、心脳は自己補正が可能なのである。そのやり方を適切に理解していないと、自己補正を助けるどころかかえって邪魔をすることにもなりかねない。

最適状態の維持という心脳の基礎活動は、化学状態の変化によって行われる。ある効果を得るためにシステムを少しゆさぶり意図的に変形すれば健康を――精神的にも肉体的にも――押し上げることが可能である。瞑想、催眠、プラシーボ（偽薬効果）などの技術は、心脳や健康に変化をもたらすべく、「正常な」人々に広く利用されている。これは第十四章の主題である。

中にはそんなふうにコントロールできない人もいる。心理的なストレス、依存症、化学機能の崩壊、病気、単純に細胞が長期間死滅していくといった、無数に存在する衰弱の要因のうち、いずれかに深刻なダメージを受ける人もいるだろう。そんな時は、心脳システムをさらに刺激すべきだろう。どうしてもそうなってしまう「異常」を抱える人の心脳状態の変化には、薬物はしばしば有効である。化学的に状態変化を引き起こすだけで、患者を恒久的に病気から救うことができる。もちろん、薬物だけが解決策ではない。これについては第十五章で確認しよう。

科学的人道主義《サイエンティフィック・ヒューマニズム》

私たちに共通する、もっとも身近な外敵への反応を見れば、健康への影響力がどの程度のものかわかる。一般的な風邪の場合はどうだろうか。こじれた風邪をどう治すか一〇人に聞いてみればおそらく一〇通りの回答が返ってくる。果物ジュース、サウナ、チキンスープ、ヴィックス・ヴェポラッブなど、近所の薬局で手に入る市販薬は言うまでもない。しかし誰もが認める治療法がある。睡眠を多くとることだ。

十分な睡眠をとれば、食べ物や薬を服用するよりもさらに有効だ。過去二回の冬で、私自身もそのことを学んだ。

三年前、シチリア島でこの本を書き始めた頃、風邪をこじらせたことがあった。しかし、時間を自由に使えたため、私は睡眠療法を気兼ねなく試してみた。夜一〇時にベッドに入り朝九時まで寝るようにしたら（深夜〇時〜朝七時ではなく）、疲労、倦怠、夜の咳が治まった。一週間で私は完全に回復したのである。

対照的に、この冬はアメリカで多忙な日程を縫って執筆時間を捻出していた。あわただしいある週に、私は咳風邪をこじらせた。そこで、週末シチリア式の睡眠方法に変えてみたところ、翌月曜日には快方に向かっていた。菌を退治するには睡眠を三時間余計にとることが必要だが、それでも駆逐することはできない。細菌は私を打ち負かした。以後三日間はベッドに臥せっていなければならなかった。そして一週間が経つ頃、ようやく完全に回復したのだ。

この時、何が起きているのだろうか？　睡眠はなぜ究極の治療薬なのか？　十分に睡眠をとることで時間のバランスを意識的に変えているのだ。つまり、心脳と身体をエネルギー消費的なエルゴトロピック覚醒モードから、エネルギー保存的で治癒的なトロフォトロピック睡眠モードへと意識的に変えているのである〔p. 278参照〕。心脳状態を自発的に操作しているのである。そしてついに病気が完治した、というわけだ。

このことからわかるのは、心脳が自己治癒能力を持っており、心身の状態を変えることで治癒能力を操れるということだ。ご承知の通り、健康の秘訣とは病気にならないことである！　元気でいる確率を高める最善の方法は、健康と結びついた行動を選択すること。つまり、あなたにとって最良の医者はあなた自身である。自分こそが己の健康を整備してやれる唯一のエージェントなのだ。

こうした視点を心身の健康のために適用することを、私は「科学的人道主義」と呼んでいる。科学的人道主義では、非意識は認知が強いトップダウン効果を持つものと考えられる。科学的人道主義は自分の外の力に依存することなく、プラス思考の力も内包している。この点については多くの宗教が賞賛してくれている。

科学的人道主義は目標に対して謙虚である。すべてを治癒することはできないし、宇宙観も大げさではない。神を持たず、創造主はおらず、公認された治療師がいるわけでもない。科学的人道主義の教義は、自分自身を治療師として最大の信頼を置き、心脳は本来健康を促進するようにできていると見なすことにある。自己（これは心脳の活性化状態によって定義される）は身体のすみずみにまで行きわたっている。自己を徹底的に理解するためには、古典力学と現代の神経生物学の両者に生き生きとした興味を持つことが必要となる。

ウィリアム・ジェームズからダライ・ラマまで、数多くのカリスマたちの思考や経験からたくさんのことが学べるだろう。しかし、科学的人道主義は経典や儀式の実践や神がかり的な教祖よりも知識を重視する。多くの重要な真理はすでに解明されているが、通常の科学の枠外に放置されている。科学を健康の実践に応用することで、さらに多くの真理が解明されるだろう。

同様に、科学的人道主義は、ジークムント・フロイトの本来の目標――科学的心理学の構築――を称賛している。科学的心理学では神経生物学を、精神分析を再構築する際の基本要素と見なしている。これは神経生物学が精神分析と完全に置き換わってしまう、あるいは精神分析を吸収することを意味しない。もちろん、内科医の権限を奪おうとするものでもない。脚を骨折すれば、依然、腕利きの医師による整形外科手術が必要である。肺炎にかかれば、感染症の専門家が必要になる。精神疾患には熟練の精神科医が必要だ。しかし科学的人道主義では、個々人が己の健康に関心を持ち、理解し実践することが可能だと認め、実行してもらうように促す。

数多くの疫学研究が明らかにしてきたように、健康は意識的にこうしよう、ああしようと考え行動すればコントロールや改善が可能になる、科学的人道主義はそう考えるのである。

健康の実践としては、睡眠がもっとも基本的だ。健康促進のためにまずできることは、自分がどれだけの睡眠を必要としているかを見定め、実行することである。本書の各章で見てきたように、心脳は常に自らを調節すべく変化する。あなたにできる最善策は、心脳の自己調節機能を働かせること。実際に睡眠がどれほど必要なのか正確に見きわめ、その分ぐっすり寝ることだ。本章の後半では、心脳が状態を変化させながら自らを制御していること、そしてもっとも基本的な状態変化とは覚醒から睡眠への変化であることを示すいくつかの例を見ていこう。これらの例から、短時間の睡眠で十分な人がいる一方で長い眠りが必要な人がいる理由や、あるいは、睡眠サイクルのような自然な傾向を変えることがいかに困難であるかが理解できるだろう。また、簡単な評価や常識的な実践を通して睡眠の悩みを解決し、健康を促進できるかを理解してもらえると思う。

心脳の「住み込み医師」とでも言うべき睡眠に焦点を当てることには、三つの重要な理由がある。第一に、睡眠は内在的な状態変化であるから「住み込み」なのだし、脳細胞レベルや分子レベルで解明が進められてきた生来的な治癒メカニズムであるので、「内科医」と表現できる点。第二に、その治癒機能は免疫系を亢進させる効果があることがわかり始めている点である。第三に、睡眠研究によって解明された機構や機能から導かれる法則を、まだ科学のメスが入っていない他の治癒に拡大していくことができる点である。悪用されることの多い暗示の効力も、もはやまやかしと言って済ませるわけにはいかない。むしろ、その効力を活用すべきなのだ。

睡眠の適所を見つける

いつも、「どれくらい眠ればいいのでしょうか?」という質問を受ける。七・五時間という答えを期待しているのだろうか? それが毎回正しいわけではない。七・五時間は平均であって、単なる統計的な回答だ。相手に対し「平均的だね」とか、「平均的な人は健康だ」とさえ言うことはできないのだ。即答はできないが、一ヶ月くらい念入りに自己観察をしてみれば、自分が十分な眠りをとっているか否か、納得のいく答えが得られるだろう。必要とする睡眠時間は年齢、生活スタイル、かかっている病気などによって変わるということも、心に留めておくこと。

睡眠評価の臨床的なアプローチ――私が個人的に採用している方法――は、簡単なグラフをつけてみることだ。睡眠の量と質をどうやって記録するかご説明するので、実践するのもよいかもしれない。

まず、マス目のある幅広の用紙を準備しよう。紙の左端に一から三〇まで縦に日付をふり、日付ごとに左から右へと横線を引く。ページ最上部に横線を引いて、正午(左)から翌日の正午(右)まで時間を区切って、時間ごとにページ上から下に縦線を引く。蛍光ペンで一時間を四分割する。

毎日、寝床に入る時間（一五分刻みでよい）、実際に眠りに落ちた時刻、就寝中に目を覚ました回数、起きた時刻に印をつける。フェルトペンを使い、就寝時刻と起床時刻を線でつなぐ。何日か続ければ、棒グラフから睡眠時間数がわかる。

覚醒している時間帯については、注意力（attention）が散漫になったら（A）、エネルギー流動が低下したら energy flow の（F）と記号を使って書き留める。また、食事をとった時刻を meal の（M）、運動をしたら exercise の（E）、性行動を sexual activity（S）、アルコール摂取を alcohol intake の（I）、喫煙なら tobacco の（T）である。このいささか単調で定量的な記録と平行して日誌をつけ、その日見た夢を記録する（そもそも夢は興味深いものだから退屈しのぎにもなる）。また同様に、日々どう感じたか、誰と一緒に過ごしたか、どんな知的ひらめきや芸術的なインスピレーションが得られたかなども書き留めるとよいだろう。

睡眠表と日記を合わせると、非意識的、意識的な心脳状態の詳細な図表を見てとることができる。気分が良いからよく眠ることができたのか、よく眠ることができたから気分が良いのかは、時に難しい。しかしさして問題ではない。はっきりしているのは、よく眠れなかった時は気分が良くないということである。詳しい記録の効能は、よく眠れなかった夜の前日の行動や、どんな夜が続くと後で不快な日々が続くのかを確認できる点である。

健やかでいるためには、私の場合、一晩に総計七～九時間の眠りが必要である。寝入るまでに長くても三〇分、通常は一〇分とかからない。就寝中に目覚めるのもせいぜい一晩に三回までで、それぞれ五分以下である。就寝時刻は決まっている（午後一〇時半～一一時半の間）。

起床時刻も決まっている（午前六時半〜七時）。私より睡眠時間が長い人もいるだろうし、短い人もいるだろう。自分に正直になって、ちょっとした規律を見つけるよう努力すればいいのだ。

さらに、眠りを妨げる要因にも気がついた。アルコール摂取と食べすぎ、とくにこの二つが同時に起こると、入眠時間が遅れ、眠りは断続的になり、翌朝頭が働かなくなる。私の場合、長時間労働からくる運動不足も悪影響を与えてしまっている。

このように正直に観察してみると、健康の軌道に乗って踏みはずさないために必要なことは明らかだろう。朝食をとる、日々水泳やマラソンを心がける、ワインを二杯以上飲まない、七〜九時間たっぷり睡眠をとる、などである。

この自己観察の実践と、その副産物として得られる変化は、心脳パラダイムの活用によって健康をいかに増進し、コントロールできるかの単純な例である。睡眠を促す行動に注意を払えば、覚醒中の機能のひとつ、注意力が向上するのである。自己観察を続ければ、自分の睡眠の質を向上させる行動に気づくようになる。覚醒時の機能、注意力の向上がはかれる。こうした経過を辿ると、非意識的な心（睡眠状態）にも効果をあげながら、意識的な心が健康に効果をもたらす。心脳パラダイムは、壮大な構想だし、一見複雑に映るかもしれないが、利用する段にはきわめて明瞭単純になるとわかっていただけただろうか。

異常であることは正常

私自身の睡眠の処方箋は、私にだけ効果がある。あなたの処方箋を見つけるためには、あなた自身の分析を行わなければならない。極端な結果が出ても驚かないでほしい。非意識の状態には大きなばらつきがあるのだから。わずかな眠りで足りる人もいれば、かなりの睡眠が必要な人もいる。現代社会はあわただしいから、多くの人は多少とも睡眠不足気味だと思う。だとすれば、社会環境を変えるか、遺伝子工学にもっと熱心に投資するか、あるいは、自分自身の状態を制御する方法を意識的に身につけるしかない。明らかに最後の選択肢が現実的なので、それを採用したいと私は思う。

睡眠時間も人それぞれであると、最近に改めて認識する機会があった。趣向をこらした延々と続くディナー・ミーティングの終わり頃、私はあくびを始めていた。いつもなら私よりもタフな同僚のライア・シルヴェストリも、この時ばかりはくたびれているようだった。私はライアの睡眠時間が短いことを知っていた。彼女は一時間半～三時間の睡眠で見事な働きぶりを見せていた。

「昨晩はどれくらい寝たの？」私はライアに尋ねた。

「三〇分だったの」そう、彼女は答えた。

今、疲れているかどうかライアに尋ねてみると、彼女はさすがに疲れていると言った。「今晩はどれくらい寝る予定?」私は尋ねた。

彼女は「三～五時間かしら」と言うのである。それを聞いた時、私はようやく自分が同じ星の住人と話している気分になれたのである。遺伝子工学の研究者が設計したサイボーグ型のスーパー・ウーマンとではなく。

ライアは典型的な短時間睡眠者だ。彼女は睡眠と運動障害を専門とする神経学者で、また現在の夫との間にできた二人の幼子と、前夫との間にできた四人の子供を育てる母親としても、その経歴ははなはだ活発で生産的である。有能で明るく、仕事も母親業も十分に楽しんでいた。あわただしい生活によって短時間の睡眠を強いられた人に見られる病的なほどの心配性や軽躁といった徴候を、彼女は示していない。

「疲れた時は長く寝られるの?」私は尋ねた。

「もちろんよ」彼女は断言した。「寝たい時はいつでもね」

たしかにこの点、彼女には科学的な証拠がある。私のラボで進んで被験者となってくれる若い学生たちは、長く眠ることができる。もし一時間五ドルで本当に眠ってくれるようにお願いすれば、彼らはそうしてくれる。中には、その気になれば睡眠時間を倍にできる者もいる。このことは不眠症患者にとって明らかに朗報だ――睡眠に対してもっとお金を払ってくれる誰かを探せばよい(実際、不眠症患者は、スキナーの報酬系で身を立てることができる。それは時に儲かることもある!)。

しかし、「子供を産む前は、人並みに眠っていたのよ」とライアが口にした時、私はかなり驚いた。

彼女は現在の睡眠パターンを、習慣によるものと単純に考えていたが、私は今でもそうは思わない。彼女はもともと遺伝的に短眠者であって、思春期のころは社会や家庭のルールに合うよう睡眠時間を増やしていたのだと考えている。ライアと並んで本当に親切で勤勉な夫のラウル・ディ・ペリも私に賛同してくれた。ラウルはライアと同居し、同じ六人の子供たちと暮らしているが、一晩に八～九時間寝る。彼の場合、睡眠を短縮するあらゆる試みが、失敗したのだと言う。

たいていの短眠者は、自分が人よりも短い睡眠で足りることを知っている。ライアは三～四時間の睡眠をとれば快調で、残りの二〇～二一時間の覚醒時間中は仕事に精を出すことが可能だ。これ以下に睡眠時間が減ればたしかに疲れる。もっと長い時間眠ることもできるが、まずそうはしない。弊害もなしに睡眠時間を短縮する真の能力を持ち合わせている。たまには週末にもっと長く眠ってもよいかもしれない。しかしながら、そうしたところで、彼女の場合、それは睡眠不足を「取り戻す」という意味ではない。多忙な仕事と家事に、ほんの少し穏やかさと静けさがほしいだけなのだ。

ライアは、短時間睡眠の傾向がある両親の間に生まれた一人娘だ。このことは、彼女の短時間睡眠が遺伝的なものであることを示唆する。現在七五歳である彼女の母親の眠りは常に浅く断続的である。いまだに毎夜五～六時間睡眠でこと足りているが、さほど驚くには値しない。しかし彼女の父親エンツォとなると話は別である。彼は不動産法の教授で七八歳にして今なお精力的であり、たった三〜四時間の睡眠で休養十分と感じるのだ。もっとも目を見張るべきは、水道の蛇口をひねるように睡眠の入りと出を切り換えられる能力だ。もし少しでも疲れを感じたら、どこでもすぐに眠ることができる。二〇分後に目覚めると、完全に回復し、すぐに行動が起こせる状態になっているのだ。

活力と業績が重視される文化では、睡眠をたくさん必要とする人よりも、一日にたくさんの成果をあげられる遺伝的な短眠者が羨ましく思える。この文化的な偏向のせいで、私たちはおおいに誤解しているのではないか。睡眠をたくさん必要とする人も、また世間一般も、こうした勘違いを自覚したいし、対策を立てたいところだ。この誤解を放置すれば、睡眠をとることが低く見られてしまいがちだからである。

私は何度か、ボストン新聞の広告欄で睡眠時間が日々五時間以下の人、あるいは九時間以上の人を募った。広告を出す度に多数の反応を得た。世界にはライアやエンツォのような短眠型がいるのに対して、逆に平均七・五時間以上の睡眠を必要とする人もいる。しかし、こうした人がゆっくり寝ていられるかと言えばそうではないし、そうした必要性を理解されることも少ない。その中に二七歳で私の学生となったローザがいる。彼女は一四時間の睡眠をとらなくては十分な休息をとった感じがしない。彼女が病院実習にどれだけ喜々として取り組んでくれたか、想像に難くないだろう。

おそらく、ローザは毎晩一四時間睡眠を必要としているのではなかった。七〜八時間睡眠という社会の標準と忙しい病院のスケジュールに合わせて常に睡眠時間が制限されているので、ローザは慢性的に睡眠剝奪の状態になっていた。そのため、彼女が九〜一一時間の睡眠を欲したり、一四時間眠りたいと訴えたとしても無理もないのである。家族、配偶者、友人、同僚は長眠者の実態を受け入れない。ライアやエンツォが超人とされるのとは反対に、世界の長眠者は「怠け者」と見なされてしまうのだ。

怠け者、寝ぼすけ、役立たずなど、不運な人たちに浴びせられる露骨な罵倒である。こういった烙印を押すことはある種の虐待でさえある。長眠者は、自分の睡眠の必要性を正当化するために、むしろナルコレプシー〔訳註—突如発作的に睡眠に陥る病態〕患者やうつ病患者と呼ばれたいと思うかもしれない。長い眠りが必要だということは、背が高い人がいるのと同じくらい自然なことなのだ。あいにく、社会には、「睡眠のっぽ」が尊重され高給を支払われるバスケットボールのような競技はないのである。

長眠者は、結果的に短くなる覚醒時間の間、特に精力的なわけではない。そんな事実からも、労働至上主義の世の中で彼らに着せられる社会的不名誉は晴れない。ライアやエンツォが活発で社交的であるのに対して、長眠者の多くは不活発で内向的である。しかしながら、親しい友人たちにとって、長眠者はより魅力的に映るかもしれない。なぜなら、彼らは快活で社交性に富む人よりも、感受性が強く詩趣に富み、優れた受容力を持つ傾向にあるからだ。

あなたは、二時間から一四時間にまたがるスペクトルのどこに位置するだろうか？　もっとも分布が多いのは約七・五時間だ。もし実際に測定しなければ、それを知ることもないだろう。ウィリアム・ワーズワース（一七七〇〜一八五〇年）はこう指摘する。「俗事があまりに我々を支配し過ぎる／朝早くから夜遅くまで／あくせくして力を空費し／我らのものなる自然にもあまり目をとめぬ」科学的人道主義の本質的な責務として、私たちは身体の処遇に思いを致すべきだし、非意識的な心脳がさらに自然な状態に近づくための方法を開発すべきである。健康を得ることはあなた自身の責任であり、自覚的に心脳状態をチェックし操作すれば、かなりの程度、健康をコントロールできるのである。

トーマス・エジソン症候群

健康をコントロールできなければいったい何が起こるのか？　あなたは必然的にシステムと喧嘩を始めてしまう。その結果は、単にいつも疲れを感じるだけかもしれない。しかし、衰弱したり妄想にとらわれることがいっそう多くなる可能性がある。

この結論は睡眠にあてはまるだけでなく、ヒトの行動全般にもあてはまる。ヒトの行動もまた心脳状態に依存しており、生物学的な現実世界と、誰にでも等しく起こる妄想の間をせわしなく行き来している。長眠者、短眠者は生来のものであり、後天的に作られるものではない。しかしその遺伝的な性質を社会に適応させる必要があるだけだ。もしあなたがそうした極端な遺伝的性質を備えているなら、先天的な資質と社会が抱く期待とのギャップを埋める方法を模索した方が無難だ。さもなければ、あなたはエドウィンのような運命を辿ることになるだろう。

エドウィンはマサチューセッツ州ターナーズフォール郊外にある自宅車庫から始めた小さな

電気会社の創立者でオーナーである。かつてこの土地は、製粉工場の町として栄えたこともあったが、いまや急速に貧困化を辿っている。プリント基板や、いつかキッチンを月へと飛ばしかねない自動制御ガジェットの部品で二六の特許を所有しているものの、エドウィンのビジネスは快調とは言えない。

エドウィンは、自分が起業家として失敗した大きな理由は、眠りを過剰に必要とすることだと確信するに至った。以前彼は、自らを典型的なナルコレプシーだと診断し、治療を受けに私の診察室を訪れた。エドウィンがウォールストリート・ジャーナルを読んで、睡眠障害にかんする詳しい解説に出くわしたとしても、不思議ではない。睡眠障害の改善薬を吹聴する人騒がせな寄稿者の記事によれば、睡眠ラボの科学者らが近年報告してきた睡眠障害は三〇〇例以上にもわたり、アメリカ国民のほぼ半分はこのうちのひとつ以上を患っているということだった。

エドウィンには、日中に過度の眠気に襲われることがあったが、これはナルコレプシー患者が訴えるもっとも一般的で厄介な徴候だった。投資支援者や技術協力者との打ち合わせの最中に、時折、極度に眠たくなってしまうのだった。几帳面、立派な身なり、粋ですらあるエドウィンは、まるで私が医者ではなく特許審査官でもあるかのように、そして自身の主張の正当性と独創性を納得させるかのようにその症状を実に詳細に語ったのだった。

実際にエドウィンは、適切な薬物療法を受ければ、傾いた会社を好転させ、「危機を脱した」景気が上昇する際に有利に立てると信じていた。さらに彼は、その適切な治療薬はリタリンだと決めてかかっていた。リタリンはノルエピネフリンの活動を模倣するアンフェタミン様の薬物である（注意力と活力を高めると考えられている）。エドウィンは、抗うつ剤もまた、ナルコレプシーの治療に効果的だという記事を読んでいた。しかし、自分は明らかに抑うつ的ではないので、興奮剤による治療の方がいいと言った。私は、そうした薬物がおそらく彼に高揚感を与えるだろうことには同意した。しかし、そんな必要があるのだろうか？　彼の合理的で首尾一貫した話を聞きながら、私はそれでも、彼がうつではないということに確信が持てなかった。

彼にこれまで、文字通りその場に倒れ込むほど、まるで抵抗できないくらい眠たくなることがあったか尋ねた。ない、そんなことはない、と彼は答えた。彼は常に眠気に打ち勝ってきたので、周囲は誰も気づいていなかったし、ナルコレプシーの中でもいわゆるナルコレプシー強硬症の発作のように、突然自分の筋肉が制御できなくなるということはなかった。こうした発作状態は、しばしば驚いたり、笑ったりといった強くはっきりとした情動から引き起こされるため、私は彼に、眠気が情動から引き起こされたことがあるかどうか尋ねてみた。ない。彼はそう答えると、普段からあまり感情的になることがないとつけ加えた。情動に左右されるなどという愚かなことをするには、彼はあまりにも合理的で、なおかつ忙し過ぎたのである。

夢という気まぐれな現象を、彼がほとんど重要視してこなかったことも想像できるだろう。

寝入りばなに見る悪夢（ナルコレプシーの症状）について質問を向けると、「これまでに見た夢なんてまったく思い出せやしない！」と彼は言った。夢から覚めても身体を動かすことができないなどという経験もなく、金縛りを起こしたこともない。それどころか、彼は特許が取れそうな発明のアイデアを書き留めるために、たびたび目を覚ましベッドから飛び起きていた。

私はエドウィンに、これまで心脳を休ませたことがあるかと尋ねた。彼はまるで「そのくらいわかっているだろう」と含むような笑いを浮かべて言った。「おわかりだろうが、私は睡眠など時間の無駄だと思っているのです。それこそ、一睡もしなくたっていい」

「いったいどうしてそんなふうに考えるようになったのです?」私は尋ねた。ナルコレプシーと自己診断を下した人を五人診てきたが、その中ではエドウィンはもっとも最近の患者であった。私はエドウィンがメディアに踊らされて自分の体調についておかしな考えにのめり込んでいるのではないかと考えた。メディアを通じて多くの女子学生が、痩せれば魅力的になれると信じ、絶食したり下剤を服用してまで、ツィッギーのようになろうと無益な試みをしていた時期があった。エドウィンは自ら睡眠ダイエットを課しているのではないだろうか? 彼は本来、正常に眠ることができるのに、自らを無理矢理短眠者になろうとしていたのではないか?

まったく驚いたことには、エドウィンは卓越した発明家にして起業家であったトーマス・エジソンの睡眠習慣にかんする詳しい説明を披露してくれたのだ。エジソンは、彼にとって英雄だった。エジソンがわずかな睡眠でこと足りていたことや、いつでもどこでも眠ることができた能力は(たとえば、メンロパーク研究所の階段下で寝ていたように)、記録はないが伝説となっている。エジソンが死んでいるので真偽の確かめようもないが、これが伝説なのか神話なのかという問いが私に浮かんだ。エドウィンの中にはエジソンのイメージが生き続け、効率的な睡眠のとり方を含め、エジソンの信念や才能に張り合おうとしているのだった。

私がこの考えをエドウィンに伝えると、彼はすぐに、手本としてエジソンモデルを意識的にとり入れていることを認めた。次の診察の時、エドウィンは綿密な睡眠記録と共に、エジソンにかんする膨大なファイルを携えてきた。そこには睡眠をほとんど必要としなかった電球の発明者エジソンの姿があり、そして目の前には、睡眠時間を四時間まで削った結果日中に疲れを感じてしまうエドウィンの姿があった。彼の短絡的な思考に、私は頭がくらくらした。しかしエドウィンだけがエジソン症候群を患っているのではない。この症状は、誰もがみな患うものなのだ。

もし自分が創造的でもなく、起業家の気質もなく、裕福でもなく、まして絶えず起きていられるのでなければ、無能だと思い込んでも不思議ではない（程度はともあれ）。多くの人が睡眠の必要性を減らしたいと願っている。実際エドウィンに、彼の短眠化計画が実現するよう、比較的正常な脳に亢進《こうしん》剤を投与したらどうか？　彼の心と睡眠習慣を変え、自然な方法で行動を変化させようと考えた私の試みよりも、それははるかに簡単な方法だ。

私がそうしようと思ったのは、一九六〇年代、精神賦活《ふかつ》性の薬物流行の全盛期に、私自身が足をとられたという苦い経験から来ている。また、技術に対する過信への反発も混じっている。技術が、医師の責務のもっとも個人的な側面——すなわち患者の生活の質に配慮するという責務から、医療行為を遠ざけているように思えるのだ。

よく眠るための薬は必要ない。小さな農村では、誰も睡眠を短縮しようなどと思わない。農村のひたむきな生活習慣は正解なのだ。眠りをもっととりたければ、早く床につき長く寝ること。これに限る。さらに、農家の人々はよい眠りにつくことができる。なぜなら、彼らの心と身体はより自然な環境の中にあるからだ。都会の生活では、自然な睡眠を促進する要因——体力的な仕事、清浄な空気、少ないストレス——が私たちから遠ざけられてしまっている。現代の倫理——睡眠は時間の無駄であり、科学によって排除されるべきである——は明らかに、工業化と作業ノルマの副産物なのだ。長眠者は農家の中ではそれほど大きな割合を占めていない。やらなくてはならないきつい仕事が山とあるからだ。しかし農家は、仕事が思い通りにいかないこと対して寛容である。なぜなら、自然の変異や災害は、農業社会では当たり前のことだからだ。

私が心脳状態を管理する上で自然主義的な態度を採用する理由には、他にも重大な要因がある。何年も前に、電気睡眠装置の有効性を審査するため、連邦食品医薬品局（ＦＤＡ）によって組織された米国科学財団（ＮＳＦ）委員に従事した経験がある。旧ソ連の科学者たちは電流を流すことで睡眠を誘発したり促進したりすることが可能だと考えており、また、それを実行する装置を設計していた。

もしエドウィンがこうした装置をひとつでも発明していたら、その特許を取り、悠々自適な隠遁生活をすごせたかもしれない。装置を頭に取り付け、脳に電気的な刺激を与えて超睡眠を創り出すというアイデアは、彼にとって魅力的だったはずだ。睡眠の効率や深さなど、何もかも倍増すると考えられていた。

資本主義の考え方も共産主義の考え方も、明らかに同じウィルスに感染してしまっている。眠る必要はない、少なくとも眠りを減らすべきだ、と思い込ませるウィルスである。旧ソ連にとって、技術工学は中央計画の立案者にとって必須の前提だった。レーニンを指導者とする社会経済的な改革〔革命〕構想の中で、科学の濫用に走りがちだったことは今では周知のことである。工業生産における五ヵ年計画の失敗の明確な理由のひとつは、八時間という労働時間だ。なぜ彼らは脳に刺激を与えて労働時間を一二時間に延長し、その分、睡眠を四時間削らなかったのだろうか？

幸いなことに、電気睡眠装置は効果がなかった。超睡眠を創り出すどころか、正常な睡眠さえとりもどすこともなかった。私たちはこのプランを実現不可能だと見限り、風変わりな装置は信用できないからお払い箱にした。エセ科学的な仕掛けごときに、アメリカ人の時間がいくぶんか割かれてしまったのだ。社会にはびこる抗睡眠ソフトを根絶するくらい、私たちが効き目の出やすいたちだったらよかっただろうに！　私が過労倫理と呼んでいる、タイプAパーソナリティ症候群〔訳注――いつも仕事に追われ落ちつきなく、競争的・攻撃的で、目的達成のために無理をしがちである人格〕というものがある。これは、多くの人が患っている日常生活の送り方で、スイッチが入ったままの状態を続け、自分で止めようにも止まらなくなってしまうという類のものだ。文化的、営利的に支配的な通念は、ちょうどエドウィンをそうさせたように、あなたの心脳がこの症候群に感染するのを助長しているのだ。

私はエドウィンに、現代のどんな生化学的な力を借りても、トーマス・エジソンになることはできないと説得したが、その努力もむなしかった。少なくとも睡眠が必要な時は、エジソンを真似てはいけないと伝え、睡眠時間を増やすための指針として、まずは睡眠グラフつけてみるよう説得した。彼は聞こえてはいただろうが、聞く耳を持たなかった。達成の理念に固執し、現実という堅実な地盤に戻ろうとはしなかった。私はエドウィンをアンフェタミン中毒にはしたくなかった。彼はそれが不満で私の元を去った。別の医者であれば、エドウィンは自分がナルコレプシーでそれゆえ薬が必要である、と難なく説得することができたのかもしれない。彼には気の毒なことだった。

医者よ、汝自身を治したまえ!

私がエドウィンの薬物処方を拒んだ理由のひとつは、ジョージ・ローウェル医師との経験からである。ローウェル医師は一九七〇年代に私の同僚だった人物だが、それをさかのぼること数年前、まだ医学生の時に自らをナルコレプシーだと診断していた。しばしば授業中に眠気を催していたからだ。もし、授業中に寝てしまうことがナルコレプシーの妥当な判定基準であるなら、すべての医者はナルコレプシー患者になってしまうだろう。エドウィンと同様、ローウェル医師がナルコレプシーであるという説得力のある証拠はなかった。彼の眠りは長く正常だったが、医学の道を選択したことで、短眠型が求められる職業につくことになってしまったのである。彼は自分に興奮剤と抗うつ剤を処方し、数年間服用していた。やがて中毒になってしまったのだ。時が経つにつれて、彼は手に負えなくなった。病院での地位は危うくなり、結婚生活は破綻しかかった。

ローウェル医師の破滅を目の当たりにして、私はそれまでの患者を対象にしたものよりも、いっそう積極的な教育プログラムが必須だと確信するようになった。若い学生たちに、心脳パラダイムと自然主義的アプローチの長所を充分に教育する必要があった。また、病気（あるいは障害）から来るストレスに対して生じる、自然で正常な反応を誤ってとらえないよう警告する必要があった。同じように、自己診断、自己治療、自己処方を防ぐため、あらゆる問題についても警告を行った。

以来私は、こうした悪循環から抜け出そうと考えている若い医学生たちに講義をしてほしいと招かれれば、いつも引き受けるようにしている。こうした講義をノースカロライナ州で行った時のことである。後に私の同僚となる若い学生から、父親に会ってほしいと頼まれた。彼の父親は内科医だが、数年来、治療困難な不眠症を患っているということだった。その場違いな依頼をやんわりと戒めつつ、私は引き受けることにした。この事例はやや特殊ながら、遺伝や、生活上の出来事、文化や人格といったものが積み重なって、いかに自然な眠りを不自然なものへと変えてしまうかを示すものである。

この父親の例は、強固にネガティブな要素を、教育、行動修正、忍耐力、善意によっていかに跳ね返し得るかを示している。このことはまた、簡単な評価や変化を通じて、どのように個人が心脳状態を変化させ、より健康になりうるかを示してくれる。

ラリー・リッチバーグ医師に、日中に過剰な眠気に襲われることはナルコレプシーによるものではないと納得させることは容易だった。彼は不眠症で、それによって睡眠剥奪が起きていることを理解していた。そしてまた、不眠症は不安が原因だということも理解していた。リッチバーグ医師が気がかりであった点は、日頃は比較的眠りが浅い（遺伝的要因）にもかかわらず、金曜と土曜の晩に限っては普段よりよく眠ることができる（環境的要因）ということであった。彼はまた、日曜日の夜が最悪だということにも気づいていた。特に翌日、病院での役員会議で重要な役目が控えているような時（明らかな心理的要因）はひどかった。

リッチバーグ医師のつけた睡眠グラフはエドウィンと同じくらい綿密で自己観察日記もまた有用だった。リッチバーグ医師は自身の心理学的な心の動きを記述することに注意を払っていた。睡眠パターンに影響を及ぼす要因は仕事における敗北、失敗、拒絶に対する恐怖だった。仕事についたばかりのころ、彼は大手の病院施設での地位を失ったことがあった。彼の自尊心を傷つけるこの一撃は、その後、近隣の個人病院で功績をあげることによって帳消しされた。しかし彼の自律性と安心感は、同じ病院の同僚で外科医のフランク・カッター医師との不断の競争によって次第に蝕まれていった。カッター医師は、リッチバーグ医師の地位、技術、学生からの信頼、序列を超えようと、虎視眈々と狙っていたのである。悲しいことに、このようなことは医療現場では珍しいことではない。

リッチバーグ医師を、三年間の間に合計二〇回ほど診察した。その三年間で、彼は不安、職場での不適応行動、睡眠の管理に目覚しい進歩をとげた。解決の鍵となる処方には、特殊な状況のみに見合うものではなく、詳しく書き出された自然の力を引き出す処方だ。彼と私は次の睡眠補助剤を処方したのだった。

疲れた時には眠る

リッチバーグ医師がとったもっとも思い切った行動のひとつは、病院の自室にソファーベッドを設置したことだった。彼は精神分析家ではない。しかし、昼食の後にはドアを閉めて、必要なら仮眠をとった。この方法で彼は休息と眠気をコントロールできた。

眠れない時には起きる

リッチバーグ医師はクラシック愛好家であった。緊張の解けないまま、不安を巡らせ、眠れぬままにベッドで横たわっているよりも、書斎で交響曲を聴くようにした。こうすることによって彼はくつろぐことができ、二〇〜三〇分もすれば再び眠りに戻れるようになった。

くつろぎ反応の実践

仕事をする時も睡眠をとる時も、リッチバーグ医師は自分の呼吸に耳を傾け、ゆっくりした深い呼吸を数え、手足から筋肉の緊張を解き放つようにした。そうして、脳から身体へ向かうエネルギーの流出を遮断し、逆に身体から脳に流れるエネルギーを軽減させた。

運動

私のところへ相談に来る前、リッチバーグ医師は重度の心臓発作を患ったことがあった。だから当然のことに、心臓に負担をかけることを恐れていた。しかしながら、彼の心臓専門医と私は、適度な運動であれば心臓と睡眠にむしろ良い効果が期待できると意見が一致した。そこで彼は昼下がりか夕方に、二マイル（三・二キロ）ほど歩くようにした。

たばことアルコール

リッチバーグ医師は非喫煙者でアルコールもさほど飲まないが、勤務時間と、気晴らしや休息時間をはっきり区別するために、夕食前に一杯のシェリーを飲む習慣を始めた。

性生活

とりわけ快感をもたらすこの運動は、リッチバーグ医師と妻を親密にし、自然な眠りへと誘った。過去に受けた前立腺手術によって、彼は射精の時に精子が膀胱へと逆流してしまうのだが、かえって好都合で愉快な避妊法だと笑い飛ばせるようになった。心臓専門医と私は、本能に根差す興奮に満ちた行為の再開を支持した。

朝食

一日を始めるに際して、奥さんと一緒に朝食にじっくりと時間をかけることは、快適で前向きな気分で目覚めるには大事なことである。準備をせず、栄養をとらず、リラックスせずあわてて病院に出かけるのではなく、落ち着いてしっかり朝食を食べ、さわやかに一日を開始するようにした。

エスニック・ジョークをやめる

リッチバーグ医師はユダヤ人だったが、アイルランド人でカトリックであるカッター医師に、イエス・キリスト、ローマ法皇、リチャード・ニクソン〔クエーカー教徒だった〕にまつわるジョークで笑わせる趣味があった。だが、カッター医師は楽しんでいなかった。こうしたジョークの後味の悪さに、リッチバーグ医師は思わず道化役を演じ、生来自分が負け犬であるかのような感覚に陥った。これは不眠症の時に現れる空想の中でも主要なテーマとなっていた。リッチバーグ医師は目に見えない注意書きを額の内側に貼ったのだ。そこには「ジョーク禁止!」と書かれていた。

医者はみなちょっと手を差し出せば回復するような手のかからない患者を求めているが、たいていの場合、それは医者次第である。自然療法に睡眠薬を一時的に使っても害はないかもしれないが、リッチバーグ医師も私も、投薬は不必要と見なし、薬なしでどこまでやれるか試してみたかった。彼の息子にもそのことを確認してほしいと私は考えた。

今では、リッチバーグ医師はたいていの場合、赤ん坊のように眠ることができる。彼はこの結果に非常に満足している。彼は今、すっきりとして落ち着きを取り戻した。療法が功を奏したのだ。この睡眠障害は彼にとってむしろ有意義だったと言える。自分自身を治療できるならば、より程度の軽い睡眠障害を抱えている人たちを同じ方法によって確実に治療できるからだ。

要点を挙げよう。そう、解決策はこんなに簡単なことだ。リッチバーグ医師は従来の治療法

――薬物治療や精神分析――をすべて試したが効果はなかった。生活をよりシンプルにしてみたところ回復に向かったのである。小道具も、装置も、秘密もない。

　私が言うのもおかしいが、「人は何度も考えすぎてしまう」のである。人は複雑な解決法が必要なはずだと考えている。何度も基本に立ち返ること、それがすべてなのだ。リッチバーグ医師は今、快調だ。ローウェル博士はあらゆる薬を服用し、結婚生活、経歴、生活を失いつつある。エドウィンが今頃どれほどくたびれ果てているかを考えるだけでもゾッとする。長眠型の医学生ローザは今なお社会から虐げられ、依然、疲労感を訴えている。短眠者の同僚ライアは今も潑剌《はつらつ》としている。私は風邪を治す睡眠療法がわかったので、薬局で風邪薬を買う必要もなくなった。

　睡眠の話を要約すると、結局は脳がいちばんよくわかっているのだ。何が必要で、それはどうすれば得られるのか、そしてその要求が満たされたらどうすればいいのか、脳は知っているのである。脳の、脳による、脳のための睡眠なのだ。同様に睡眠は身体にもよい。しかし睡眠効果が自然に生じるのは、脳をなすがままにした時だけである。時に、脳を管理している自分自身が自然の睡眠効果を妨げてしまっていることもある。その場合は別の管理人に、催眠などの状態制御テクニックを教えてもらう必要があるかもしれない。次章ではそのことを詳しく扱っていく。それでもうまくいかないのであれば、最終手段として、心脳状態の制御システムを操作するために、化学的な方法に訴える必要が出てくるかもしれない。そのことについては最終章で見ていこう。

第十四章
健康に効く心脳

暗示の力に頼った乖離《かいり》的な心脳状態は、たいてい眉唾として片づけられてしまう。催眠はいかさま、トランスはやらせ、瞑想はただの気晴らし、多重人格は芝居だとバカにされる。明晰《めいせき》夢《む》でさえ科学的にあまり省みられることのないまま、打ち捨てられかねないありさまだ。とはいえ、ここにパラドックスがある。医者や科学者のほとんどは、プラシーボ（偽薬）効果が一部の人には作用することを認めるはずだ。では、このプラシーボ効果とはいったい何なのだろうか？　それは暗示の力である。

広義にとらえれば、暗示力は心脳状態を変え健康を促進するために使うことができる、実に強力なツールなのだ。自分自身に暗示をかけると、自由意志に沿ってふるまうことになる。自発的に状態を変化させることは意志行為であり、自己暗示でもある。瞑想、トランス、催眠は、信じる人には誰にでも実行できるものである。実際、健康状態を変えるために、この三つを利用することが可能だ。

催眠下の口腔《こうくう》手術

疑わしさを晴らすために、ロバート・ドルーリー医師の成功例について検討していこう。ボブ（ドルーリー医師の愛称）との最初の出会いは、私が精神分析に幻滅していた一九六一年のこと。朝鮮戦争の悲惨さを痛感していた私は、ハーバード大学医学部が併設する精神病院での研修を切り上げて、メリーランド州ベセスダの国立衛生研究所へすみやかに移ったのだった。米国公衆衛生局（USPH）の一員として兵役についている間、私は科学教育の研究を進めることができた。最初の一年、私の担当は主に臨床だった。精神障害の生化学的な原因を調査する集中プロジェクトの研究対象だった、統合失調症患者のグループを診ていた。同時に、国立がん研究所（NCI）でも精神医学的な診察を行っていた。患者の多くは、極度の生理的、心理的な苦痛の中で生死をさまよっていた。

ボブは若い歯科医師で、彼の行う診療は私の考え方におおいなる影響を与えた。彼は、私が診ていた統合失調症の被験者に歯科治療を施していた。ひどく取り乱し、時折、目に余るほど偏屈で、頑固に抵抗する患者たちを、ボブがいとも簡単に治療に協力させていることに私は感心させられた。どうしてそんなことができるのか、とボブに尋ねると、彼は過去に催眠術師の訓練を受けたことがあると打ち明けた。

平均的な医者と同じように、私は催眠術には懐疑的だった。ボブに、催眠術が実在すると考えているのかと率直に尋ねてみた。すると、「歯科診療室にいらしてください、お見せします」と彼は言った。

診療室を訪ねる前に、私たちは夕食を共にした。私がそれとなく提案すると、ボブはその場で招待客の何人かを軽いトランス状態にしてみせた。彼らの腕を宙に漂わすように仕向け、立ち上がらせたり、照明を消させたりといった簡単な催眠暗示をかけたのだ。私は、この種の「芝居」のような催眠術を過去に何度も見てきた。そのような芝居がかったところが、私をいっそう懐疑的にさせていたのである。催眠術師と被験者が裏でつるんでいて、催眠が真正な精神状態であると信じ込ませようとしているのだ、と。実際に過去の例ではこの可能性は捨て切れなかった。

しかし歯科診療室の例では、ボブが行った催眠術が本物であると信じるに足る、より科学的に説得力のある根拠があった。麻酔の代わりに催眠術を鎮痛剤として使用していたのだ。患者が催眠にかかっているふりをしていたのかもしれない。しかし、たとえそうだったとしても、その「ふり」は患者らに実際に効いていたということになる。もし、患者たちが痛みを感じないふりをしていたのだとすれば、彼らの痛みとはどんなものだったのだろう? 催眠術による麻酔は、たしかに効いていた。それは乖離によって作用したのである。

その日歯科診療室に行ってみると、ボブは患者の歯肉炎で痛んだ歯肉の切除を行っていた。歯肉切除手術を受けた人なら誰もが、この治療は不快この上ないとわかるはずだ。患者は統合失調症ではなく、芝居がかったトランスに陥る傾向もなかった。彼は健康で、ウィスコンシン通りの向かいのベセスダ海軍病院で医療技術者として働く真面目な海兵隊員だった。ボブの薦めでその海兵隊員は、歯科麻酔に鎮痛薬ノボカインではなく催眠を選んだのだった。

ボブの催眠は劇的だった。最初に患者を適度なトランス状態にした。そうしておいて、海兵隊員の口の左側ではなく、右側の痛みの感覚がなくなると暗示をかけた。ボブが鋭い探り針で左の歯茎を検査すると、海兵隊員は跳ね起きて喚き声をあげた。しかし、ボブが右側の歯茎に皮下注射をした時、出血したにもかかわらず、海兵隊員は何の反応も示さなかった。ボブはメスで組織の切除作業を続けた。催眠が出血に影響がないことに、私は注目した。かなりの出血があったが、海兵隊員は静かに座っていた。

この患者はやらせなのか？　海兵隊員は痛みを実際には感じているものの痛くないと言い張ったのか？　患者のある部分（非意識的な心脳）では痛みを感じ、またもう一方の部分（意識的な心脳）では痛みを感じないのだろうか？　それとも、非意識的な心脳のスイッチをオフにすることが可能で、それによって刺激が痛みとして処理されないのだろうか？　依然としてこの深刻な問いに答えを出すことはできない。しかし次のことだけは言える。痛みを伴う処置の間中ずっと、海兵隊員は落ち着き、くつろぎ、しっかりと覚醒していたのだ。刺激への反応の道筋のどこかで、神経から届く信号は遮断されていた。それは組織内でない。歯茎が出血していたということは、痛みの信号は脳に送られていたことになる。しかしその信号は処理されなかった、もしくは運動反応が遮られていたのだ。それを解くにはさらに調査が必要だ。おそらく、身体から脳へメッセージを中継する基地、すなわち視床で行われる痛みの処理が、催眠によって遮られているのだ。もしこの推察が正しければ、催眠は明晰夢と似たものだと言える。明晰夢では、皮質からのトップダウン信号が脳幹からのボトムアップ信号よりも優先されるのである。

心脳パラダイムを信頼してもらったとすれば（もし信頼できないなら、本書が要領を得ないものに思えるだろう）、痛みに対する生理反応を自由意志で変え得るという発想を、さほど突飛なものと見なすべきではない。空想に耽る時、外的に生じる視覚が内的な視覚で置き換えられるということは、よくご承知だろう。この単純な行為によって私たちは知覚を操作しているのである。だとすれば、痛みの刺激が高次の意識に到達できないようにするために、外から内へと注意力を切り替えることができるのだろうか？　もちろん、それはもっと難しい作業だろう。外的な痛みの信号を無視することは、外的な光波を無視することよりも強い意志が必要となる。しかし、このプロセスはまったく同じことである。私たちは機能を変化させるために、状態を変化させている。ＡＩＭモデルの入力源を、外界から内面へと変化させる。ただそれだけである。それが実行しにくいからといって、実行できないということを意味しない。心理学者や生理学者や哲学者が、明らかに存在する自由意志とか、身体の自発的制御というものに抵抗を示していることに、常識的な人は驚くだろう。

かゆみよ、失せろ！

先ほどの海兵隊員は、歯肉が病巣にすっかり冒されているために痛みを感じなかったのだと反論する人もいるかもしれない。当時私もその可能性はあると考えたが、大量の出血を無視することはできない。しかし、どの程度までこの手法が受け入れられるものかと思ったことは確かだ。催眠術への不信を遠慮なく口にするような人たちも、身体的な苦痛を無視できるようになるのだろうか？　できる、ということが間もなく判明した。

国立がん研究所の医師たちは、患者の癌の進行に万策尽きて思案に暮れていた。特にコントロールしがたい症状に、ホジキンリンパ腫細胞の侵入によって引き起こされる皮膚のかゆみがある。私はこの問題を抱える患者を診るように依頼された。中にはかゆみのせいで癌研究所の一一階の窓から飛び降りてしまうのではないかと思われるほど、正気を失っている患者もいた。そのような患者たちが、精神科医ホブソンではなく、ドルーリーという歯科医を必要としていることを私はすぐさま察知した。なぜならその歯科医は催眠術を学んでおり、一方の精神科医は催眠嫌いだからである。私は催眠術は「本物」だと思うか、と患者一人ひとりに尋ねた。一〇人すべてがきっぱりと否定した。アメリカ南部の奥地出身で、眼光が鋭くゆっくりとした話し方をする頑固老人は、癌ででこぼこになった皮膚を、文字通り引き裂かんばかりにして、かゆみを止めようとしていた。皮膚の感染を防ぐために、老人のただれた肌は抗生物質で覆われていた。「ねぇそこの、おまいさん」と、老人は鼻声で私に話しかけた。「いっそ目が覚めないようにしちまっておくれ、自分でやっちまう前に！」

そのひとことが、私に閃きを与えた。老年の普通の睡眠とはいったいどのようなものだろう？　すると、看護師が次のことを教えてくれた。夜になると掻きむしるのをやめる（つまり、かゆみがやわらいでいることを暗に示している）患者もいるが、目が覚めると寝る前よりも皮膚をひどく掻き壊してしまっている患者もいる（つまり、寝ながら掻いてしまうのが本当の脅威だということがわかる）。眠る時は自然に麻酔にかかったようになる。ほとんどの場合、夢で痛みを経験することはない。これは心脳状態の自然な変化が、不快な刺激（かゆみ）の知覚を変化させ、損傷を与える反応（掻くこと）を排除できるということを、はっきりと示している。

そこで私は患者に尋ねた。「催眠がご自身に役立つと思いますか？ 試してみたいですか？」「私には催眠はかからないよ。でも、とにかくやってみようか」たいていはそんな返事だった。

ここでボブ・ドルーリーの登場である。彼は私の要請でやって来て、一〇人の患者一人ひとりに、「あなたはかゆくない、だから掻かない」と催眠をかけた。私は一〇人全員が催眠をかけられているのに立ちあってはいなかったが、結果については報告できる。うち五人の患者が、目に見えて症状が軽減した。彼らはたった一回、約二〇分間の催眠セッションの後、三週間はかゆみと掻きむしることから解放されたのだ。その五人のうちの一人が、先述の頑固老人だったのである。私と同じくらい、彼も驚いていた。

いったい何が起きたのか？ 患者たちがやらせを行っていたのか？ あり得ない。彼らは症状の軽減を切に願っていた。催眠が軽減してくれると信じるほど切に願っていたのである。

痛みとかゆみは共に主観的な経験である。そして催眠は暗示の力に依存している。アルコールで「酔っぱらう」のと同じように、人は暗示で「酔っぱらう」ことが可能なのだ。そして、アルコールで酔っぱらった時のように、心脳状態は暗示によっても著しく変化するのである。

もし、暗示にかかっている状態で引き起こされる化学的、電気的な神経メカニズムを見つけることができれば、この強力で有用な技術を確固とした科学の基盤にすえることができる。その結果催眠は、医療の主流となっている薬物治療と同じように扱われるようになるだろう。催眠を試したことがないために、このことを理解していない多くの患者たちの役に立つかもしれない。そしてまた、催眠状態を生理学的に誘発することができれば、暗示の影響を受けにくい患者さえも救うことができるかもしれない。

トランス状態の心脳

古今東西、トランスと呼ばれる心脳状態は宗教儀式の中心的な役割を担ってきた。たとえばマレーシアのある部族の間では、トランス状態は「ラタ」と呼ばれている。

トランスは催眠によって誘発されるので、ここではラタやこれに似た風変わりな行為をじっくりと見ていこう。共通したメカニズムを探りあてられれば、トランスを心脳状態の制御モデルと結びつけることができるかもしれない。遺伝や脳疾患や文化背景が、いかにすばやく、そして劇的に心脳状態を変化させやすいか説明していこう。非常に多くの文化でトランスが治療に不可欠なものとして使われているからには、こうした比較によって、心脳状態を変えることで健康を促進させる方法を研究することが妥当であることを証しているだろう。

ドルーリー医師の歯科催眠のように、ラタには麻酔の効果がある。被験者は自らあるレベルのトランス状態に入ると、鼻、耳、頬を鋭い串針で貫かれる。この串は生涯つき刺したままにされる。トーテム崇拝では、こうすることでより霊界に近づけるとされている。

誰もがその儀式や、さらに儀式の過程で追加されていく重い装飾品、串針で貫かれることに耐えられるほど、深いトランス状態に入れるわけではない。しかし全員が長時間の儀式に没頭する。激しい踊りや睡眠剝奪などを含め、儀式の準備は公開の数日前から始められるのである。

マレーシア人の中に、特にトランス状態になりやすい人たちがいる。もしそういった人たちを驚かせたりくすぐったりすると、ナルコレプシーの強硬症発作と同様、急速で劇的な状態変化が生じるはずだ。しかし、全身の力が抜け落ちて心が夢状態に入り込む代わりに、まるでレム睡眠にあるかのような催眠様の乖離状態に陥るのである。それは、まるで誰かがパチンとスイッチを入れ、突然、現実とのつながりを失ってしまったかのようだ。聞き苦しいほどに罵りの言葉を吐くかと思えば、命令に対して従順になりもする。ラタ・トランスはそれ自体が暗示的な超暗示状態なのだ。しかし催眠とは異なり、驚愕の刺激によって誘発される。串刺し儀式の痛みに耐えるためのラタと催眠を使った鎮痛には、潜在的な類似性がある。どちらも仲介者(聖職者や催眠術師)によるお膳立てが必要とされる。どちらも特定の個人が感受性を目いっぱいまで高めた状態である。そして両者とも、意志作用を一時的に放棄することによって、個人的あるいは社会的多幸感の昂揚を生んでいる。トランスの心脳状態になるためには二通りの方法があるようだ。ひとつはトップダウンの方法で、催眠術師、巫女、何かしらの儀式が必要となるもの。もう一方は、単純だが突然の物理的刺激のみを要求するボトムアップの方法である。

このどちらかによって、被験者の心脳がとらえられ、知覚や行動が劇的に変化する。被験者の私的な経験、特に痛覚が徹底的に変えられる。内的な注意力も外的な注意力も制御を失う。こうした知覚や注意における特徴は、空想や夢で正常に体験されることと類似している。ただ、いっそう劇的なのだ。

催眠術師や聖職者がトランスを誘発すると、本人の意志作用が個人的、社会的な目的にしたがうようになることにはすでに触れた。外部情報や定位反応の処理は皮質の後部領域に依存している。したがって、催眠にかかっている間は、ゆっくりとしかし確実に、この脳部位の活動が低下していくものと想定される。これが本当なら、脳の他の部分、たとえば注意力、思考、行動を指示する皮質の前部領域が一時的に優勢となっているだろう。今や被験者の意志の代わりを務める注意力が、催眠術師に乗っ取られてしまう。そして、催眠術師がかける暗示によって被験者はこれから先の行動について既定の計画を植えつけられてしまうのだ。

外的信号に注意を促す皮質後部の注意システムが同様に占拠されることで、反射性のトランス状態に陥る。何らかの異常で無防備状態にある脳幹の網状組織が予期せぬままに刺激されると、被験者の注意力は即座に、無意識に、自動的に解放されてしまう。被験者は正しい判断力を失う。周囲との接点も失う。同時に、驚愕反応の運動面——これも異常なほど影響を受けやすい——が刺激され、被験者は飛び上がる。誰かに驚かされて、驚愕反応には不可欠なふるまいである「飛び上がる」ことは、誰にでも起こり得る。普通は「飛び上がる」ほどではないとしても。

何世紀もの間、特定の注意力の変化が催眠のメカニズムであると考えられてきた。こうした注意力がどのように作用しているのか、より詳細で脳を基底とした理論が確立している今となっては、トランスのメカニズムを解明できるかもしれない。

注意力を詳細に論じた第十章で見てきたように、睡眠状態の制御にかんする新たな知識は、催眠をより強固な科学的基盤にすえるのに役立つだろう。催眠（hypnosis）という言葉はまさに、ギリシャ神話の睡眠の神ヒュプノスを意味しており、何世紀もの間、人が自発的な心脳乖離と誘発された心脳乖離の類似性に気づいていたことがうかがえる。

そして実際に、睡眠それ自体を自動装置と見なすことができる。つまり睡眠は、意志作用や神経刺激なしに起こる非自発的な行動である。うとうとなるのは催眠に似ている。皮質の活性レベルが落ちるにつれて、意志と注意力は次第に失われていく。睡眠時に活性レベルがある点よりも低下すると、無秩序な信号に皮質が犯されてしまうのを防ぐフィルターとしての視床が、コントロールを失う。すると皮質は内部から生じる強い刺激で攻め立てられ、活動が乱されてしまう。こうなると、本当にトランス状態に陥る――今度は睡眠によって。

ラタなどの驚愕トランスと関係のある行動が人を魅了する理由は他にもある。マレーシア人が発する口汚い激しい罵りは、「ジルドゥラトゥーレット症候群（慢性運動性チック）」で見られるものとかなり類似している。この症候群での強迫的な罵りは、しばしば意志と関係なく腕を激しく揺り動かす行動と共に生じる。この自動機械的な行為は睡眠で見られる乖離と似ている。夢遊病、寝言、レム睡眠行動障害などはみな、自動運動的な行動に特徴づけられている。

すべては意志によるものではなく非意識である。

飛び上がる木こり!

ラタの驚愕トランスは、アジアの特定の地域にだけ見られるわけではない。類似のものは、北部メイン州の「ジャンピングフレンチマン」という独特の集団〔訳注――一九世紀にアメリカ・メイン州やカナダのケベック州など、フランス系カナダ人の間で発見された疾患者集団〕にも見られる。こうした驚きやすい木こり(樹木伐採労働者)たちは、その驚愕反応が宗教的意味合いを持たないことを除けば、際立ってラタと似ている。こうした興味深い特徴が、遺伝的なものか後天的なものか明らかではないが、しかし、これはお茶の間をにぎわす娯楽番組などで取り沙汰されるようになってしまった。くすぐりや驚かしは刺激である。ジャンピングフレンチマンがつつかれたり待ち伏せされたりすると、即座にオーバーな反応を示し、発作的に飛び上がる。その後、怒濤のように下品な話を始め、トランスに似た意識の乖離が見られ、見物人の指示に素直にしたがってしまう。

反射的なラタのように、ジャンピングフレンチマンの行動では、心脳状態が占拠され皮質後部の注意力システムが低下しているように見える。脳幹と後部ネットワークの定位機能が急激に驚かされて、飛び上がりを引き起こす。すると興奮波は一気に上向して視床が妨害され、皮質前部システムも一時的に遮断される。こうして意志作用から解放され、皮質の抑制は失われる。奴隷のように見物人の指示に従順になり、汚い言葉遣いをいっせいにしはじめる。まるで罵倒《ばとう》中枢が自動的に活性化されるようである。

ジャンピングフレンチマンは、自分がその行動に支配されることに気づいているからこそ、反応行動をいっそう激しくする。暗い階段の最上段で兄が驚かそうとしていることをあらかじめ知っている少年は、実際にはもっとひどく驚いてしまうのである。予期が反応を強めるのだ。

マレーシア人のラタとジャンピングフレンチマンはどちらも孤立した文化的集団であるため、宗教上の信条や遺伝的同族間での交配が原因の一部をなすのかもしれない。しかしラタ、ジャンピングフレンチマン、ナルコレプシー、トゥーレット症候群の患者に見られる心脳状態の変化には、刺激に対する感受性の増大が共通項として見られる。感覚信号が注意力を突然変化させ、運動の自動作用が起こる。意識、意志作用、行動を含む通常の命令の連鎖は破綻している。同様に、私たちの文化で研究対象となってきた高度に催眠にかかりやすい被験者は、外界への注意力をいとも簡単に失ってしまう。実際、こうした感化されやすい人々は、催眠術者がいてもいなくても、想像上のトランス状態に陥りやすい傾向にある。流動的な状態変化が頻出するからこそ、彼らを始終空想に耽るような性格にしてしまったのだ。

きわめて催眠にかかりやすい被験者が持っている、もっとも際立った能力に、強い幻覚症状によって自分で作り出す幻影を見てしまうことが挙げられる。こうした例外的な人々は、普通の人がやるように動物の頭部の外形や輪郭を思い起こすのではなく、風景の中に存在する動物の全体像を見ることができる。さらにはその風景を鮮明な動画に展開させることもできる。このように頭に描いた筋書きを――心脳に備わるシアター・スクリーンに――投影するという天賦の才能によって、その人々はたいていの人が夢を見る時にだけ経験する、ニセの現実を生み出せるのだ。生理学的な視点で言うと、きわめて催眠にかかりやすい人は、そうではない私たちと比べると、レム睡眠の縁ギリギリのところで生活しているのである。

外界から内面へと注意を向け変える能力を含め、心脳状態に明確な境界を区切れる個体が進化の過程で生き延びてきたのには、明白な理由がある。脅威と隣り合わせの環境で生活しなければならないとしたら、危険に対する警戒心を維持することが大切になる。それが、獲物に忍び寄ったり、高速で駆けるような警戒心が必要とされる状況で、突然夢や幻影を見たりするようでは好ましくないだろう。

眠る時と目覚める時、「ステージ一」の境界線をすばやくまたぐ。この瞬間に小さな夢が生じているかもしれない。意識する間もなくすばやく境界線を越えるので、覚醒と夢見の奇妙な混同が生じてもほとんど、あるいはまったく、気づかないのだ。暗示にかけることで、この手順を遅らせ、知覚できるようにすることができる。そして練習を積めば明晰夢を見ることだって可能だ。寝入りばなでも明晰夢でも、覚醒時のいくつかの特徴が夢の中にも再現されてきた。どちらの結果も似たような乖離状態である。注意力と意志をいくらか回復しているものの、幻覚を見続けているのだ。のんきに空を飛んだり、見境のないセックスをしたりと、あり得ないことをしている自分を楽しむことが可能である。こうした状態変化はトランスや催眠の状態変化と非常によく似ている。

覚醒している時にも夢との境界を行き来しているような、催眠にかかりやすい人たちもまた明晰夢の才能を有している。といっても、驚くにはあたらない。彼らは覚醒と夢の両方向から覚醒夢の状態の表層に近づき、そこに留まることができる。さらに、この明晰夢を見る者が心霊現象を信じる傾向があるというのも当然といえよう。明晰夢を心霊現象と解釈するのは好都合だし気持ちが傾く。もっとも鑑識眼のある心脳の専門家でさえ、明晰夢は理解しがたいものだからである。

催眠にきわめてかかりやすい人は、内因的な幻視など特定の入力を増幅するのと同様、痛みなどの他の入力を抑えることもたやすくできる。ドルーリー医師の患者の海兵隊員やホジキン病のかゆみに苦しむ人々の例のように、もし本人、または催眠術師の暗示によって麻酔効果が得られるとすれば、これは明らかに便利である。同僚デイヴィット・スピーゲルは、幻覚の間、皮質の電気活動や代謝活動を意のままに変えることができる興味深い予備試験データを得ている。将来の展望をひらくこうした手がかりから、生理学が催眠の基礎を解明できるかもしれない。催眠は、科学という安全圏にしっかりととらえられる必要があるのだ。

マレーシアのラタ、メイン州のジャンピングフレンチマン、トゥーレット症候群やナルコレプシーに悩む隣人から、ウィスコンシン州シボイガンの主婦が学ぶこととは何か？　催眠のような状態変化のメカニズムは彼女の脳にも備わっているので、もし、そうした脳内の麻酔作用を引き出すことができるようになれば、出産のような重要な機能を考える際などにも役立つだろう。大半の人はこのような状態を引き起こすメカニズムをうまく扱えないため、催眠にかかりやすい同胞たちを奇人と見なし、自分が彼らと似ていないと安心し、彼らを見放そうとする傾向がある。しかし、これは独善的で目先のことしか考えない態度だ。もう一度ありふれた心脳の乖離に注意を戻すと、そうした同胞たちのおかげで私たちは心脳状態の変化を理解することができるのだし、そこから何がしかを学んでいることを自覚し、感謝の念を向けるべきなのだ。

夢中遊行と夢遊病

幻覚を示す傾性、軽い空想中毒、あるいは、催眠にかかりやすい人に見られる自己麻酔の能力は、臨床の必要性があると見なされるかもしれない。ある者は彼らに才能があると見なし、またある者は精神科医の診断が必要なぐらい異様だと見なす。実際、この例外的な心脳状態をどう解釈するかを巡って、数々の精神医学論争が戦わされてきた。論争はまだ終わっていないのである。近年むしろ論争は再び熱を帯びてきているようである。そのため、この錯綜した話の起源をざっと検討してみるのが賢明かもしれない。

前世紀の後半、パリとウィーンの神経病学の臨床所は、マドリッドやミラノの診療所と同様に、記憶喪失、知覚麻痺、自動症、意識の夢遊状態を訴える女性たちで溢れていた。ヒステリー症と呼ばれる症状を研究するもっとも有名な施設は、パリにあるサルペトリエール病院のジャン＝マルタン・シャルコー（一八二五〜九三年）診療所だった。シャルコーによる臨床治療の中でももっとも劇的な出来事は、催眠トランスの導入であった。

シャルコーと彼の卓抜なチームが用いた方法は、姿勢緊張、反射興奮、注意集中を変えることで、心脳状態を変化させるというものであった。こうした風変わりな生理学的治療によって、当時は科学の分野からほとんど除外されていた奇妙なふるまいを救い出すことにおおいに貢献したのである。催眠の父・オーストリア人医師フランツ・アントン・メスメル（一七三四～一八一五年）は一七〇〇年代後半、これらの状態変化は動物磁気の反映だと考えていた（彼の名は「催眠をかける＝mesmerize」という単語にもなっている）。このメスメルの見解は、稲妻の専門家であるベンジャミン・フランクリン（一七〇六～一七九〇年）を含む公式委員会によってすでに酷評されていたが、シャルコーがより科学的な語彙を使って説明したことによって、立場は逆転することになったのだった。しかしシャルコー自身は、彼が引いた重要な分類からさらに自分の理論を発展させることはできなかった。彼の引いた分類では、異常機能（現在なら変化した心脳状態と見なすだろう）は解剖学的損傷（脳につけられた傷）の結果によるものでは必ずしもなかったのである。シャルコーはその「機能的異常」がいったい何によるものかを正確に解き明かすことができなかったため、いかようにも解釈し得るという多義性を後世に残してしまった。この最たるものがジークムント・フロイトの精神分析理論である。精神分析は、シャルコーの主張を、ゆがんだ性的衝動へとねじ曲げてしまった。また、精神分析は迷えるメスメル主義者をも再び表舞台に引き戻してしまった。同僚の一人が、磁石、電池、金属板が再び流行していることを教えてくれた。

自発的にもしくは催眠によって誘発されたトランス状態の患者が示す奇妙な姿勢、反射応答、注意集中を説明するのに、シャルコーは「夢中遊行状態」という言葉を作り出した。この言葉は、覚醒時の何らかの特徴と睡眠時の何らかの特徴を伴った乖離状態を意味していた。

こうした奇妙な状態を理解するには、現代の夢中遊行（いわゆる夢遊病）を調べればよい。私たちの多くは夢遊をしたことがあるし、たいていの人は夢遊を見たことがあるだろうし、身内に子供のころそうだった人がいるはずだ。そのような自動症——寝言、おねしょ、歯ぎしり、夜驚症《やきょう》——は今日の医学では「睡眠時随伴症」と呼ばれる。これは、正常な睡眠でこうした異常な運動感覚行動が起こることを示している。これ以外の主な睡眠障害には、不眠症（ほとんど眠れない）と過眠症（眠りすぎ）がある。

夢遊病は間違いなく「機能」の問題である。シャルコーのように夢遊病者の脳を詳細に調べたとしても、構造的な損傷は見あたらないだろう。ＭＳＥでも異常な精神病理が見出されることはないはずだ。夢遊病とは完全に正常な心脳状態のプロセスの、わずかだが重要な変化なのだ。

睡眠ラボで夢遊病を観察してみると、電極記録ははっきりとした乖離を示す。夢遊病者の脳はある部分は眠っていて、別の部分は覚醒しているのである。世間で言われていることとは異なり、夢遊病者は夢の内容に合わせて行動しているのではない。事実、夢遊病はレム睡眠の時に生じるのではなく、ノンレム睡眠の時に生じるのだ。夢の中で車の運転をしている時に隣で寝ている妻を肘で突いてしまうホセが見せるレム睡眠行動障害と、夢遊病とは、生理学的にも行動的にも異なっている。夢遊病は夢の筋書きの幻想にしたがった運動行為ではなく、多少おかしなところはあるものの、現実の外的な目的に沿った運動行為を行うものである。

これは、ノンレム睡眠の間、運動活動が遮断されていないことを説明している。運動活動は単に抑制されているだけなのである。完全に消失するのはレム睡眠が始まってからだ。ノンレム睡眠では、運動系は低いレベルながら駆動しているのである（でなければ、寝ている間にベッドでどうして「寝返りを打つ」のだろうか？）。同様に、ノンレム睡眠でもあるレベルで脳が活動していることに注目しよう。かなり低下しているものの、脳の活動が完全に「オフ」になることはない。達成しようとしている目標に、夢遊病者本人は十分に気づいているわけではないが、身体を操る力は有しているのである。

驚きの事実とは、夢遊病者がさまよう時、目は開いていて、時々、部屋にいる人と話をしさえすることである。幼い子を持つ親はしばしばこの体験をする。真夜中に親が子供の様子を見に行くと、幼い我が子が目を開けて抱っこしてもらおうと手を伸ばしてくる。しかし子供は依然、寝ているのだ。研究室で付添人と話している夢遊病者の脳波は、ステージ四の睡眠状態と同じ徐波を示す。これは、認知をつかさどる上位脳は深い眠りの状態にあり、一方、運動をつかさどる下位脳は覚醒しているという診断結果を裏打ちするものだ。夢遊病者は同時に二つの状態にある。

いくつかの例では、たとえば上階の窓から細い掛け棒をつたって降りるといったような、まったく非現実的であったり危険が伴う目標を持って行動する夢遊病者もいる。夢遊病者を起こしてはいけないという迷信はバカげている。夢遊病者の上脳は深い眠りについているため、起こそうにも起こすことはできないのだ。しかし、彼らが覚醒して恐怖から飛び起きるように見えるのは、自分の状態に驚かされるためである。その反応は、机に向かって集中している人の背後に忍び寄って驚かす時と同じことである。反射的に飛び上がり、おそらくは腕を激しく動かしたり、驚いて一瞬腹を立てたりする。より一般的な例として、夢遊病者は手洗いに向かうのだが、彼の思い描く地図は混乱し、居間や台所に迷い込んでしまう。私自身も若いころは夢遊病に陥りやすい質《たち》であった。階段を一番下まで駆け降り、正面玄関を開け、バラ園で小便をしたものである。

子供は特にこうした乖離を生じやすい傾向にあるが、これはおそらく子供たちがより深く眠るからだと思われる。つまり、すべての睡眠時随伴症は「覚醒の疾患」だという結論になる。もっと年齢のいった人間にとっては、目を覚ますのには膀胱が充満する程度の刺激で十分なのである。おもらしや夢遊病の子供の親に「もう少し辛抱してください。大きくなればなくなりますから」と忠告するのは正しい。この場合、成長することで、正常な心脳機能――乖離――が消えるのである。

中年期以降になると、ステージ四の睡眠に入る能力のような、他の心脳機能を失う。多くのお年寄りたちは深く眠らない。そのことを気に病まなければ、健康には何の影響もない。成長によってある問題を克服する能力が得られたとしても、また別の――あるいはそれ以上の――問題にぶつかることがある。あるお年寄り患者が言うところでは、彼女にとって高齢であることが問題だという。時間は増えていくのに、やれることが減っていくからだと。睡眠の欲求が減っても――それは睡眠時間が短く浅くなっていくことに反映されているのだが――その分増えた覚醒時間を満たす労働や娯楽に対する活力や情熱が増えるわけではない、と彼女は言いたいのだ。社会には、無益な退屈を埋めてくれる楽しく満足のできる選択肢がない。そしてこれこそが不眠症の本当の辛さである。脳が萎縮《いしゅく》し柔軟性が失われていくことに直面した年寄りにとって、唯一慰めとなる適応能力は心脳の情報処理法を変えることである。この精神内容の再構築処理が「知恵」と呼ばれるものなのだ。

テープレコーダー治療

寝言は心脳の乖離という主題の興味深い変化形である。睡眠中の独白や問答の話には、通常、陽気でほのぼのとした気恥ずかしさがある。しかしながら、すべてが純粋に面白いというわけではない。浮気の疑いがある配偶者から、衝撃の告白を聞くこともあり得るのである。とはいえ、これらが自白として裁判で取り沙汰されるようなことはない。なぜなら、その自白は被告の意識的な承諾もなしに集められたものであり、また、深夜は尋問者の暗示に傾きやすいためだ。

近年に至るまで、睡眠障害はすべて無意識の動機の現れだと見なすことが、精神医学の研究者の間では一般的だった。実際に、深夜一時に半眠状態で冷蔵庫を開けて食べ物を貪る自分に気づいたら、その行為が意味するものに疑問を抱くのは賢明なことだろう。しかしながら、睡眠障害を抱える人の大多数に、心理的な下心などないのだ。その奇妙さは純粋に乖離の結果なのだ。

フランク・モアウィルの事例を検討してみよう。フランクは働き者で優秀な見習い電気技師で、高校の同級生と結婚したばかりだった。彼は羨ましいほどよく眠るが、しかし、彼の花嫁から恐ろしい話を聞いた。ラタ、ジャンピングフレンチマン、トゥーレット患者のように、フランクは眠っている時に、自然と口汚い言葉を吐くというのだ。

花嫁は別段、ショックを受けてはいなかった。彼女はそれらの言葉をすべて理解しており、フランクもまたこれを自覚しているという事実を、彼女は受け入れていた。もし彼女が夫の睡眠罵倒で起きてしまったら、彼をつついて寝返りを打たせればよいのだった。すると寝室に再び平穏が戻った。しかしフランクは、花嫁の両親が隣の寝室を使っている時に自分が悪言を吐きはしまいかと悩んでいた。彼らは娘がとんでもない男と結婚してしまったと思うだろう。

フランクに会った時、私は睡眠ラボの助けを借りず自分と患者だけで、どこまで睡眠行動について研究できるか、ちょうどわかり始めてきたころだった。そこで、私はフランクに、「罵倒を録音してみてはどうです？　奥さんにはその度に日付と時間を吹き込んでもらうといい」と提案した。五〇ドルの携帯用テープレコーダーは、一万ドルの嘘発見器よりもはるかに安価で用途も幅広い。

そこでフランクは地元の家電屋で音声作動式のレコーダーを買ってきて枕元のテーブルに設置した。一ヶ月後、フランクはテープレコーダーと睡眠グラフを持って再び私のところにやって来た。彼は晴れやかな表情だった。私はその溢れる微笑みから何を予想すればよいかわからなかった。

「このテープレコーダーは素晴らしいです！」彼は叫んだ。「先生がこれを処方してくださってから、罵倒はぴったりやんだのです」

フランクが喜んでいるので私自身もうれしかったが、実のところいささか当惑していた。その上、私は何も「処方」などしていないのだ。このことは私にとって衝撃的だった。私は意図せずフランクに暗示力を行使していたわけなのだ。彼は記録装置という環境の圧力に対しポジティヴに応じたのだった。そして彼が、記録装置を私の「処方」ととらえていたことからも、その考え方は妥当であったと言えよう。この好ましいプラシーボ効果を無効にしたいわけではなかったが、念のため、もう一ヶ月記録を続け、何かあれば連絡するように提案した。「私は治ったんです」彼は自信を持って答えた。実際その後、彼が連絡してくることはなかった。

フランクの事例に学んで以来、私は他に四人の睡眠時随伴症の症例を診てきたが、いずれも記録装置によって症状が治まったのである。

プラシーボ効果

人はみな、医者が助けてくれると期待している。今日における医学界の堕落ぶりを見るにつけ、彼らが患者の回復力を気遣い、患者の回復を願うようになる希望的観測はあきらめなければなるまい。ただ患者の期待感はかなり強いため、希望を失い打ちひしがれた患者でさえ病院に来ると具合がよくなったと感じて帰るほどである。

この道理に反した、しかし、歓迎すべき現象はプラシーボ効果と呼ばれる。「偽薬（プラシーボ）」とは、ラテン語で「喜んでもらえる」という意味である。プラシーボ効果は、医療効果の三分の一〜三分の二を占めるほど強力なものである。その効果は非常に強く、新しい治療薬を試す時の共通基盤となっている。新薬のデータは対照群——新薬だと伝え、実際には単に砂糖でできた薬が処方される患者——との効果を比較して初めて、食品医薬品局（ＦＤＡ）への認可申請が許される。すべての新薬は、ニセの砂糖錠剤よりも統計的に有意な治療効果が得られなければならない。

私たちはこのプラシーボ現象についてどのように考えるべきだろう？　そしてまた、医者と患者はそれについて何をすべきなのだろうか？　私が推奨しない理由は「本物」の薬ではないと嘘をつくことでその価値を下げてしまうことである。これは催眠の価値を下げることと似ている。催眠も暗示を含んでいるからである。最悪なことは、プラシーボ効果にはまったく効果がないと断定してしまうことだろう。プラシーボ効果を「特効力がない」とか「心理的なものだ」という時、「ただの……」というニュアンスをにじませることでむしろ科学的な過ちを犯す危険性があるのだ。もしプラシーボに効果があるとすれば、とにもかくにも、効果があるのである。そして科学的人道主義者としての私たちの仕事は、それがどのように効くかを見出すことである。それまでの間は、無害で安価な薬がなぜそれほど効果があるのかわからないままに、できるだけ多くのプラシーボを処方し、服用し、効果を享受することにしよう。プラシーボを利用しないことで、さらに過ちを犯すことになる。何も希望を潰してしまうこともあるまい。

デリアから学ぶ

心脳状態の本質や健康に資するため、あるいは人生をおおいに楽しむため、心脳ユニットをどう利用すればよいかデリアが教えてくれたことは、シャルコー、フロイト、メスメルをかけ合わせたものよりもずっと大きい。デリアにとって異質なものは何もない。それどころか、度々見る恐ろしい夢や目が覚めた時の辛いうつ状態でさえ、教訓的、あるいは霊感を与えてくれるものとして彼女は受けとめているのである。私自身が強いてそうありたいと願う以上に彼女自身は運命論者であり、同時に、私がかろうじてそうである以上に彼女は自分に対して忠実である。その結果、彼女は多岐にわたる心理的、生理的、精神的な問題に対して前向きに応じることができるのだ。

デリアがどのように豊かな夢生活を、睡眠劇場として楽しみ、あるいは苦しむものとして利用しているかをすでに見てきた。いずれの場合でも、彼女はそれを受け入れ、注意を傾け、言祝ぐことすらあった。彼女は夢を見ることを楽しみにして眠り、夢を見たことで覚醒後はひとつ利口になっているのだ。彼女の夢日記は精神経験の貴重な掘り出しものであり、中には他人と共有すべきものもある。私たちのほとんどは、夢の奇妙さや記憶している量においてデリアには到底及ばないのに、夢を自覚したり、夢経験の強度と質を高めたりする方法を彼女から学ぶことができるのである。

デリアはまた、精神的経験や夢の知識を増やすチャンスを与えられると、大胆なほど実験に意欲的となる。睡眠ラボで眠り、夢を報告するためにレム睡眠中に起されることもあった。自宅仕様に開発された新しいナイトキャップと呼ばれるレム検出器も使用した。ナイトキャップによって、ベッドの傍らに置かれたパソコン画面で、睡眠信号を記録することが可能となった。デリアはナイトキャップを通して夢へのアクセスを増やした。そして、スウェーデンボリがやったように睡眠を剥奪すると夢はより強烈になり、彼女個人にとって重要なテーマ（大切な人々との関係や、彼女の宗教に基づく崇拝像）がより多く含まれてくることを発見したのだった。デリアのもっとも目を見張るべき夢の体験は、明晰夢や夢意識の能力を培ったことだ。訓練によって、彼女は夢を見ている時に自分が夢を見ていることを自覚できるようになった。そうすることで、飛ぶこと（気球に乗らずに）やセックスを楽しむこと（禁じられた相手と）など、自分の思い通りの内容に夢を作り出すことができるのだ。このように彼女は夢の科学を自身の知的成長や世界観、宇宙観に組み込んでいる。デリアは自分自身をこう呼ぶ。「私は間違いなくニュー・エイジよ」と。

しかし、だからといって彼女は現代生活から来るストレスに免疫があるわけではない。むしろ、免疫がない。彼女はプレッシャーの大きい仕事や生活スタイルを抱える典型的な一九九〇年代の都市生活者だ。ドロップアウトするという贅沢はデリアの選択肢にはない。朝早く起きて通勤する際、彼女はカー・ステレオで、リラクゼーション効果のあるテープをかけているので、車に追い越されても、クラクションを鳴らされても、そばに車を止められても、心脳を比較的穏やかな状態に維持できるのである。上司から、彼女が一日にできる量の三倍の仕事を課されれば、内なる声を呼び出して自分（と上司）に「最善を尽くすつもりだけどダメなときはダメなんだ」と確かめ元気づけている。

仕事のストレスによって内なる声が悲鳴にまで高まると、デリアはドロップアウトする。といっても、心脳状態を変化させるのであって、実際に途中で仕事を投げ出すのではない。彼女は目を閉じ、じっとして、トランスのような瞑想状態に入るだけである。二〇分の「救急瞑想」によって、自分が感受性の鈍いおもしろくない人たちと一緒にいるだけだと気づけば、環境が生み出す当惑から救われる。自分――つまり、自尊心――を見失う代わりに、瞑想上の楽園へと退散する。やがて彼女は新鮮な気持ちで、距離を置いて落ち着いた見通しを携えて、楽園を後にするのである。

デリアの健康は無数にある些細な問題、そして時には大きな問題にも悩まされてきた。歯科医や医者のような専門家への相談が必要な時、診断や治療に必ず伴う不快感も、またしばしばこうした不快感から発せられる警戒メッセージも、自分で制御できることをデリアは冷静に理解しているのである。

私たちみながそうであるように、デリアも自身の健康について不安を抱きがちであるが、本能に根ざした天然の洞察力によって、同じく天然である安心の水脈を見つけてやることで、彼女は自分の不安に積極的に対処するのである。ひとつはすでに触れた瞑想訓練であり、もうひとつは睡眠である。そしてさらには運動である。彼女は形式的な催眠を頼ったことはまだないが、もし必要とあらばためらうことなく試すだろう。状態変化にかんして彼女は非常に才能があり、実践を積んでいるので、深いトランス状態になるのさえ可能だと信じている。

こうした特効薬は、彼女の経歴や現在迎えている局面、未来についての選択肢といったモデルを生み出すために夢を利用することを妨げることは決してない。これらは伝統的な精神療法の仕事であると同時に、新しい心脳パラダイムの豊かな環境の中でさらに発展していくだろう。つまり、デリアの意識状態は、人生を変えるための青写真であると同時に、根拠を証明することでもあるのだ。

第十五章
最終手段を講じる——薬物による心脳状態の変化

心脳は状態を変化させることによってそれ自体を治癒する力を有している。現在の心脳状態を自発的に変えることで、この力を健康の促進——精神的にも肉体的にも——に活用することが可能だ。中には過度のストレスや薬物中毒、病気、あるいは単純に脳細胞が長期間にわたって死滅することで犠牲を被る人もいるわけだ。薬物はそういった人、つまりすぐに「異常」というレッテルを貼られがちな世界中のベルタルの心脳状態を変化させるのに、役に立つことがある。プロザック（抗うつ剤）のような新たな万能薬の出現によって、まったく問題のない人たちでさえ、心脳状態を変える強力な薬物を処方されることがあるくらいだ。

心脳の化学組織と相互作用する薬物の開発が、現代精神医学の歴史上もっとも重要な進歩であることは疑いようもない。腫瘍、感染症、糖尿病、髄膜炎など、脳に損害を与える疾患は言うまでもなく、統合失調症、躁病、うつ病など、人を衰弱させる疾患の改善を試みる際にも、今や薬物は欠かせないものだ。薬物は、精神疾患という変えられてしまった状態を変えてしまうことが可能だ。チアミンやナイアシンのようなビタミンは、アルコールや薬物への依存のような、有機化合物が招く精神病の緩和にしばしば効力を発揮する。もし、これらのビタミンまで薬物のリストに加えるとすれば、化学が私たちの精神疾患に対する理解や対処能力に大きな変革をもたらしたのだということは間違いない。

そうならば、頭のいい人が、薬理学を治療法の中で最上の選択としないのはなぜだろう？　心脳状態を望ましい方向に変えてくれるもっとも強力な道具は、薬物ではないのか？　たいていの場合、答えは「たしかに。だがしかし……」薬物の使用は先物買いであると同時に、まだ疑問の余地が残る。だからこそ私自身も薬の処方はあまり気が進まず、むしろできるだけ自然な方法で患者の化学機能を操作するようにしている。

脳と身体を制御する一連の化学物質——特にノルエピネフリン、セロトニン、アセチルコリン——を広く作用させることで、自然は私たちの仕事を単純にも、途方もなく困難にもしてしまう。たとえば、心脳をターゲットにした薬物を投与すると、その効用が身体全体やたくさんの生理的な制御システムにも及んでしまうことが避けられない。私たちは中毒や常習化のような、被作用システムのダイナミックな順応性だけでなく、「副作用」のように曖昧で望ましくない結果が生じる危険性についても知っておかなければならないのだ。

薬として今日扱う化学薬品のほとんどが、身体から作られたものではないという事実とも向き合わねばならない。たとえば、天然素材で明らかな効果が得られる鎮静剤はない。また、薬物治療は不自然であるばかりではなく、生物メカニズムのもっとも深いレベルである遺伝子を狙ったものでもない、ということもご承知の通りだろう。果ては、職業や商業を通じ、個人レベルからより広く社会的な範囲で考えなければならない数多くの薬物中毒が存在する。

薬物は精神疾患の心脳状態を変えることにおいて強力な助けとなるが、しかし、しかるべき注意を払って取り扱わなければならない。

ある昼下がりのこと。当時私は医大の三年生で、ボストン産科病院で産科ローテーションに加わったばかりで、私はひどい悪寒を感じながら帰宅した。副鼻腔《ふくびくう》と上気道が、詰まった排水管のようなひどい状態であった。賢明な人ならあきらめて風邪をひいたと連絡を入れ、さっさと布団に入るだろう。しかし私は出産に興味があったし、また仲間や将来の自分の患者に対して責任を感じていたので、その大切な学習経験を一日たりとも逃してはなるまいと考えたのだった。

症状を抑えるために、ルームメイトが抗ヒスタミン薬を飲むように薦めてくれた。彼は最近風邪をひいた時に抗ヒスタミン薬が驚くほど効果的だったと話した。私たちが共有していた薬棚に――フェネルガン、二五ミリグラム――のラベルがついたボトルを見つけて、私は錠剤を取り出した。数時間経つと、症状は治ったのかどうかよくわからなったが、体中を巡る不思議な、生まれて初めての感覚に襲われた。その感覚はその後二日間、四回の安産な分娩と、一回の帝王切開、一回の子宮外妊娠の緊急手術を補佐する間中もずっと続いていた。

私の異変に誰も気づいていないことに私は驚いた。一見、単なる鼻風邪で通用するような症状だった。しかし実際には、私は環境から隔てられたように感じていた。外界から切り離され、ぼんやりとして、まるで周囲をぐるぐる巻きにされたように感覚的にも精神的にも孤立しているように感じていた。いったい何が起きていたのだろうか？

一年、あるいはそれ以上経過してからその謎は解けた。フェネルガンは抗ヒスタミン剤である上に、主要な精神安定剤でもあるクロルプロマジンでもあったのだ。この化学物質は、精神病院で私がベルタルに処方したものと同系統の物質だ。クロルプロマジンと同様、フェネルガンの鎮静効果は、風邪治療として試験的に使われる過程で偶然発見されたものである。この二つの薬物は、ヒスタミンを阻害することに加え、脳の調節を行うドーパミンや他のアミンの活動も阻害するため、幅広くさまざまな効果を持つことがわかった。ドーパミン不足はパーキンソン病の原因となる。健康な人でもドーパミンがさかんに阻害されると、実際にパーキンソン病に似た症状が表れる。フェネルガンもまた、アセチルコリンの活動を阻害するので、口の渇き、かすみ目、めまいを生じる可能性がある。私が感じた感覚は強く独特で、なおかつ異様だった。脳内化学物質の自然な状態制御のバランスを変えてしまう薬を私が服用したために、心脳状態が変わってしまったのは間違いない。

身体の薬物とヒトの介入

薬物はなぜ効果的であると同時に問題でもあるかということを理解するために、そもそも、身体の主要な化学物質の役割について、もう少し知っておくとよいだろう。私のお気に入りの分子、アセチルコリンは、驚くほどたくさんの機能を受け負っている。心脳状態を日々制御するためにアミンと闘うだけでなく、心臓の速度を遅め、筋肉を収縮させ、瞳孔《どうこう》を圧縮し、唾液を出させ、紅潮を引き起こす。たったひとつの分子が、複数の目的のために、実質上身体中のすべての細胞によって利用されているのだ。この分子が外界から投与された時、他のどの場所にも行かずに、脳幹だけに辿り着けばよいのだが。しかし、もちろんそうはいかない。

いずれの場合もアセチルコリンは神経細胞間の情報伝達によって作用している。隣り合った神経細胞の末端は、シナプスと呼ばれるわずかな空間によって隔てられている。ミケランジェロがシスティーナ礼拝堂の天井に描いた『アダムの創造』の、神と人が互いに差し伸べた指先のように、神経の末端は互いに触れ合おうとしているが、しかしわずかのところで触れてはいない。ある神経細胞が隣の神経細胞と情報伝達する時、その神経細胞は指の先端から少量のアセチルコリン分子を噴出し、シナプスを横断して情報をもう一方の神経細胞の末端に渡す。

分子が届くと、それらはレセプター（受容体）によって固定される。レセプターは、分子を「とらえる」ためにわずかに変形を生じる細胞膜上の特殊な構造物である。まるでボートが船着き場を離れ、川を渡り、対岸の船着き場で空きスペースを見つけるかのようである。ボートが到着する時もしも適当な空間がそこになければ、レセプター細胞はボートを押しやってスペースを作る。そのようにしないこともある。レセプター細胞は情報伝達ボートを受け入れて所定の位置に固定するか、あるいは、それを拒み水上に漂わせておくかを決定する。

アセチルコリンと他の主要な化学物質は非常に多くの機能に作用するため、その作用をひとつのシステムに限定させて働かせるのはほとんど不可能である。仮に筋肉でアセチルコリンを大量に増やしたい（重症筋無力症という筋衰弱の病気を患った場合と同じ症状だ）としよう。アセチルコリンを活性化させる薬物を、心臓や眼に作用しないようにどのようにして筋肉だけに届ければよいのだろうか？　それは不可能だ。いったん、薬物が血流に入れば、それは体内のほぼすべての箇所に運ばれてしまう。

「ほぼ」というのが重要だ。なぜなら、一箇所だけ、薬物がもっとも到達しにくい場所が実際にあるからだ。それが脳である。脳は非常に大切なので、いわゆる血液脳関門《けつえきのうかんもん》によって異物の侵入から保護されている。血液脳関門は完全には解明されていないが、事実上、脳を取り囲む重要な膜組織である。脳に栄養を送っている血管はすべてこの関門を通らねばならず、そして各検問所では不必要な分子を物理的、化学的、電気的な方法で検疫される。血中を循環する分子のうち、酸素や糖などのほんのわずかな分子だけが自由に通過することを許されるのである。脳に届いてほしいと思う薬物も含め、ほとんどの分子は排除されてしまうのだ。

こうした複合効果が生じてしまうことが、心脳を薬理学的に処置する上でぶつかる問題となる。経口摂取または注射投与される医薬品のほとんどは、実質的には脳外のすべての細胞には行きわたるが、しかし脳に到達しない。つまり、もし脳を標的として投薬した場合、脳以外の組織に効いても、脳には命中し損ねる可能性が高い。ほとんどの快楽物質が血液脳関門を通過するのは、驚くまでもない。だからこそ多くの人が服用し、それゆえ危険を伴なうのである。

身体ではさまざまな機能にアセチルコリンが使われるので、その作用の特性を促進し、制御する化学的な仕掛けが発達している。身体はコリンエステラーゼと呼ばれる酵素でアセチルコリンを調節する。その酵素は、情報伝達の際シナプス中のアセチルコリンを嚙み砕き、細かくして吐き出す。こうしてコリンエステラーゼは、アセチルコリンが生成されるとすぐにその信号を遮断する。が、これは正常で必要な作用なのである。私がこの文章を書いている間にも、手と指の精緻な運動が無数に行われているが、こうした動きは、何百万というアセチルコリン分子のすばやい放出と分解を通じて、細やかな筋肉の収縮が調整された結果である。

もし血流に（または仮に可能だったとして脳幹に）アセチルコリンを注射しても、効果があるのはせいぜい束の間のことで、注入した何百万の分子はどれも瞬間的に嚙み砕かれるのだ！同僚のロベルトたちが（第四章）人工薬物であるカルバコールを覚醒中のネコの脳に注入してレム睡眠に導き、その状態を維持することができたのは、こうした事情によるものだ。カルバコールはアセチルコリンの作用を模倣するが、しかしコリンエステラーゼによって分解されないのである。

臨床治療にカルバコールのような合成化学薬品を使うことの問題は、何年か経ってからようやくわかるような副作用が多数あることである。私にとって薬物が最終手段であるのは、このためである。だからこそ、薬物を使うのは気が進まないのだ。心脳疾患に向かい合う時、最善の方法とは病気を未然に防ぐことである。あなたの心脳状態にもっとも効果的に予防を行えるのはあなた自身である。

身体が化学シグナルを巧みに調節する方法は他にもある。神経細胞は発せられた信号をすばやく受け取れるように、細胞膜上に常に適度のレセプター——空きスペース——を発現させている。アセチルコリン分子がやって来ると、空いているレセプターに結合する。もしレセプターがふさがった状態で分子が次々細胞膜に辿り着くと、神経細胞は自らを変形させ、それ以上の分子はレセプターに結合できなくなる。細胞膜が文字通り形を変化させて、空きレセプターをなくしてしまうのだ。高濃度の分子に曝されるとレセプターの数が減るのである。このプロセスは「下方制御《ダウン・レギュレーション》」と呼ばれている。この自然界の経済性は賞賛されるべきだろう。なぜなら、多くの神経伝達物質が利用可能である時には、情報伝達を確実にするのにそれほど多くのレセプターは必要ではないからである。個々の神経細胞は各部位の状況に応じて受容可能なレセプターの数を変化させているのだ。

この順応プロセスは、しかしながら、馴化《じゅんか》を招くこともある。心脳に影響を及ぼす薬物を継続的に使用すると、神経細胞は多くの化学物質が周辺にあることに慣れてしまい、レセプターはふさがったままになってしまう。神経細胞は、細胞膜の縁で中に入れろと叫んでいる情報に対して感応しなくなってしまうのだ。数日の内にほとんどの薬の効力が薄れ、そうなると私たちは同じだけの効果を得るためによりたくさんの薬を必要とする。ここで使う「馴化」という言葉は、驚愕反射を取り上げた時に、繰り返される刺激に対して心脳が急速な順応を示すのを指して呼んだ単語と同じである。私が同僚を二度、三度と脅かそうと試みただけで、彼はもう飛び上がらなくなった。脅威ではないことを認知的に学習したのだ。つまり慣れたのだ。同様の学習は細胞レベルであろうと、薬物使用の際にも起こるのである。

非意識の心脳は私たちが考える以上に賢い。もし医薬品、あるいは麻薬を使うとするなら、長期的な馴化プロセスを考慮しなくてはならない。意識的にできる賢い手だてとは、薬物を頻繁に利用しないと肝に銘じることである。そうすれば非意識の心は感度を回復できるだろう。いわゆる感度とは、別の巧妙なプロセスによっても修復される。レセプターが見つからないアセチルコリン分子で細胞膜の周りが溢れてしまうと、アセチルコリンを放出する側の神経細胞は出力ペースを落とし、最終的には出力を止めてしまうことさえある。これもまた自然による経済学の証しである。薬物など必要はないのだ。だから私たちも何もしなくてよいのだ。

このプロセスには欠点がある。もし神経ネットワークに急に多くの情報が必要になると、アセチルコリンの生産を止めてしまった神経細胞は分子を供給する準備ができていない。よって、アセチルコリン工場が分子供給を開始するまでに時間がかかってしまう。神経細胞の型によって、必要な時間は数分から数時間、数日、数週間にさえなる。その結果、受信側の神経細胞は情報をおおいに必要としても、何も受け取ることができないということになる。これは退薬症と呼ばれる。これは日々の活動の後に生じる正常な現象で、普段はあまり目立たない。しかし、薬物を度外れて多量にかつ長期的に使用すると退薬症はよりいっそう激しくなる。

退薬症の激しい苦痛を止める方法がある。レセプター細胞が求めている薬物をすばやく与えてやることである。新たな錠剤を服用し、酒をもう一杯あおり、別の注射を打つ。これを繰り返すと、その人はどうなるか。意識的な心脳には上らないが、非意識的な心の神経ネットワークには大きな状態変化が生じる。唯一の望みは、魔法の分子、つまり薬物を見つけて苦痛を和らげることである。適応、馴化、依存、中毒、退薬――こうした変化は、細胞間の情報を担う神経伝達物質を通常制御している代謝機能が変調を来すと必ず生じるものである。この悪循環は、私が薬物使用にあまり気乗りしないもうひとつの理由でもある。

薬で生じた不調にさらに薬物治療を施すほど不十分なことはない。しかし心脳の薬物に副作用があるのはよくあることで、傾きかけた心脳と身体のバランスをとるためにひとつではなく二つ、あるいは三つ、さらには四つも薬物を必要とすることは、例外というよりもむしろ標準的なことである。適応‐馴化‐中毒の連鎖はあまりにも強力なため、その退薬症でさえ、また別の薬物で補われなければならないこともある。

この悪循環は、絶え間なく行われる相反する力の調停を、心脳状態が反映していることに部分的に由来する。相反する力とは、覚醒とレム睡眠、興奮と抑制、エルゴトロピックとトロフォトロピック、アミン作動性とコリン作動性などである。もしこれらの相互システムのバランスが一方向に傾いたら、もう一方の方向へ反応し戻ろうとする変化が生じる。

問題は、化学的に誘発された変化がしばしば激しい反動を招いてしまうことである。つまり、振り子が反対側に大きく振れるように。典型的な例は、うつ病を薬で治療すると今度は躁病を引き起こしてしまうことである。また、攻撃的な行動を薬物で抑制すると、副作用としてレム睡眠を止めてしまう。すでに見てきたように、レム睡眠は応戦し、そしてこの場合、恐ろしい悪夢として現れるのである。

明らかな要点は次のようになる。心脳システムのバランスの変化は、必ずといって反作用的な変化を引き起こすということ。それはニュートンの第二法則の脳バージョンである。すべての心脳行動は、それと等しい分の相反作用を伴う。エルゴトロピックとトロフォトロピックが駆動することによるやりとりが、非意識的な心脳には欠かすことのできない役割なのだ。適応の柔軟性という広い度量を心脳に与えているのは、覚醒と夢見のように異なる状態を行き来する能力なのだ。そして、それこそが健康のテコの支点そのものでもある。

覚醒と夢の間を行き来する振り子は触媒によって制御されている。ビタミンは心脳の化学触媒である。触媒はクルーズ船の船長のようなものである。触媒は――つまり、脳の活動を円滑にするが、活動そのものには参加しない。触媒は代謝を促す上で、きわめて重要な分子だが、反応中に分子自身が使い果たされることはない。チアミン（ビタミンB_1）やリボフラビン（ビタミンB_2）がそうした例である。これらは神経細胞中の酵素が神経伝達物質を合成するために必要とされる。

ビタミンは体内で作ることができないため、食事を通してビタミンを摂取しなければならない。ビタミンの分子構造がよく知られた今となっては、日々の生活でビタミンを摂取しないようにする方がむしろ難しい。ビタミンは製造工程で食品に加えられている。台所にあるシリアルの箱をちょっと見てみるといい。ビタミン剤に手を伸すまでもなく、一日に必要とされる最低限のビタミンをほとんどの人が摂取していることがわかるだろう。

身体の主要な化学物質がどのように役割を果たしているか、そして薬物がどのようにこれらの過程でバランスを妨害し傾けているかを理解した今、この知識を心脳状態の問題解決に応用することが可能だ。科学的人道主義の観点から、どうすれば薬物をより自然で永続的な治癒につなげるものとしてもっとも効果的に使うことができるか、三つの場合を挙げて示したいと思う。これらの例は、まったく異なる心脳システムの疾患であっても、いかにそれらが薬物によって抑えられ、そして長期にわたる自発的な状態変化のうちに治療され得るかを示している。

スラム街から立ち直る

ニューヨークはさまざまな名所があることで有名だ。小地区バワリーは街中のアル中が集う場所として有名になったスラムの原型である。ボストンでは南側、ワシントン・ストリート沿い、高架地下鉄の下にスラム街がある。ジェリー・グロスが長い期間過ごした場所だ。ジェリーは職を転々と変え、金に執着があるようには見えなかった。彼は、苦しみを酒で癒すため、もともと薄っぺらな彼の財布はさらに薄っぺらなものになっていった。

ある朝ジェリーはボストン・コモンの芝生の上で目を覚ました。その前の晩、そこで酒飲み仲間と意識が飛ぶまで飲んでいたのだ。ジェリーは泥酔した。世間で呼ぶところの狂人だ。ジェリーは、ワシントン・ストリートをふらふらとさまよいながら、自分について回る想像上の友人にブツブツとつぶやいた。かたわらを早足で通り過ぎていく人々に対して暴言を吐き怒鳴り散らした。そしてまた酒を飲み、さらに飲んだ。金が尽きるころには彼はいちだんと気が狂っていた。彼は図々しくも通行人に近づいては金をせびり、拒否する人には誰にでも罵声を浴びせた。大銭を手にすることはなかったが、まれに小銭が手に入ることがあっても、食べ物を買うなど問題外だった。食べ物なんて誰がほしがるか。俺が欲しいのは酒なんだ、と。そして安酒であればあるほど、たくさん飲むことができた。

ジェリーは来る日も来る日も何週間も徘徊し、わめき散らし、物乞いし、酒を飲んだ。戸口で眠り、路地で用を足した。腕や脚は腫れ始め、そして数夜ほど経ったある朝、固い地面で目覚めると身体が動かなかった。なんとか起き上って、それでもまた通行人に近寄り、小銭をもらうか突き放されるかするまで、悪臭放つ空腹の身体を彼らに押しつけた。ついに彼は警察にとらえられ、ボストン医療センターの病棟にぶちこまれたのだった。

病室ではジェリーはアル中だと診断されるところだが、医師たちは彼に早急に手を打たなければならない問題があることに気づいたのだった。脚気《かっけ》である。脚気は神経系に大きな損害をもたらし、最終的には身体が麻痺し腫れ上がってしまうのである。チアミンの欠乏が脚気の原因となる。現代生活においてチアミン欠乏が不足する唯一の原因は、薬物を優先するために食事をとらなくなることである。ジェリーの場合、食事代わりにとっていたのは酒である。こうした行動を六週間ほど続けると、心脳は永続的に酩酊状態になるばかりでなく、器質的な精神疾患に瀕する。目覚めていても、ジェリーは空想の友人にとりとめもなくしゃべり続けた。彼は文字通り夢の世界に住んでいた。覚醒時の精神疾患、つまり、空想、失見当識、作話、健忘症はデリアの夢見の時の空想や精神症状と似ていた。化学的な要因も同じである。デリアの睡眠中の脳ではアミンが剝奪され、アセチルコリンの占拠が生じる。その結果彼女は夢を見る。ジェリーのビタミン不足の脳も、もはやアミンを生み出すことはできず、彼の幻は彼と共にワシントン・ストリートをさまよった。

スラム街でよく見られるこうした精神疾患はしばしば「コルサコフ精神疾患」と呼ばれる。立派な体躯のロシア人神経科医セルゲビッチ・コルサコフ（一八五四〜一九〇〇年）がウォッカを飲み過ぎたからではなくて、彼がその症候群を記述し、それがアルコール中毒から来る身体症状だと認めたため、この名前がついた。コルサコフ精神疾患は眼筋麻痺で左右の眼球が外側に向いてしまう制御不能状態といった症状が現れるのだが、さらに著しくて深刻な状況は「ウェルニッケ脳症」と呼ばれる。

若い神経学者（や、ここまで読んできた読者）ならば、チアミン欠乏にもっとも敏感な脳部位が、心脳状態をコントロールする脳幹だと知れば関心を抱くだろう。ジェリーはウェルニッケ－コルサコフ症に冒されていた時、レム睡眠に入ることができず、夢も見なくなってしまった。回復を試みようと、彼の覚醒した心脳状態は反対方向に極端に振れ、昼も夜も夢の性質を帯びてしまったのだ。病院に送られる前の数週間、ジェリーの非意識が必要としていたものは、残念ながら意識が渇望していた反復を活かす一杯の安酒などではなく、一服のビタミンB_1だったのだ。

たしかに、治癒のためにもっと重要になるのは、アルコール中毒を完全に一掃することだろう。この目標に到達するために私がどうして薬物使用に気のりがしないのか、その重要性——と困難——をよりよく理解できるだろう。

それにもかかわらず、ここにこそ、生命を脅かす奇妙な精神疾患のための真の治療法があるのだ。ライナス・ポーリング（一九〇一〜九四年）やそのほか優れた知性を持った科学者たちが、統合失調症などの深刻な障害に対して、ビタミンB療法を強く押し進めてきたのも当然である。

残念ながら、ジェリーは、症状を回復させたであろうビタミン——そして、禁酒——が有効である時期をとうに過ぎてしまっていた。簡単に言ってしまえば、彼が路上でさまよい始める前に、心脳状態を変えなければならなかったのである。

アルコールによってどれほど心脳状態は影響されるのか？　なぜアルコールはそれほど抗しがたいのか？　気軽に酒を嗜む程度の人は、酒は「気晴らし」「コミュニケーション」「幸福感」のためだと主張するだろう。アルコールは、適度な量の神経細胞を適度な不調に陥らせ、ほかの神経細胞を抑制から解放する限りで、たしかにこのような効果がある。酩酊という言葉は、アルコールのもっとも穏やかな効果を表現するのにまさにぴったりの言葉である。酒を飲むということは、もし服用量が増えれば神経細胞が正しく働かなくなり、眠気、意識朦朧《もうろう》、昏睡、感覚麻痺を引き起こしかねないような薬物を自分自身に与えているのと同じことなのだ。

アルコールや軽い気晴らしの化学物質を摂取すると気分がよくなる、あるいは、少なくとも普段よりは憂うつ感が薄れる。したがって、薬物には不安を減らす効果（鎮静剤）があると同時に活力を高める効果（抗うつ剤）があるという矛盾がある。アルコールは行動抑制を解き、感情表現を豊かにする。にぎやかなカクテルパーティでの人との交流は、陽気さ（と冗談）や上機嫌さ（と自己顕示）から陽気（と冗談）であったり上機嫌（と自己顕示）であったりすることが、愛情（と親密さ）や官能的な刺激（と性的魅力）へと変わる。

もし意識がきちんとしていれば、度をすぎることなく薬物の服用やアルコール類をコントロールでき、依存に陥ることなく感覚上の恩恵に与ることができるだろう。問題は抑制が弛むと的確な判断力が失われてしまうので、摂取量を制御できなくなってしまうことだ。すると今度は身体が投与された薬を自分自身から取り除こうとして、不適切なふるまいやスラム化、怒りさえ引き起こしてしまうかもしれない。

アルコールはもっともひどい抑制剤のひとつである。なぜなら、アルコールは毒性物質へと分解されるからである。肝臓はアルコールをエタノール分子と水素に分解し、ホルムアルデヒド――死体の防腐剤として広く使われる物質――へと変化させるのにせわしなく働くため、ムカムカする感覚で夜中に目覚めてしまうことがある。こうした意味で決して隠喩的な表現ではない。

夜の酒盛りをすると、午前三時ごろまで脳幹でせっせと働く神経細胞たちは毒素に浸かってしまう。神経細胞は浮かない気分になり、睡眠ストライキを始めてしまうのだ。雇い主たる脳が職場環境を改善するまで、彼らはレム睡眠を引き起こすことを拒む。しかしレム睡眠を剥奪された脳は正常にものごとを判断できる状態にはない。アルコールの副作用は、通常ならばレム睡眠中に行われるコリン作動系によるアセチルコリンの放出を妨げてしまう。レム睡眠が長期間にわたって抑圧されてしまうと、コリン作動系への負荷が著しく増加する。

負荷が増加すると心脳システムの均衡は崩れてしまう。心脳はもはやそれ自体をコントロールできず、振り子は大きく振れる。もはやアルコールを捜し求める行動すら制御できなくなるため、いよいよ病院送りになる。ジェリーのように漫然と放浪し、混乱し、見当識を失い、記憶できなくなり、作話をし、そして最後には幻覚を起こしてしまう。

これらの問題はレム睡眠が失われるからではなく、レム睡眠が抑圧されることで生じる。この違いはニアラミドのような新しい抗うつ剤によって詳しく調べることができる。ニアラミドは大きな副作用なしにレム睡眠を剥奪することができる。レム睡眠の機能はアミンに休息を与えることであり、それによってアミンは元気を取り戻す。新しい抗うつ剤はアミンを直接活性化させるため、レム睡眠をとる必要がない。新しい抗うつ剤によってレム睡眠の機能は代替されるのである。アルコールはレム睡眠を抑圧するが、アミンを休ませることも活力を高めることもしない。健康な人でも一晩二晩ほど睡眠が失われると、翌日の夜に利子つきで睡眠が払い戻しされることを思い出していただきたい。アルコール中毒者のようにレム睡眠が持続的に抑圧されると、レム睡眠が崩壊して幻覚という形で現れるまでコリン作動系の緊張は高められる。

この段階に至ったアルコール中毒者は危険な螺旋階段を下り始める。これを打破する唯一の方法はアルコールを節制し、心脳から毒素を取り除くことである。アルコール摂取をやめると、心脳の状態は制御不能なほど揺れ動き、長い期間抑圧されていたコリン系はその反動から強く活性化される。睡眠は完全にレム期によって支配され、そして恐ろしい幻覚がむやみやたらと起こる。その結果生じる激しい払い戻しや振戦《しんせん》が、譫妄《せんもう》症として知られているものだ。たとえば、DT（振戦譫妄）、震え、もしくはラム発作などである。

この精神錯乱が正常な夢の形式的特徴をすべて有しているという事実と、退薬によってレム睡眠が増えるという事実を考え合わせると、精神疾患はレムのような状態だと推測される。デリアの夢の精神錯乱――睡眠中に限定されたレム精神疾患――とは異なり、DTは覚醒時に乖離状態として起こる。てんかんが生じるというのも、通常レム睡眠中の時だけ生じる神経細胞の発火に見られるてんかん様の性質に匹敵するものがある。

DTの治療はそれ自体が痛ましい経験だ。ジェリーがこの苦痛に耐えるのを見なければならなかったから、私にはよくわかる。ジェリーのDT躁病の発作や、同じ病にかかった別の患者たちの格闘劇は、私の臨床経験においてももっとも忘れがたいものだった。多くの患者たちは、感染、栄養不足、睡眠不足などのために結核をこじらせた場合を含め、その他、命にかかわる病気を併発していた。

警察官がジェリーをボストン市病院に連れて来たのは、蒸し暑い八月のある朝だった。彼の心脳はもはや基礎的な身体機能さえも制御できなかった。六週間のレム睡眠を剥奪されたラットが、もっとも根本的な身体機能を維持することができず死んでしまったのを思い出していただきたい。ジェリーはそれに近い崩壊状態にあった。最初の二日間は酷暑だった。ジェリーは病棟で暴言を吐き散らし、眠りについても悪夢を見ては叫び声をあげて起きてしまうのだった。

三日目の暑い午後、彼の身体は制御を失って震え出した。体温は四一度まで急激に上昇した。四二度で脳細胞は死滅する。ジェリーの脳はまさに死滅しかけていた。私たちは慌てて氷嚢《ひょうのう》をかき集め、ジェリーを冷たい水に無理矢理浸した。彼の体温は三一度に激減した。これは低体温症で死んでしまうぎりぎりの温度である。そのため私たちは今度は彼を温めた。すると彼はすぐに車のエンジンのようにオーバーヒートを起こしてしまった。そこでまた、氷水に戻したのだった。

ジェリーの血圧は急上昇と急降下を繰り返した。時に血圧が六〇を下回ることもあった。血圧が六〇では十分な酸素を脳に送ることができないため、意識を失い昏睡状態を起こしてしまう。体温と血圧をコントロールする自律神経、つまりエルゴトロピックやトロフォトロピックを調整するノルエピネフリンやアセチルコリンはもはや調整不能だった。レム幻覚のせいで、ジェリーは覚醒の間も恐れおののいていた。彼は、壁や自分の体中を大群の虫が這い回る幻覚を見ていた。彼の心脳状態の振り子をすぐに安定させねばならないと私たちは考えた。身体の中で起きている嵐が二四時間も続けばジェリーの腎臓の活動はやみ、肝臓は潰れ、心臓は停止してしまうだろう。つまり、彼はラットと同じように、心脳状態の制御不能で死んでしまうかもしれない。実際、他のアル中毒患者は同様の死に方をしている。

幸いにして、運はまだ尽きてはいなかった。私たちの努力にジェリーの心身は応じてくれたのだ。状態は安定し、彼はその後三週間、病院に留まった。その間私たちは彼の脳機能を回復するためにビタミンと、レム睡眠のリバウンドを耐え得る範囲に抑えるために精神安定剤で治療を行った。

彼の思考は明瞭になり正常な食事をとり始めると、ジェリーは回復中のアル中患者によく見られる虚勢を示した。「光が見えたんだ」と彼は言った。「もう二度と酒を飲まない」彼は回復し、私たちに永久に感謝するよ、と言った。アルコールの節制を助けてくれるアルコホーリクス・アノニマス〔AA、匿名禁酒同盟〕の監視下にある限りは、路上で発見された時のような中毒をぶり返すことはないだろう。そしていったん、堅固な節酒を達成できれば、デリアが効果的に用いた自発的な心脳制御のような治療法から、ジェリーも恩恵を受けることができるだろう。

不眠症を打ち負かす

DTのような生理的な錯乱は、脳に疾患がなくとも心脳状態障害が命取りになり得ることを立証している。ジェリー・グロスの問題は完全に機能的な器質性疾患だった。機能障害には空想上のものも非器質性のものもない。睡眠剥奪、乳幼児突然死症候群、ブードゥー死などのように、生命機能はその作動を中断してしまうほど混乱してしまうことがある。おそらくすべての死は、ある種の機能障害の結果であろう。

こうした混乱が単に心理的なものであって器質的なものではないとし、「機能的な精神疾患」の考えを打ち立ててきた精神分析の悪しき傾向に対抗するために、上の点はぜひ強調したい。

フロイトにとっては、統合失調症や躁うつ病もこうした混乱に含まれている。二〇世紀の大半は、統合失調症の原因が心理的なものであるという考え方がことさらに強調され、精神療法だけでもこうした障害を治し得るという、今では疑わしいとされる考えが支持されていた。しかしもっととらえがたく、もっと修正しがたい考え方が今も残っている。たとえば、外来診療所の患者たちが心身上の異常を訴えても、「考えすぎ」――すべての原因は心であって脳はちっとも関係ない――とする愚かな考え方である。

精神分析の熱狂がピークに達した一九六〇年代、DTの治療に会話は用いられなかった。しかしながら、パークアベニュー〔ニューヨーク・ロックフェラー大学〕やビバリーヒルズ〔カリフォルニア大学ロサンゼルス校〕のフロイト一派には酔っ払いに会話治療を施していた者もいる。

まるで自分自身を過剰修正する心脳システムのように、ここ数年、精神医学の振り子は極端なほど反対方向、つまり過度な薬物使用の推奨へと振れた。度々、私が大勢の医療関係者に向けて講演をする時、視界の内に、我慢ならないといった様子でいらいらしている人々の存在に気づくことがある。彼らは私の科学的人道主義についての説教が終わるのを待っているのである。そして、まるで私の話など右耳から左耳に抜けてしまったかのように、不眠症、うつ病、統合失調症の患者にはどんな薬を処方しているのか聞いてくるのである。私は、通常の医薬品を用いて研究を行っており、医薬品にかんする効果と問題点を共有している、と回答する。

私は患者をなるべく早く新しい心の状態へ移行させるよう仕向けるためだけに薬を使うよう

にしている。化学の助けがなくても、新たな展望と制御感覚を身につけることで、患者に生理学や心理学を強く信頼してもらうことが可能なのだ。

この考えは、ジェリーのような極端な問題を抱える人だけでなく、症状は弱くても依然、心脳障害を抱えるあらゆる人たちの役に立つ。これにかんして二番目の例、ミランダ・プロスペロの事例を見ていこう。

ミランダはかわいらしい若い女性だ。名門の大学院に通うためにボストンにやって来て以来、眠ることができない。常に不安に駆られているにもかかわらず、在学中はずば抜けた成績を修め、卒業してやりがいのある仕事についた。ミランダを私に紹介した精神科医によれば、彼女に必要なのは適切な鎮静薬であって、彼女はそれさえあれば回復するとのことだった。ミランダは幸せな結婚をしたと周囲から言われていた。彼女はおおらかな家族に支えられて育った。そして彼女は仕事に希望を抱いていた。しかし不幸にも、彼女が仕事をしないでいることはほとんどなく、仕事をしている時はそのことしか考えられなかったので眠れなくなってしまったのだ。皮質のある部分は彼女に「君は疲れているんだ」と告げるが、別のある部分は「仕事をし続けないとだめだ」と命令した。そしてそれは、命令を実行するためにノルエピネフリンを増やすよう脳幹に要求していたのである。ミランダは意識的に仕事に打ち込むことで、自発的に睡眠状態を否定していた。限界を超えて脳システムを酷使し、ほどなくして彼女は倒れてしまった。

この前評を聞いて、私は彼女が猛烈で分別なくむやみやたらと頑張ってしまう人なのだろうと予想した。そして、顔合わせする前から「自分はきっとこの女性を治せないだろう」と考えてしまった。予想は大きくはずれはしなかったが、私の同僚はミランダ・プロスペロが非常に美しい女性で、思いやりがあって感受性豊かであることは説明しそびれていた。ところでミランダだがたしかに並外れた女性であったが、やせ我慢をするようなことはなく、自分自身のことについて反省し、学び、少しずつ心脳を変えていこうとする心構えができていた。結局、彼女に睡眠薬は必要なかったのである。

ミランダが初めて相談に来てから三年の間に、彼女との会話の中で驚くべき新事実を知る。そして彼女の人生に劇的な変化が起きたのだ。彼女は、幼少期の頃に海軍士官の父親が自分と姉を殴った場面を思い出した。父に殴られて折れてしまった鼻は醜く、満足するように治すには整形手術しかないと思っていたが、そのバカげた考えもすっかり諦めていたのだった。彼女は夫と離婚した。彼はひどく神経を使う仕事上での同僚だったが、心を通い合わせて対話をすることができなかったのである。彼女は別の男性と新たに関係を持ち始めた。彼は彼女に対してよりいっそう親しみを寄せ、協力的だった。そして、彼女はコンサルティング会社でさらにやりがいのある職についた。そこで彼女は主要な政治と経済の問題を扱う最先端の部署に配属されたのである。

新しい責任を与えられミランダは相変わらずあまり眠れないものの、しかし彼女は賢く薬を使用していたので必要な時に眠りをとることができた。長時間効く鎮静薬を週に三回と、夜に目が覚めてしまって眠りに戻れないような場合には短時間型の鎮静薬を使用している。

ミランダは私に逐一、服用している薬にかんして報告している。彼女は、その薬がなぜどうやって作用するかということが未だほとんど解明されていないことも承知している。しかし彼女の生活は軌道に乗っている。彼女はタバコを吸わず、食事のバランスもよく、運動も精力的に行い、飲酒は適度で、対人関係についても、親しい人に対してもそうでない人に対しても、熱意を持って楽しんでいる。

そのすばらしい人柄にもかかわらず、ミランダの苦境は無数にある。彼女は現代のキャリアウーマンたちが直面する葛藤の典型例だ。彼女があちこちを奔走する間にも、脳幹の最上部では生体時計がカチカチと時を刻んでいるのだ。遅かれ早かれ、彼女は子供がほしくなるだろう。彼女の今の生活に、家庭の仕事というものをすべて詰め込むためには、ニュージャージー州内の医薬品がいくらあっても足りないほどの大きな変化が要求される。

完全に薬から離れるためには、ミランダは職場でノーを言うということを学ぶ必要がある。というのも、彼女は過度に与えられる不適当な責任をなかなか断ることができない。また、自分の活動の一部を犠牲にしてもスケジュールを変える必要がある。ミランダは短眠者ではないが、そのスケジュールはしばしば彼女に短眠者であるように強いる。つまり、彼女は長眠者としての自分自身の本来あるべき姿を自覚しなければならないのだ。最良の心脳状態を決定する主な範囲のうち、自分がどこに位置するか把握するのに、時間を要する人もいる。そんな時は、薬物使用をなるべく行わない医師の助けが必要なのではないだろうか。

「ミランダが今後も薬を飲み続けたからといって何が悪いのか。糖尿病患者はインスリンを毎日摂取しているじゃないか」と言う読者もいるかもしれない。しかし両者には違いがある。ミランダの不眠は命にかかわるものではない。一方の糖尿病患者は、薬がなければ命取りとなる。ミランダが定期的に薬物を使用することにはリスクが伴う。依存症である。彼女は軽度の鎮静薬中毒にあるため、今後、馴化していくだろう。そうなると、彼女は同じ効果を得るために、もっと多くの薬を必要とするようになる。つまり、不眠症よりもより大きな問題を抱えてしまうことになるのだ。本当の意味で治癒するためには、ミランダは彼女の人生と心脳状態に対して、完全に自発的な主導権を握らなければならない。そして薬を断つのである。

薬禁止か新薬か

症状が軽減することは強力な動機づけとなる。この魅力は強力であるゆえ、同時にミランダのように知識を持った人でも、あえて中毒や馴化のリスクを選んでしまうのである。しかし、知識を持たない人を始めとして薬を服用するように仕向けるさらに強い力が働いている。その黒幕は金銭的な利益だ。製薬ビジネスは史上、もっとも莫大な金儲けのひとつなのだ。

風邪や不安、不眠を取り除いてくれるものを求めている時に、広告に抗い、無数の医薬品を備えた薬局に駆け込みたくなる衝動を抑えるのは困難だ。これは自分が何を飲むかという情報を与えられていないのも一因である。今挙げたような不快な症状のうちどれかひとつを治すために、過度なほど多くの薬が薬局のあらゆる棚に並べられているといった様は、気が遠くなるようだ。こうした薬はみな、必要なのだろうか？　ある薬は別の薬よりも効果的なのだろうか？

こういった疑問への答えはしばしば否である。

多くの病、特に不眠や不安のような軽度の精神疾患を克服するのに薬は必要でない。たとえ薬物が必要であっても、それぞれの病気に異なる薬は必要ではないのだ。こうした神話は、こんな風にして薬を認可するＦＤＡと、こんな風にして薬を市場に売り込む製薬会社によるでっちあげなのだ。

これには証拠がある。薬局に行って、棚から風邪薬を五つ、酔い止め薬を五つ、アレルギー薬を五つ、手に取ってみよう。そしてラベルを読んでほしい。糖質や接合剤などの諸々の無活性な成分名が記載された長いリストが貼られてあるが、活性成分は同じはずだ。商標名の異なるものもあるかもしれないが、実際のところすべてが「抗ヒスタミン剤」なのだ。中にはフェノチアジンもあるだろう。精神病院で、ベルタルを落ち着かせるために使用した薬品を覚えているだろうか？　クロルプロマジン、これは抗ヒスタミンであるだけでなく、フェノチアジンでもある。同じグループの化合物が、異なる症状、つまり風邪やインフルエンザ、花粉症、酔い、精神疾患などの症状を取り除くために使われているのだ。ある薬――さらに詳しく言えば銘柄品の薬よりずっと安価になるノーブランドの医薬品――が、薬局の商品棚をすっかり入れ替えてしまうことだってあるのだ。

同じように巧みな戦略が精神医学の現場でも行われている。上流社会の圧力に対処できない神経過敏なエリートを診断しているパークアベニューの医者たちは、患者の薬箱を、ストレスを抑えるバリウム〔精神安定剤〕、飲み過ぎを抑えるリブリウム〔抗不安薬〕、不眠を抑えるダルメーン〔睡眠導入剤〕などで一杯にしていく。これらはみな、ベンゾジアゼピンである。すべて同じ基礎分子で、分子のふるまいにちょっとした変化をもたらすように残基の化学修飾が付加されているが、異なる量、色、においをつけられて処方される。そうすることで、いかにも症状に合わせて選りすぐったように見えるからだ。

たとえあなたがこの愚かな現実を受け入れるとしても、こういった薬を何年も何年も医者が処方し続け、患者が服用し続けてしまうことはこれ以上ない悪用である。著名人が薬物使用によって破滅したとか、更生施設に突然、入所したなどという見出しをタブロイド紙で見かけても、なんの不思議もない。

たとえ、このような人たちに深刻な問題があったとしても、気持ちを刺激したり、状態を改善する手段としてのみ一時的に薬を処方するべきであり、長期にわたる治療を行う際は科学的人道主義の立場に戻るべきなのだ。患者はその悪循環を打破するために数日もしくは数週間は、薬が必要になるかもしれない。しかしそれ以後は、健康を維持しようとする意志を持たねばならない。結局は、意志の力によってのみ治療が可能となるのだ。匿名禁酒同盟（ＡＡ）のようなグループが活動するのはそのためである。そこでは人々が集まり、相互に支え合っている。意志が集まっているのだ。この集団に入れば、個々が己の意志の力を感じて心脳状態をコントロールできるようになり、心と身体の自然な治癒力が作動を始める。

事実、市場に出回っている薬はすべて、身体のある部分を治しながらも、他のシステムを傷めてしまうものもある。バリウムは不安を減じるが、しかし同時に薬物依存というやっかいな症状を誘発するかもしれない。抗ヒスタミン剤はくしゃみを減らすかもしれないが、同時に眠くなってしまう。あるいは、私が出産の補助に立ち会う前にルームメイトがくれた薬を飲んでしまった時に陥った不思議な感覚に見舞われるかもしれない。

望みの兆しは見えつつある。中毒性が随伴しない興奮剤や抑制剤、副作用のない画期的な薬品などが今続々と試験段階にあるのだ。そのような薬品は根本的に異なった方法で効果を発揮する。

アンフェタミンの代わりになるものも身近にあるのかもしれない。アンフェタミンは、神経末端のレセプターをだましてしまえるほど、ノルエピネフリンに似たアミン分子である。空いたレセプターにアンフェタミン分子が結合する。うつ病の人は、レセプターに届くアミンがきわめて少ない。アンフェタミンはノルエピネフリンの代役を務める。ちょうどカルバコールがアセチルコリンの代役を果たすように。問題は、アンフェタミンの作用が速く激しいのに、効いている時間が短いことである。その上、アンフェタミンを服用すると、脳はアミンを生産するのをやめてしまい、服用者は将来さらに薬物依存するようになる。コカインや「クラック」なるものはこの手の薬物の俗称である。これらの薬物に人気があるのは、天高く舞い上がるような力強い高揚感が得られるからだ。そしてこうした薬物が非難されるのは、まさにこの力によって、人を虜にしてしまうからである。

よりよい解決策は、アミンの生産量を増やすか、または、放出されたアミンがシナプスに残された時間を延長させるかのどちらかであろう。こうすることで、空いたレセプターが見つかる可能性が高まる。アセチルコリンがシナプスに放出されると、コリンエステラーゼによって噛み砕かれて除去される話を思い出していただきたい。アミンも同じように体内で調整される。アミンの分解を妨げることのできる薬、もしくはレセプターを探すことのできなかったアミンが再び戻ってきてしまうのを防ぐ薬は、アミンによる信号の伝達を向上させ、うつ病患者に活力を与えるだろう。

アミンが戻ってしまうこと〔シナプス神経細胞に再び取り込まれてしまうこと〕を阻止する新薬は、「再取り込み阻害薬」と呼ばれている。プロザックなどがこの阻害薬だ。こうした新薬は強迫観念やうつ病を和らげることに確かな成功をおさめたため、現在かなり注目を浴びている。私のような薬の処方に気乗りしない医者にとっても、これは容認できる薬だ。このような新薬は、自然な神経伝達物質と置き換わるのではなく、それらを活性化させる。新薬は神経伝達物質の正常な放出を止めないので、中毒の悪循環を引き起こすことはない。

同様の効果を持つ新薬の中にはレム睡眠を抑える驚くべき効能が付加されたものもある。この薬は、通常起こる緊張の増強や、「睡眠利子」の払い戻しや、もしくは、禁酒時に見られるような幻覚などを引き起こすこともない。この注目すべき特徴は、いわゆるモノアミン酸化酵素（MAO）阻害物質を用いてナルコレプシーを治療している際に発見された。MAOはモノアミンを分解する酵素で、この反応を阻害することによって、ノルエピネフリンやセロトニンの効果は増大する。つまり、アミン作動性分子は分解されず長命となり、結果として再取り込み阻害薬と同様の効果を生む。アミン作動系が強化されるので、コリン作動系はより強く抑制され、レムの抑制は起こらない。アルコール中毒者の禁断症状である幻覚や悪夢は、これらの薬で軽減できるかもしれない。うつ病の人にとっても、これらの薬物によって夢を取り除き、気分を向上させることができるかもしれない。

このように夢を見なくても健康状態を悪化させない例が存在することから、レム睡眠の生理機能――アミンの回復――を遂行するのに、夢それ自体は必要でない可能性がある。おそらく夢は、単にレム睡眠という基礎工程における二次的な現象で、不要の産物にすぎないのであろう。おそらく夢は、心理体験として重要なものではない。これは、夢を見る時に、私たちが正常な状態のまま健忘状態になる事実からもすでに示唆されていた結論なのだ。

しかし、もしもレム睡眠がなくなってしまったら――。夢だけでなくレム睡眠も無用ではないだろうか？　一見したところではそのように思われる。新薬が実際にどのように働くのかをよく考えてみよう。こうした新薬はノルエピネフリンとセロトニンの効能を強化する。まさにこれはアミン作動系に休息を与え、回復させるというレム睡眠の目的そのものである。もし、脳に大量の薬が――アミン作動系が常に有効に作用するぐらい――あれば、レム睡眠はもはや必要ではない。レムの機能は薬によって代替されるのである。

これは私にとって興味深い考え方である。レム睡眠がないので夢を見ない。薬がアミン作動系を活性化するので、レム睡眠が起きない。通常アミン作動系は覚醒中に効果を失うが、薬がそれを防ぐのである。薬がレム睡眠と夢の役割を果たしてくれる。

ここまで読んできて、夢という聖なる神秘にこのような乱暴な挑戦を突きつけることに怒りを覚え本書を投げ出したりしなかった読者でも、おそらく冷静に次のような質問を投げかけるだろう。コリン作動系はどうだろうか？　レム睡眠がないのならコリン作動系も活性化しないのではないか？　レム睡眠中にアセチルコリンが放出されるのは必須ではなかったか？

このごもっともな質問に対する答えは、新しい抗うつ剤の多くが抗コリン性であると同時にアミン促進性であるという事実から見えてくる。これらの薬は同時にコリン作動系を鎮圧する。これは、いわゆる副作用が望ましい主要な効果となっている例である。この鎮圧が長期的には危険なものかどうかは、試してみなければわからない。しかし、もし薬が単にコリン作動系の活動を抑制するのでなくアセチルコリン放出の必要性を代替するのであれば、マイナス効果は生じないだろう。

こうした推測が含意していることは重要である。そしておそらく、私が薬の処方をためらう理由の大部分を占めているのは、ほとんどの薬を処方する時に、自分がしようとしていることの意味を本当のところわかっていないからである。薬がより強力で、より潜在的に有効であればあるほど、薬を処方することにいっそう恐怖を感じ、弱腰になり、慎重になってしまう。自分がいかに無知で、そして、学ばねばならないことがいかに多いか測り知れない、と痛切に思われるからだ。

ベルタルの打開策

事実、医者の無知こそが患者にとって危険なのだ。もちろん医師は最善を尽くそうとはしているが、しかし、その無知ゆえに患者を傷つけかねない。精神病院を去ってから、私はあるやっかいな問題を三〇年間抱えてきた。ベルタルを本当に救ったのだろうか？　傷つけてしまったのだろうか？　もしくはそのどちらでもあるのだろうか？　彼にとって利益と損失の割合はどの程度だったろうか？

私たちはベルタルがどのようにして危機的状態に達したか、すでに知っている。彼と最後に会ってから数一〇年間、私が心脳パラダイムについて学んできた知識を頼りに、彼をどう救うことができたかについて考えてみたいと思う。

何よりもまず、薬理学という馬の前に精神治療学という荷台を置いてしまったという過ちを犯したことは明らかである。ベルタルの場合、私たちは薬の処方をためらうべきではなかった。彼が目に余るほどの精神疾患だと診断した時点で、ただちに状態を安定させる薬を用いて治療すべきだった。

クロルプロマジンはそのような薬だ。その使用が不十分過ぎたため、手遅れとなってしまった。もし彼が入院した初日から、薬の投与量をすぐさま増やすように指示していれば、彼の急降下爆撃機の幻覚を撃退し、彫像のように固まった姿勢を解きほぐし、症状を悪化させてしまう睡眠剝奪を抑えることができたのだ。あえて言うなら、そうしたことで上司が酷評にさらされる可能性もあったわけだが、しかし、そうした評価を受けてしかるべきとも多少なりに思う。

私にとって、精神疾患者を治療せずに精神分析を行うことは、医者の傲慢であると同時に愚の骨頂だ。私が自由連想という心理療法をベルタルに行って得たものといえば、彼をより不安にさせるだけで、不安を減らすことにはならなかった。偏執病は抑圧された同性愛による衝動だとするフロイト理論に影響を受けて、ベルタルに隠された同性愛の傾向を本人に自覚させることばかりに尽力してしまったのである。結果は散々だった。ベルタルだけでなく病棟のすべての人にとって大惨事となった。ベルタルは、自分は本当の男らしい男であることを証明しようとして逆上し、暴れ回った。

ベルタルは病的な混乱を起こしていたにもかかわらず、私たちの誤った精神分析的解釈をやめさせるべく全力を尽くしていたのだ。ある日、彼は痔の軟膏を唇に塗って病棟に現れ、「僕は知りすぎているんだ」と言って抗議した。そしてそれから、予言するようにこう付け加えた。「僕の脳みそはひとつで足りてるんだ！」思うにこれは、彼は自分の不安を、私たちがさらにその重荷を増やさなくとも、十分処理できるという意味だったのかもしれない。

もし私たちが、彼の脳内で生じている化学的な対話にすみやかに耳を傾けていれば、痛みや傷害、不要な精神疾患を三ヶ月間分は防ぐことができたであろう。最初にすべきことは、ベルタルの心脳を抑圧することで、心脳の状態制御をすぐにでも再建させることだったのだろう。これは化学による精神的拘束とも言えるだろうが、しかし、意味不明のうわ言を叫んでいる状態に、こうした人道的な拘束を与えないわけにはゆくまい。ベルタルの脳のアミンとアセチルコリンのレベルをクロルプロマジンでリセットすることで、脳が奏でる精神疾患の音楽を、ちょうど私たちが夢から覚醒するのと同じくらい迅速に止めることができたであろう。幻覚も夢もおそらく同じメカニズムによって止めることができるからだ。つまり、コリン作動性の発火を抑えるのである。

そうすれば、そしてそうすることによってのみ初めて、ベルタルは現実的かつ効果的に、行動上あるいは心理学上の工夫に注意を向けることができたのだ。このことについては、私たちはすでにデリアから多くを学んでいる。このようにして、彼は自分の夢にチャネルを合わせることができたのだろうか？　もちろんんだ。フロイト的な夢判断にもはや目を配らなくても、デリアを通じて、彼女の不断の奮闘において、いかに夢が直接に知識を提供するものかを見てきた。デリアの症例のように、ベルタルもまた夢を通じて過保護で介入的な母親から距離を置こうとする理由を見出したかもしれない。彼は家を出て、一人暮らしをし、より成熟した自然な自己愛を見出すことができたかもしれない。

薬物治療によって精神症状をコントロールできるなら、ベルタルは不安を減らす手段を他に見つけていたかもしれない。リラックスの方法を学び、訓練によって睡眠を増強できたかもしれない。ハリエットが書斎の本を想像することで、妄想や幻覚を初期のうちに摘み取ってきたように、同様の方法をベルタルも学べたかもしれない。ベルタルは、彼の精神症状を含めた自己の心脳状態を、心脳パラダイムに基づいて徐々に、自発的に制御できるようになっただろう。

もちろん、それだけでは完全に問題から解放されたとは言えないが、前向きに生活できる程度には十分に回復したに違いない。そして、悲惨な精神疾患が再発してしまうのを防ぐために必要な化学的で行動に則した心理学的な対策法を、自ら摸索できるぐらいに改善していたかもしれない。

このようにして適切な治療が行われていたならば、おそらくベルタルと私の間で交わされた痛ましい会話も避けられただろう。一九六〇年代、この失敗に終わった治療の墓場、つまりボストン州立病院にベルタルが入院する前日のことだった。「どうして僕を治してしまったんだ」、ベルタルは悲しそうに言った。病院で私たちは彼の問題を自覚させようとしてきたが、結局何の解決にもならなかったことを彼なりに理解していたのだ。そしてポツリとつぶやいた。「夢の世界に僕を放っておいてくれればよかったのに……」

監訳者解説

アラン・ホブソンは誰もが認める睡眠研究界の第一人者です。七〇を超える高齢にもかかわらず、現在でも第一線で活躍し、権威ある学術誌に専門論文を発表し続けています。

彼の研究スタイルは柔軟です。多くの研究者が自分のアイデアを愛するあまり、提案した仮説や概念に固執する傾向がありますが、ホブソンは鋭い観察眼と高い順応性を持って、時に自分の誤りを認めたり、立場を更新させたりします。ひとつ例を挙げると、一九七七年には「夢はランダムである」という論文を発表していますが、わずか数年後には「夢には個人の経験が意味のある『形式《フォルム》』で反映されている」と態度を一変させています。

そうした行動は、あるいは平凡な科学者だったならば、一貫性がないとか、主体性に欠けるなどととらえられてしまうかもしれません。しかしホブソンの言動は、明確な根拠と思慮深い考察という裏づけがあるため強い説得力があり、常に周囲の研究者から深い信頼を置かれてきました。

実際この本には、紆余曲折の中で揉みに揉まれたホブソンのアイデアが散りばめられています。若い頃のホブソンは過激な行動や発言が多かったようですが、最近ではずいぶんと態度を軟化させていて、たとえば本書でも、以前のようにフロイト学説を全否定するという一方的なスタンスは取っていません。そうした意味で本書は、一般人にとっても専門家にとっても偏見のない視点で、睡眠や夢にまつわる学説を概観するのに適した良書となっています。

昨年、たまたまホブソンに会う機会があり、本書を翻訳中であることを伝えました。聞けば、当初この本は小さな書物として無名の出版社から出されていたそうです。危惧していた通り、膨大な書籍が並ぶ書店では、ほぼ埋もれた存在になってしまいました。ホブソンはこの本がとても気に入っていたので、意を決して大幅加筆し、別の出版社から再刊行したとのことです。ホブソンは「だから殊のほか思い入れの強い一冊になった」と言っていました。

私にはどの部分が原文なのかどの部分が加筆なのか判断が付きませんが、少なくともこの本は、単なる解説というよりは、むしろ壮大なドラマに近く、それと同時に身近な具体例を多く挙げることで「あ、それは私にも身に覚えがある」と、読者の経験を効果的に喚起することに成功しています。読者は実感を伴った理解の中で、怒濤の知的興奮を味わうことができるわけです。

ここには過去一〇年で得られたような最新の情報も多く含まれていて、著者はそうした知見を有効な肥やしとして、斬新なアイデアや大胆な仮説を丁寧に生み出してゆきます。何より驚くべきは、本書が世に出てから以降、専門学会で報告される数々の発見の多くは、そのままホブソンの仮説を裏づけていることです。たとえば、昨夏に「レム睡眠とノンレム睡眠の脳回路は相互に抑制をかけている」ことを示す実験データが『ネイチャー』誌に発表され、我々の間では大きな話題となりました。しかし、すでにホブソンが、まさに本書で、そう記述しているではありませんか。彼の予見性の高さ、正確な推測力には驚かされるばかりです。

私がこの本が気に入っているもうひとつの理由は、センスのあるタイトルです。原題は『Dreaming as Delirium』で「D」の頭韻を踏んでいます。直訳すれば「精神錯乱としての夢見」といったところでしょうか。ここにはトリックがあって、二重の意味が投影されています。ひとつは言葉通り、「夢は、現実には起こり得ない出来事をリアルに体験していると本人が勘違いしている点で、精神疾患者の幻覚と似ている」という意味です。

もうひとつは、タイトルが「Dream」ではなく「Dreaming」となっていることがポイントです。夢はそもそも脳の「不要な副産物」にすぎず、そんなものにまともに立ち向かおうと夢見る行為それ自体が妄想にすぎないというメタ構造的なニュアンスでしょうか。フロイト派への皮肉が含まれているとはいえ、とても感動的なタイトルだと思います。ゲーテの長篇戯曲『ファウスト』に、「Alles Vergaengliche ist nur ein Gleichnis／全て移ろいゆくものは幻影にすぎず」という名句が出きます。ホブソンの隠れた意図をそう解釈した時、ゲーテのこの一節を思い出しました。

ホブソンはさらにこう言います、「夢が科学的に解明されても、夢の神秘性が消えることはない」と。もちろんこれは諦観や無責任な放言などではありません。何十年も睡眠研究に真剣に向かい合っている、ほかならぬホブソンの発言なのです。なんと気持ちのよい言葉でしょう。夢は、私たち生身の人間の実体験として、あるいは、幻想的でロマンティックな空想のエキスとして、そしてサイエンスの研究対象として、いかなる側面から見ても、私たち人類に贈られた素敵なプレゼントであるのは間違いなさそうです。知的好奇心を満足させるだけでなく（これは当然のこととして、さらに）、そんな爽やかな読後感を満喫していただけましたら、苦労して日本語版を世に送り出した甲斐があるというものです。

二〇〇七年　健やかな初夏の陽光を浴びる自宅にて

池谷裕二

訳者あとがき

子供の頃、私は夢を「睡眠映画館」だと信じていました。当時、私は二種類の日記をつけていました。ひとつは日々の出来事や感じたことを綴るいわゆる普通の日記、もうひとつはその日の朝に見た夢を綴った日記。その頃、趣味で作っていた絵本のネタに、この夢日記からシチュエーションや登場人物などのヒントを得ていました。夢は毎朝見ていたわけではないのですが（ホブソンによれば、毎日見ていたのでしょうが実感のない日もありました）、見た朝には、その内容を忘れないうちに人に話して聞かせたりノートに綴ったりしたものです。夢は寝ている間に、しかも入場料を払わずに観ることのできるお手軽な睡眠映画館だと、子供の私は思い込んでいましたので、夢を見ると「今日はツイている」と感じたほどでした。

夢日記のおかげでしょうか、とかく人より夢を覚えているものですから、ロマンチックな夢を見た日は、それだけで余韻に浸っていられるような、いわば「夢見る少女」でした。そうして、夢というもの対して夢を抱いて私は大人になりました。ですから私自身、知らず知らずのうちに亜流のフロイト信奉者だったというわけです。夢は無意識の欲求や願望によって生まれるのだろうと、気づけば勝手に解釈していたのです。その誤った考えは、本書の翻訳を通じて、見事に打ち砕かれたのではありますが。

私は根っからの文系であり、日本語で書かれたサイエンス論文でさえ理解するのがままなりません。朝日出版社の赤井茂樹さんより「訳してみませんか」とオファーをいただいた時、医者の書いた本ということに抵抗を覚えながらも、ホブソンが睡眠研究の第一人者であること、そして、本書が夢について科学的分析を試みているというモノ珍しさから、恐れつつも、わくわくと好奇心を持って飛び込みました。

本書は私にとって初めての翻訳体験です。翻訳作業は今振り返っても、ひと言で表現できるようなものではありません。とにかく長く孤独な道のりであったことは確かです。しかし、その中で救いだったことは、無我夢中で走りもがきながらも、夢に対する考え方をがらりと変えるような科学的な見識を広げる興奮や喜びが随所にあったことでした。私は本書を通して、翻訳というものを学び、同時に、長年不思議に思ってきた夢のからくりを学ぶことができました。

結果、夢に抱いていたロマンをくだかれた思いもなきにしもあらずですが、ひと通りの作業を終えた今、頭の中はすっきりとし気分は爽快そのものです。そしてまた、初の翻訳本を出すという夢が本書によって叶えられたことに、はからずも何かの縁を感じております。

本書の翻訳にあたっては、さまざまな方よりさまざまな形で助けていただきました。ネット上で投げかけた唐突な質問に、丁寧にメールで回答くださった方もいらっしゃいました。「頑張ってね、待ってるよ」などと私を励まし、仕上がりを楽しみにしてくれた友人や仕事仲間、家族にも感謝の念は尽きません。いら立ったり落ち込んだりする私を辛抱強く元気づけ支えてくれた夫には本当に頭が上がりません。さらに、朝日出版社の河西恵里さんには感謝してもし尽くせない思いです。読みにくい原稿を今ある状態にまで校正を重ね、細部まで手を抜かず伴走してくださりました。そして最後に、大学院で翻訳の勉強を始めて間もない私にチャンスを与えてくださり、そして、いつも寛容な心で接してくださった赤井茂樹さんに深く敬意を表したいと思います。ありがとうございました。

二〇〇七年六月吉日

池谷香

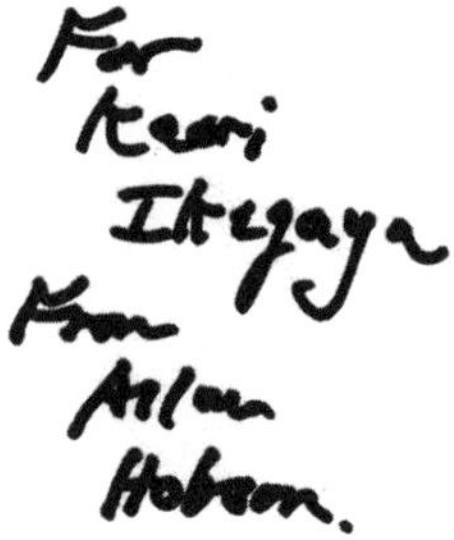

ホブソン自筆

索　引

あ

か

さ

た

な

は

ま

や

ら

J・アラン・ホブソン

1933年コネチカット州ハートフォード州生まれ。ハーバード大学医学部で修士号を取得後、ニューヨークのベルヴュー病院で研鑽を積み、現在はマサチューセッツ州ハーバード大学医学部教授を務めるかたわら、同大学付属マサチューセッツ精神衛生センター神経生理学研究所所長を兼任する。主に、睡眠と夢のあいだに見られる神経生理学的基礎を対象とした研究をおこなう。新聞への寄稿や教科書に筆をふるう一方で、著書の執筆も精力的におこない、『夢見る脳』(どうぶつ社)『夢の科学』(講談社ブルーバックス) などが邦訳されている。

池谷裕二(いけがや・ゆうじ)

1970年生まれ。薬学博士。現在、東京大学・大学院薬学系研究科講師。98年、海馬の研究により、同研究科で薬学博士号を取得。記憶のメカニズム解明の一端として「脳の可塑性」に注目し、論文や学会に精力的に発表を続ける一方で、最新の科学的知見を一般にむけてわかりやすく解説する手腕は圧倒的な支持を集めている。堅実な実験と、斬新な視点に立った研究が国の内外を問わず、多くの人を惹きつけている屈指の脳研究者。主な著書に、『海馬』(糸井重里氏との共著、朝日出版社)『進化しすぎた脳』(朝日出版社)『脳はなにかと言い訳する』(祥伝社) などがある。

池谷香(いけがや・かおり)

1977年生まれ。出版社勤務を経て2003年に渡米。2005年ニューヨーク市立大学・映画学部脚本学科修了。現在はバベル翻訳大学院・文芸字幕翻訳コース修学中。主な趣味は、①芸術鑑賞(美術品、映画、パフォーミングアーツなど)、②旅行(訪れた国は30ヶ国以上)、③料理(もっぱら食べ歩きだが、和洋の料理を習う)、④銀細工(2006年にインストラクターの免状を取得)、⑤日記(三歳から始めて一日も休むことなく書き続けている) など。

夢に迷う脳――夜ごと心はどこへ行く？

二〇〇七年七月一八日　初版第一刷発行

著者　J・アラン・ホブソン
監訳者　池谷裕二
訳者　池谷香
編集担当　赤井茂樹・河西恵里（朝日出版社第二編集部）
発行者　原雅久
発行所　株式会社朝日出版社
〒一〇一‐〇〇六五　東京都千代田区西神田三‐三‐五
電話〇三‐三二六三‐三三二一／ファクシミリ〇三‐五二二六‐九五九九
印刷・製本　図書印刷株式会社

ISBN 978-4-255-00400-6 C0095

朝日出版社の本

海馬

脳は疲れない

池谷裕二＋糸井重里

あかるくなれる脳の話。失敗や失恋が頭を良くする。「自分の頭は十分に使われていない」と感じたことはありませんか？　どんな年齢であっても、「脳は使い尽くせる」と気づきさえすれば、才能はいくらでも伸ばせます。

定価◉本体一七〇〇円＋税
ISBN4-255-00154-5 C0095

朝日出版社の本

心脳問題

「脳の世紀」を生き抜く

山本貴光＋吉川浩満

脳がわかれば心がわかるか？　脳情報の氾濫、そのトリックをあばく。脳科学の急速な発展のなかで、正気を保つための常識と作法を示す、誰も教えてくれなかった「脳情報とのつきあいかた」。

定価◉本体二一〇〇円＋税

ISBN4-255-00277-0 C0095

朝日出版社の本

進化しすぎた脳

中高生と語る［大脳生理学］の最前線

池谷裕二

「私自身が高校生の頃にこんな講義を受けていたら、きっと人生が変わっていたのではないか？」――ベストセラー『海馬』の著者である研究者が、しびれるくらい美しい脳のメカニズムを語る。脳の「謎と魅力と潜在力」をわかりやすく説き明かす、独創的な講義！

定価◉本体一五〇〇円＋税

ISBN4-255-00273-8 C0095